代表的抗菌薬の化学構造

オフロキサシン

ナリジクス酸

【キノロン系】

バンコマイシン

ストレプトマイシン

カナマイシン A

カナマイシン B

【アミノグリコシド系】

テトラサイクリン

Compact Textbook of Microbiology

コンパクト微生物学

[改訂第5版]

監修 小熊 惠二
　　 堀田 　博
編集 林 　俊治
　　 石戸 　聡

南江堂

監修

| 小 熊 惠 二 | おぐま けいじ | 岡山大学名誉教授 |
| 堀 田 博 | ほった はく | 神戸大学名誉教授／甲南女子大学医療栄養学部教授 |

編集

| 林 俊 治 | はやし しゅんじ | 北里大学医学部微生物学主任教授 |
| 石 戸 聡 | いしど さとし | 兵庫医科大学医学部病原微生物学講座主任教授 |

執筆 (掲載順)

小 熊 惠 二	おぐま けいじ	岡山大学名誉教授
林 俊 治	はやし しゅんじ	北里大学医学部微生物学主任教授
笹 原 鉄 平	ささはら てっぺい	自治医科大学医学部感染免疫学講座臨床感染症学部門講師
阪 口 義 彦	さかぐち よしひこ	北里大学医学部微生物学講師
石 戸 聡	いしど さとし	兵庫医科大学医学部病原微生物学講座主任教授
迫 康 仁	さこ やすひと	旭川医科大学寄生虫学講座教授
横 田 憲 治	よこた けんじ	岡山大学大学院保健学研究科検査技術科学分野教授
吉 山 裕 規	よしやま ひろのり	島根大学医学部微生物講座教授
藤 田 直 久	ふじた なおひさ	京都府立医科大学感染制御・検査医学准教授
山 田 雅 夫	やまだ まさお	岡山大学名誉教授／新見公立大学健康科学部特任教授
藤 友 結 実 子	ふじとも ゆみこ	京都府立医科大学感染制御・検査医学客員講師
形 山 優 子	かたやま ゆうこ	南岡山医療センター看護師長／感染管理認定看護師
中 西 雅 樹	なかにし まさき	京都府立医科大学感染制御・検査医学客員講師
勝 二 郁 夫	しょうじ いくお	神戸大学大学院医学研究科附属感染症センター教授
松 下 治	まつした おさむ	岡山大学大学院医歯薬学総合研究科病原細菌学教授

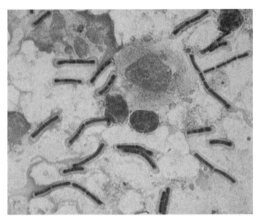

1．炭疽菌（*B. anthracis*）の莢膜
炭疽菌をマウスに接種し，死亡後脾臓のスタンプを
メチレンブルー染色したものである．菌体の周囲の不
染部分が莢膜である．

（内田郁夫博士提供）

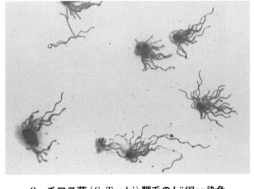

2．チフス菌（*S.* Typhi）鞭毛の Löffler 染色

（本田武司博士提供）

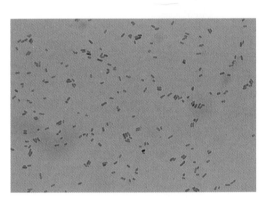

3．大腸菌（*E. coli*）のグラム染色

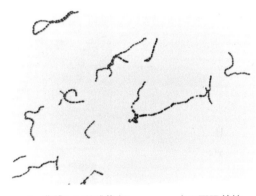

**4．化膿レンサ球菌（*S. pyogenes*）の THB 培地
一夜培養菌体のグラム染色**

（前川静枝先生提供）

グラム陽性菌　　　　グラム陰性菌

①塗抹・乾燥・固定
②クリスタル紫で染色
③ルゴール液で媒染
④エタノールで脱色
⑤サフラニンで
　対比染色

**5．グラム染色法と各染色ステップにおけるグ
ラム陽性菌およびグラム陰性菌の染色性**
（山田作夫：細菌の形態，シンプル微生物学，第6版，
小熊惠二ほか（編），南江堂，p.23，2018 より許諾
を得て転載）

抗酸菌　　　　　　他の細菌

①チールの石炭酸フクシンで
　加温染色
②3%塩酸アルコールで脱色
③メチレンブルーで
　対比染色

**6．抗酸性染色法（チール・ネールゼン法）と各
染色ステップにおける抗酸菌とそれ以外の
細菌の染色性**
（山田作夫：細菌の形態，シンプル微生物学，第6版，
小熊惠二ほか（編），南江堂，p.24，2018 より許諾
を得て転載）

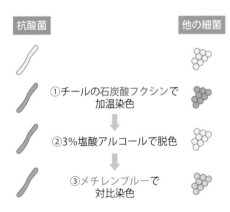

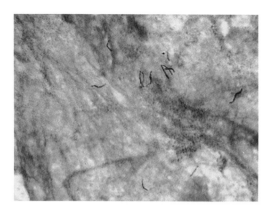

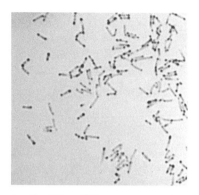

7. 喀痰中の結核菌（*M. tuberculosis*）
　赤染した細長い桿菌が見える.
（冨岡治明博士提供）

8. ジフテリア菌（*C. diphtheriae*）**の**
　異染小体（Neisser染色）
（中塩哲士博士提供）

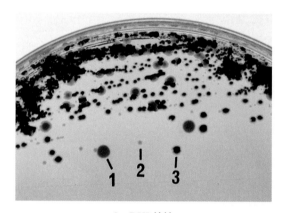

9. DHL培地
1) **大腸菌**（*E. coli*）　乳糖分解（＋）, H₂S（−）
2) **赤痢菌**（*S. flexneri*）　乳糖, ショ糖分解（−）, H₂S（−）
3) **ネズミチフス菌**（*S.* Typhimurium）　乳糖, ショ糖
　分解（−）, H₂S（＋）
（小熊）

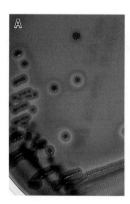
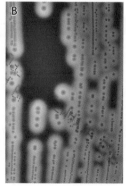
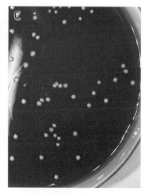

10. レンサ球菌の溶血性
　A：α溶血（*S. pneumoniae*）, B：β溶血（*S. pyogenes*）, C：γ溶血（*S. salivarius*）.
（大原直也：レンサ球菌属, その他, シンプル微生物学, 第6版, 小熊惠二ほか（編）, 南江堂,
p.132, 2018より許諾を得て転載）
（小熊）

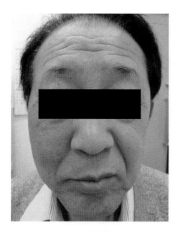

11．丹毒
顔面に浮腫性の紅斑を認める．
（在田貴裕氏提供）

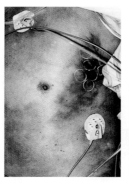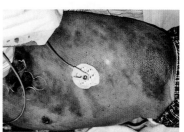

12．劇症型溶血性レンサ球菌感染症患者
　左図：左腋窩から前胸部にかけて水疱形成（○印で示す）とその
破綻，および広範な紫斑を認める．
　右図：同一症例．急速な病態の進展により，体幹全面に紫斑が認
められる．

（日本細菌学会より許諾を得て転載）

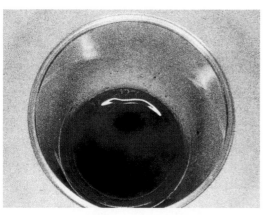

13．腸管出血性大腸菌（EHEC）による血便
（工藤泰雄博士提供）

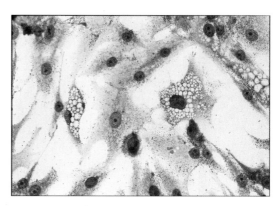

14．ピロリ菌のVacAによる空胞形成
（平井義一博士提供）

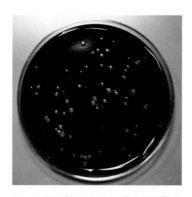

**15．BCYE培地上のレジオネラ菌の
コロニー**
（吉田眞一博士提供）

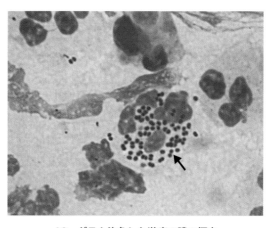

16．グラム染色した淋病の膿の標本
淋菌（矢印）は，抗食菌活性を持ち，好中球内で増殖する．
（山岸高由博士提供）

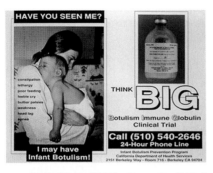

17. 米国における乳児ボツリヌス症の治療プロジェクト

　米国では毎年100件ほどの乳児ボツリヌス症が発生するため，ヒト型抗毒素抗体を用意し，24時間体制で治療にあたるプロジェクトが進められている．写真は頸や上肢の筋が弛緩した状態の患児である．（Dr. Arnom提供）

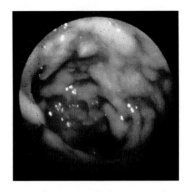

18. ディフィシル菌（*C. difficile*）による偽膜性大腸炎
（中村信一博士提供）

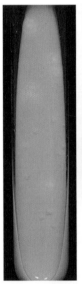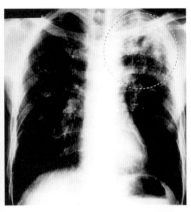

19. 左：結核菌の小川培地上発育所見
（冨岡治明博士提供）
　　右：胸部X線写真
（河原伸博士提供）

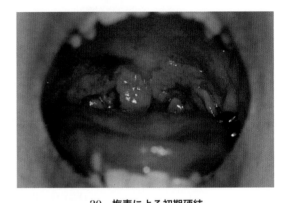

20. 梅毒による初期硬結
オーラルセックスのためと思われる．
（岩月啓氏博士提供）

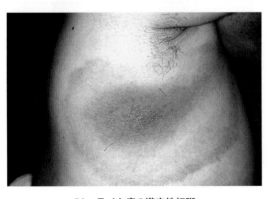

21. ライム病の遊走性紅斑
（橋本喜夫博士提供）

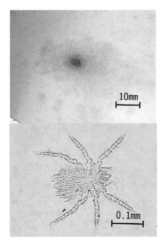

22. 上：つつが虫病の臨床診断に有用な「刺し口」
　　下：フトゲツツガムシ（未吸着幼虫）
　現在のわが国のつつが虫病の主役ベクター
（須藤恒久博士提供）

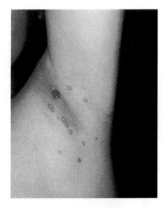

23.　伝染性軟属腫（軟疣）（腋下）
（三好薫部長提供）

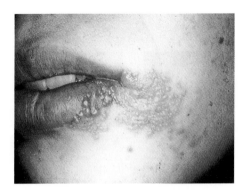

24.　口唇ヘルペスの皮膚病巣
（三好薫部長提供）

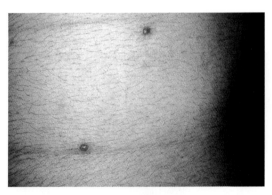

25.　水痘
VZV初感染
（飯塚一博士提供）

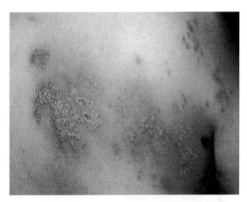

26.　帯状疱疹の皮膚病巣（背〜側胸部）
（三好薫部長提供）

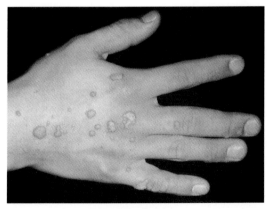

27.　尋常性疣贅（手背）
（三好薫部長提供）

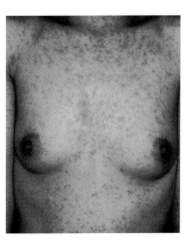

28.　麻疹の皮疹（成人例前胸部）
（三好薫部長提供）

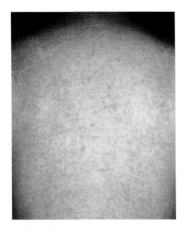

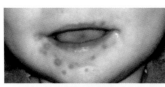

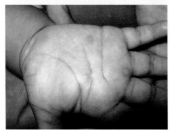

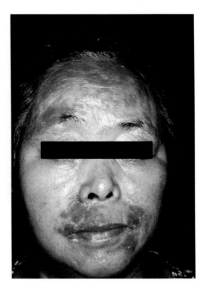

29.　風疹の皮疹（成人例背部）
（三好薫部長提供）

30.　手足口病
（岩月啓氏博士提供）

31.　カンジダ症
（橋本喜夫博士提供）

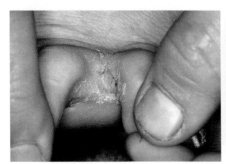

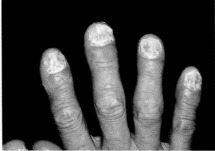

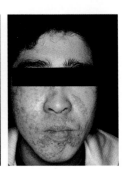

32.　白癬症

（橋本喜夫博士提供）

改訂第5版の序

　この度，『コンパクト微生物学 改訂第5版』を刊行することとなりました．本書の編集は，第4版まで小熊惠二先生と堀田博先生が担ってこられましたが，第5版より林俊治と石戸聡が担当させていただくこととなりました．小熊先生と堀田先生には引き続き監修として加わっていただいております．

　本書の初版が発刊されたのは1999年です．その後，約5年毎に改訂を行ってきました．病原微生物は発見され尽くされており，微生物学の教科書を頻繁に改訂する必要はないと考える人は医療関係者の中にもいます．しかし，現実には新たな病原微生物が数年おきに発見されており，既に制圧したと思っていた病原微生物が新たな脅威として再登場してくることもあります．また，薬剤耐性菌は着実に増えています．このような状況に対応するためにも，微生物学の教科書は定期的に改訂して行かなくてはなりません．

　感染症の歴史において2019年は最も重要な年として位置づけられるでしょう．この年の秋に中国で発生した新型コロナウイルス感染症(COVID-19)は，驚くべき速さで世界中に拡散し，多くの人命が失われました．医療従事者の懸命の努力にもかかわらず，2021年の現時点で本症を制御するには至っていません．今回のCOVID-19の世界的大流行は，改めて感染症の恐怖を人類に思い出させるものでした．今後，医療の中だけでなく，社会全体にとっても感染症の制御が重要なものになっていくでしょう．医療従事者を目指す皆さんにとって，感染症およびその原因微生物についての知識は必要欠くべからざるものなのです．

　本書は単なる微生物の図鑑にならないように，微生物ごとに知識を整理した項とは別に，臓器別に感染症をまとめた項を設けてあります．微生物ごとの知識と臓器別の知識を組み合わせることによって，感染症と微生物のかかわりを実践的に捉えることができるはずです．さらに本書では，知っていると得する知識，理解をさらに深めるための知識といったものをコラムにまとめてあります．これらのコラムは微生物学を楽しく学ぶことにつながるはずです．

　編者の交代に伴い，読みにくくなったり，わかりにくくなった部分があるかもしれませんが，この点をお許しいただくとともに，本書をより良いものにするために，忌憚のないご意見やご批判をいただきたいと思っております．前版までと同様に変わらぬご指導をよろしくお願いいたします．

　改訂第5版を刊行するにあたり，執筆者各位のご尽力に御礼申し上げるとともに，南江堂の担当者の皆様に感謝を申し上げます．

2021年2月

編者ら記す

初版の序

　近年，出血性大腸菌，ヘリコバクター・ピロリ菌，C型肝炎ウイルス，エイズウイルス，エボラウイルスといった新しく発見された微生物による感染症（新興感染症）や，結核に代表されるような，忘れがちになっていた感染症の再発（再興感染症）が社会的に問題となっている．起炎菌や社会環境の変化，患者の人権の問題などから，この4月から新しい感染症予防法が施行されたが，これらのことを含め，感染症を引き起こす微生物の基礎知識を習得することは，医療に従事する者にとってますますその重要性を増している．

　微生物学に関する膨大な知識を講義時間数の少ないコメディカルの学生が理解するためには，微生物学のminimum requirementsを盛り込んだコンパクトでわかりやすい教科書が求められており，本書が企画された次第である．

　本書の基本方針は，どのような微生物がどのような疾患を起こすか，その予防と対策はどうするか，ということを簡潔に述べることである．このため，まず細菌やウイルスなどの性状を述べた後，臓器別に，主たる感染微生物の種類とその病気について，細菌，ウイルスそれぞれの専門家に記載していただいた．さらに，病気発症を理解するため，微生物側の特徴のみならず，宿主側の条件，各臓器の解剖・生理も簡潔に記載した．また，息抜きのためのコラムもいくつかもうけた．このような臓器別のまとめは，コメディカル向けの教科書としては今までにない新しい試みであると思われるが，このスタイルが「微生物による疾患とその対策」を理解するうえで有用であることを望むとともに，本書を用いられた方々から，忌憚のない御意見，御批判を頂き，今後とも改善していきたいと考えている．

　まがりなりにも上梓に漕ぎ着き得たのは，南江堂出版部諸氏のご好意によるものであり，心から感謝の意を表したい．

1999年4月

編者ら識す

目　　次

第3章　ウイルス ─────────────── 石戸　聡　81

第4章　真　菌　　　　　　　　　　　　　　　　　　林　俊治　　127

第5章　寄生虫　　　　　　　　　　　　　　　　　　迫　康仁　　139

第6章　感染と免疫 ——————————————— 横田憲治　151

第7章　滅菌と消毒 ——————————————— 林　俊治　171

第8章　感染症の予防と対策 ━━━━━━━━━ 181

第9章　臓器感染症 ━━━━━━━━━━━━ 197

🦠 コラム

1 微生物学とは

1 微生物学の歴史

　病気は大昔から発生していたが，微生物（細菌やウイルス）は肉眼では見えないことから，疫病（伝染病）は神罰によると考えられていた．次いでヒポクラテス（B.C.400年頃）により，原因は"汚れた空気（瘴気，miasma）"によるとの説が提唱された．14〜15世紀になり，天然痘，ペスト，梅毒などの流行により，空気ではなく"生きた伝染源（contagium vivum）"がいると考えられてきた（Fracastoro 1546）．他方，Leeuwenhoek（レーウェンフック1632〜1723）は単式レンズ顕微鏡を開発し，細菌を観察し報告した（1683）．Ehrenbergも種々の細菌の形態を観察し，これらをBacteriumと命名した（1838）．微生物によりヒトの病気が起こることの最初の報告はRemakの黄癬菌の発見（1837）であり，以後多数の菌が発見された（**表1-1**）．

　微生物と病気との関係はPasteur（パスツール1822〜95）とKoch（コッホ1843〜1913）およびその弟子達により科学的に証明された．パスツールは，① 微生物は自然に発生するという説（自然発生説）を，白鳥の首型フラスコ（swan neck flask）を用いて否定（**図1-1**），② ブドウ酒の酸敗を防ぐための低温殺菌法（62〜65℃，30分間処理；pasteurization）の開発，③ 炭疽や狂犬病のワクチンの開発，などを行った．コッホは，① 固形培地を考案し，細菌の分離培養法，純粋培養法の確立，② 炭疽菌，結核菌，コレラ菌の分離，③ ツベルクリンの開発などを行い，微生物がその病気の原因（病原体）であると結論するには，以下の原則（コッホの条件という）が必要であるとした．

1. その病気の病変部に必ずその病原体が見出されなければならない．
2. 病変部からはその病原体が分離され純培養されなければならない．
3. この純培養された病原体を感受性のある動物に接種すると，もとと同じ病気を起こさなければならない．
4. その病原体を接種して病気になった動物から，再び同一の病原体が分離されなければならない．

　この原則は分離培養法が確立していない時代にヘンレが提案した3原則に，コッホが4項めを補強したものである．

　細菌は光学顕微鏡で観察できるが，タバコモザイク病の病原体は，光学顕微鏡では観察できない微小なものであることがIwanowskyにより報告された（1892）．次いでウシの口蹄疫の病原体も同様なものであり，かつ，増殖能を持つものであることが示された．これらは，濾過性病原体，可溶性微生物などとの名を経て，ウイルス（virus；ラテン語で"毒液"を意味する）と

命名された．その後，電子顕微鏡の開発や細胞培養法の確立，増殖様式を解析しやすい細菌性ウイルス（バクテリオファージ）の発見などによりめざましい発展を遂げ，現在のウイルス学に至っている．

　なお，細菌は27〜19億年程前に，ヒトは200万年程前に出現したと考えられている．長い生命体の発展の歴史の中で，微生物とヒト（宿主）との間で，共存から破壊に至る種々の関係が生じたものと推察される．

表1-1　微生物学の歴史（抜粋）

人　名	年次	事　項
Leeuwenhoek（レーウェンフック）	1684	**細菌の発見**（1677〜1684年に数度報告）
Plenciz	1762	細菌病原説の提唱
Needham	1748	自然発生説を支持
Spallanzani	1799	自然発生説に反論
Jenner（ジェンナー）	1798	**天然痘ワクチン（種痘）の開発**
Schwann	1837	自然発生説に反論
Ehrenberg	1838	種々の微生物の形態記載（Bacteriumと命名）
Remak	1837	黄癬病菌の発見（Schönleinが分離 1839）
Pasteur（パスツール）	1857	乳酸菌の発見
	1861	**自然発生説の否定**
	1861	酪酸菌の発見
	1867	パスツリゼーションの確立
	1880	ブドウ球菌の純培養（Kochが発見 1878）
	1881	炭疽ワクチンの開発
	1885	狂犬病ワクチンの開発
Lister（リスター）	1867	**石炭酸による消毒法の確立**
Neisser	1873	淋菌の記載（Bummが分離 1884）
Koch（コッホ）	1876	炭疽菌の分離（Davaineが発見 1850）
	1881	**純粋培養法（固形培地）の確立**
	1882	結核菌の分離
	1883	コレラ菌の分離（Paciniが発見 1864）
	1884	コッホの原則を発表
	1890	ツベルクリンの開発
Tyndall	1877	間欠滅菌法の開発
Metchnikoff（メチニコフ）	1884	**食菌作用による免疫説を提唱**
Roux & Yersin	1883	ジフテリア毒素の発見
Löffler	1884	ジフテリア菌の分離（Klebsが発見 1883）
Gram（グラム）	1884	**細菌のグラム染色法の開発**
Rosenbach	1884	レンサ球菌の分離（Billrothが発見 1874）
Escherich	1885	大腸菌の分離
Kitasato（北里柴三郎）	1889	破傷風菌の分離
Behring & Kitasato（ベーリング＆北里）	1890	**ジフテリアおよび破傷風の抗毒素血清療法の確立**
Iwanowsky（イワノフスキー）	1892	**タバコモザイクウイルスの発見**
Welch & Nuttal	1892	ウェルシュ菌の分離
Yersin, Kitasato	1894	ペスト菌の分離
von Ermengen	1897	ボツリヌス菌の分離
Shiga（志賀 潔）	1898	赤痢菌の分離
Löffler & Frosch	1898	口蹄疫ウイルスの発見
稲田龍吉，井戸 泰	1915	ワイル病スピロヘータの分離
大原八郎	1925	野兎病菌の分離
Fleming	1929	ペニシリンの発見
長與又郎，田宮猛雄ら	1930	つつが虫病リケッチアの発見
Tisselius & Kabat（チセリウス＆カバット）	1938	**γ-グロブリンが抗体の本態であることの証明**
Enders（エンダース）	1949	**ポリオウイルスの組織培養法の確立**
藤野恒三郎	1950	腸炎ビブリオの分離

＊"発見"とは，微生物の記載はあるが，分離はされていない場合である．

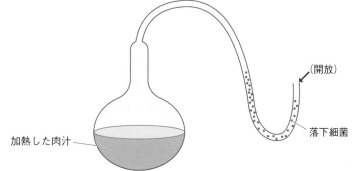

図1-1 白鳥の首型フラスコの実験：自然発生説の否定
　図の状態で放置すると，肉汁中には細菌は増殖しないが，フラスコを傾け，肉汁を落下細菌に触れさせると菌の増殖が起こることを証明した．

加熱した肉汁

（開放）

落下細菌

 パスツールとコッホ

　——ポール・ド・クライフ著（1926），秋元寿恵夫訳「微生物の狩人」（岩波文庫 1980）を参考にして——

　パスツール（仏）は化学者であり，コッホ（独）より約20歳年輩である．その性格ゆえか，自分の大発見を学会で説明するときには，それを理解できない人達と大激論をかわしたようである．これに対しコッホは寡黙であり，演説も不得手であったようだ．彼は片田舎の開業医であったが，医業に身の入らぬ彼をなぐさめるため（医業をするように願い），妻が誕生日プレゼントとして顕微鏡を与えたことから，（妻の意に反して）細菌との戦いにのめり込んでいったとのことである．コッホの固型培地の発見は，まさに後年，フレミングがペニシリンを発見したときのように，実験室の机の上に放置していた馬鈴薯の半ぺらの表面に，空中の雑菌が落下し，それぞれの集落（コロニー）を形成したのを見て思いついたという．

　この本では両者の交わりに関して二つのエピソードが書かれている．一つはコレラがエジプトで流行した1883年のことである．原因解明のためフランスからはパスツールの弟子のエミール・ルーとチェイエーが，ドイツからはコッホとガフキイが派遣された．お互いライバルとして，寝食を忘れて研究したが，大変不幸なことに，チェイエーはコレラ（その時点では原因不明）にかかり死亡した．コッホらはこの若き研究者をたたえ，その葬儀に参加し，勇者に贈るならわしの月桂樹の花環をささげたという．二つめのエピソードはパスツールが開発した炭疽のワクチンに関してである．パスツールは，生菌ワクチンを開発し，有名な48頭のヒツジと2頭のヤギと数頭のウシを用いた「立会い実験」を行い，全世界に知れわたる大成功をおさめた．その後，世間の要望に応じ，大量のワクチンを作製したが，一部のものは効かなかった．パスツールが発表した学会で，これに関して意見を求められたコッホは，その場では何も答えず後日，パスツールへ，かのワクチンには雑菌が入っていること，弱毒化が十分でないことを手紙で述べたという．

　もう一つ有名なパスツールの狂犬病ワクチン開発についても記す．パスツールは狂犬病の原因菌は顕微鏡でも見えず，培養もできないが（狂犬病はウイルスが原因であるためこれは当然である），症状から考えて，動物の神経に潜んでいると判断した．発症したウサギの脊髄をとり，これを乾燥させることにより弱毒化させ，これを狂犬に咬まれてから発症するまでの間に（数週間かかる）接種した．この方法により，狂犬に咬まれた9歳の男の子がまず助けられ，次いで狂犬病のオオカミに咬まれフランスまでたどり着いた19人のロシア人（彼等はパスツールという言葉しかフランス語を知らなかったという）のうち，16人が命をとりとめた．これらのことにより，ロシア皇帝および全世界から寄付が集まり，現在の「パスツール研究所」が設立されたという．

　最後に，ここで記したチェイエーのように，志半ばにして研究の犠牲となった先達に追悼の意を表したい．

　　　　　　　　　——微生物の狩人に幸あれ——

② 微生物の分類と病原微生物

　生物の分類に関しては種々の説が提唱されてきた．広く採用されているのは動物界，植物界，原生生物界の3界 (domain) に分ける方法である．また，細胞の構造からは，原核細胞よりなる原核生物 (Procaryotes) と，真核細胞よりなる真核生物 (Eucaryotes) に二分される．動物と植物は真核細胞であるが，原生生物には原核細胞よりなる下等原生生物と，真核細胞よりなる高等原生生物がある．前者には細菌と藍藻類が，後者には原虫，藻類，真菌が含まれる．さらに近年，高温の温泉や深海などに生息している古細菌 (Archaebacteria) は，そのリボソームRNAの解析によると，むしろ他の細菌より真核細胞に近いことが判明したため，Procaryotesを二分してBacteria (細菌) とArchaea (古細菌) とし，これにEucaryaを加えた3界に分類するようになった (p11，分類の項参照)．

　微生物 (microbe, microorganism) とは，肉眼では識別できない微小な単細胞の生物の総称であり，上記の高等，下等原生生物のほか，細胞形態を持たない (したがって原核生物界には含まれず，生物と無生物の間の生き物といわれている) ウイルスが含まれている．微生物の中でヒトに病原性を示すものが病原微生物 (pathogenic-microbe, -microorganism) であるが，この中には，単細胞でなく多細胞のもの (例えば蠕虫/寄生虫の項参照) や，分裂後の細胞が分離せず多細胞形態をとり肉眼で見えるものもある (一部の藻類や真菌)．もっとも知られている病原微生物は細菌とウイルスである．病原細菌はすべて上記のBacteriaに属するが，その形態や増殖等から特殊な細菌のグループとして，リケッチア，クラミジア，マイコプラズマ，スピロヘータ，放線菌 (アクチノマイセス，ノカルジア) などがある．さらに近年，ウイルス以下で，タンパク質のみからなるプリオン (prion) や，1本鎖RNAよりなるウイロイドにも病原性があることが判明した．ここでは，これらの病原微生物の関係を学生さんに理解させるために筆者が講義で用いている図 (図1-2) と，原核細胞と真核細胞の相違点を**表1-2**と**図**

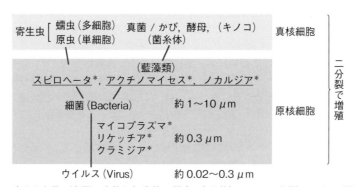

図1-2　病原微生物の種類と特徴

・アスタリスク (*) で示したスピロヘータ，アクチノマイセス，ノカルジア，マイコプラズマ，リケッチア，クラミジアは特殊な細菌である．リケッチア，クラミジアはウイルスと同様に生きた細胞の中でしか増殖できないが (偏性細胞内寄生性細菌)，その増殖様式は二分裂である．
・かびというのは俗名である．
・藍藻類は病原性はないが，光合成を最初に行った生物である．
・ウイルス以下の感染因子としてウイロイド (viroid) とプリオン (prion) がある．

表1-2　原核細胞と真核細胞の相違点

構造物など	原核細胞	真核細胞
核膜	−	＋
染色体	1本*	複数（1以上） （ヒストンなどと結合）
核小体	−	＋
有糸分裂	−	＋
ミトコンドリア	−	＋
小胞体，ゴルジ体	−	＋
葉緑体	−	＋または−
微小管（細胞内骨格系）	−	＋
リボソーム	70S ⌈30S ⌊50S	80S** ⌈40S ⌊60S
細胞壁	＋*** （ペプチドグリカン）	−（動物）**** ＋（植物；セルロース） ＋（真菌；キチンなど）

　 * 近年，コレラ菌などでは大，小2個の染色体が存在することが判明した．
　 ** ただし，ミトコンドリア中のリボソームは70Sである．
　*** 細胞壁を持たない特殊なものとして，マイコプラズマと細菌のL-formがある．またクラミジアの細胞壁（外膜）には
　　　 ペプチドグリカンはない．
**** 動物細胞は細胞壁を持たず，細胞質膜が最外層である（図1-3）．

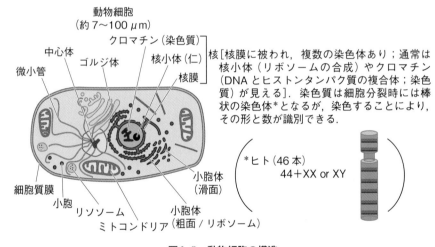

図1-3　動物細胞の構造

1-3に示した（原核細胞である細菌の構造図はp8の**図2-2，2-3**を参照のこと）．

細菌からの進化

　地球上に生命が誕生したのは35〜40億年程前であり，人類の祖先である類人猿の誕生は400〜700万年程前，現代人（ホモ・サピエンス）の出現は10〜20万年程前と推察されている．最初に出現した生命体は“細菌”であろう．これを1年にたとえると，細菌誕生後365日目となり，除夜の鐘が鳴る頃ようやく人類が誕生したことになるとのことである．最初は酸素の無い状態で，無機物や有機物を利用して増殖できる細菌が出現し，その後，光合成を行い酸素を放出する藍藻類が出現することにより，酸素存在下で生存できる生物の誕生となった．藍藻類というのは青っぽい緑色（藍色）をした藻類の意味である．藍藻類は原核細胞であり，単細胞のものとこれが集合したもの（集合体）があるが，真核細胞の藻類とは異なる．細胞自体が葉緑体に近い構造を持ち，藻類などが持つ葉緑体の起源であると考えられている（細胞内共生説）．同様に，70Sリボソームを持つミトコンドリアも，原核細胞（細菌）が起源であると考えられている．微生物の研究により生命の壮大なドラマを垣間見ることができる．

2 細　　菌

1 形態と分類

A 形態と構造

1. 形と大きさ

　細菌はその形から，球状の**球菌**（coccus；複数形はcocci），棒状の**桿菌**（bacillus；複数形はbacilli，あるいはrod；複数形はrods），らせん状の**らせん菌**（spirillum；複数形はspirilla）に分類される．球菌は直径が1 μm程度であり，その配列から双球菌，レンサ球菌，ブドウ球菌に分類される．桿菌は菌の大小に差異があり，小（球）桿菌は0.5×1.0 μm，大桿菌は1.0×10 μmほどである．らせん菌はらせんの数が多いものと少ないものがある（**図2-1**）．

　細菌の大きさを表す単位としてはμmが用いられる．1 μmは1 mmの1,000分の1である．ウイルスの大きさを表す単位としてはnmが用いられる．1 nmは1 μmの1,000分の1である．

2. 細　胞　壁

　細菌の基本構造を**図2-2**に示した．動物細胞の最外層は**細胞膜**［cell membrane（細胞質膜cytoplasmic membrane）］であるが，細菌はその外側に**細胞壁**（cell wall）を持っている．細胞壁によって，細菌の形は一定に保たれるとともに，物質の出入りが規制される．例外はマイコプラズマで，細菌でありながら細胞壁がないため多形性である．後述するように，細菌はグラム染色によりグラム陽性菌とグラム陰性菌に二分されるが，これは細胞壁の構造の違いによ

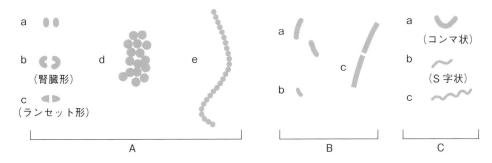

図2-1　細菌の形
A．球菌．a～c：双球菌　d：ブドウ球菌　e：レンサ球菌
B．桿菌．a：桿菌　b：小（球）桿菌　c：大桿菌
C．らせん菌

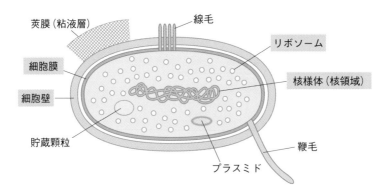

図2-2　細菌細胞の模式図
▨：細菌に共通した構造.
(山田作夫：細菌の形態, シンプル微生物学, 第6版, 南江堂, p.17, 2018より許諾を得て転載)

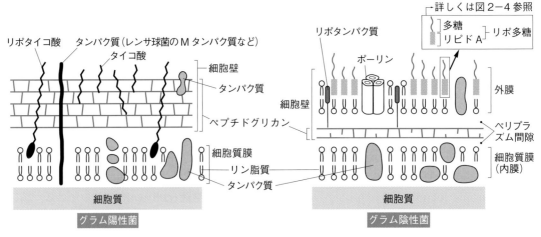

図2-3　グラム陽性菌とグラム陰性菌の細胞壁
(小熊原図)

る(**図2-3**). グラム陽性菌の細胞壁は厚くて密なペプチドグリカン層により構成され, タイコ酸, リポタイコ酸, タンパク質が認められる. グラム陰性菌の細胞壁は薄くて粗なペプチドグリカン層により構成され, タイコ酸はない. さらに, このペプチドグリカン層の外側に細胞膜と類似の外膜を持ち, この外膜の外層に**リポ多糖**(lipopolysaccharide：LPS)が存在する(**図2-3**). LPSはリピドA, コア多糖, O側鎖より構成される(**図2-4**). リピドAが後述する**内毒素**(endotoxin)の本態である. O側鎖が**O抗原**であり, これの抗原性の違いによって同じ菌種の細分を行う.

　細胞壁を構成するペプチドグリカン層は格子状構造物である. 縦の骨格はN-アセチルグルコサミン(G)とN-アセチルムラミン酸(M)が繰り返し連なったグリカン鎖であり, 横の骨格は数種のアミノ酸が連なったペプチド鎖である. アミノ酸の種類は菌種によって異なる. このペプチド鎖が(M)に結合することでグリカン鎖をつなげて格子状構造物を形成する(**図2-5**).

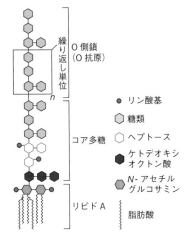

図2-4　リポ多糖 (LPS) の構造
　O側鎖の部分で四角で囲んである部分が数十個繰り返し構造をとっている．この部分の構造の違いがO抗原の違いとなり，菌株の血清型別に使われる．またこの部分はしばしば脱落し，rough型のコロニーを形成するR型変異株ができる．なお菌体より離れたLPSは毒性を示すため内毒素と呼ばれる．

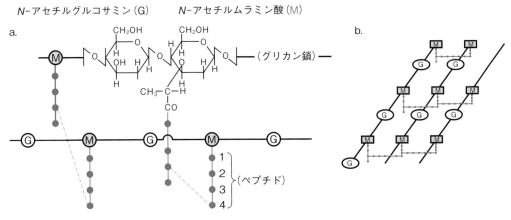

図2-5　ペプチドグリカンの構造
　ペプチドは1) L-アラニン，2) D-グルタミン酸，3) L-リジン（多くのグラム陽性菌），L-ジアミノピメリン酸（多くのグラム陰性菌），4) D-アラニンであり，通常，3) と4) のアミノ酸の間で架橋が形成される．全体としては (b) のように格子状となり，これにより菌の形が保たれる．

3. 細胞膜と細胞質

　細胞膜は脂質二重層より構成され，この膜の中にタンパク質分子が埋め込まれている．この膜の内側が細胞質である．細胞質には多数の顆粒成分が散在しているが，これはリボソームや各種酵素などである．細菌の**染色体**（1個の2本鎖環状DNA）は核膜に包まれていないため，繊維状のかたまりとして細胞質の中に浮遊している．これを真核生物の核と区別するために，**核様体 (nucleoid)** と呼ぶことがある．さらに，染色体外遺伝子である**プラスミド (plasmid)** が存在している．その大きさは染色体の1/10〜1/1,000ほどである．

4. 特殊な構造物

a. 莢膜 capsule

　細胞壁の外側に粘稠性の層が認められることがあり，これを莢膜という（**口絵1**参照）．す

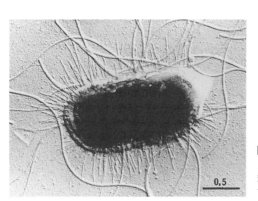

無毛菌			赤痢菌・肺炎桿菌など
有鞭毛菌	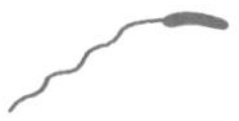	単毛菌 （極単毛）	コレラ菌，腸炎ビブリオ，エロモナス，緑膿菌，カンピロバクター，レジオネラなど
		両毛菌	スピリルム（1本〜多数），カンピロバクター（1本）など
	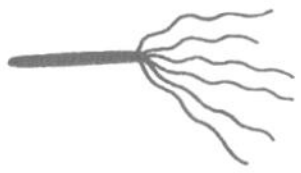	叢毛菌 （極多毛）	プレジオモナス，バークホルデリア・セパシア，ステノトロホモナス・マルトフィリア，ピロリ菌など
	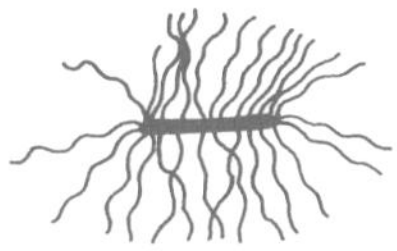	周毛菌	多くの腸内細菌，クロストリジウム，バチルス，リステリアなど*

＊ただし，赤痢菌，クレブシエラ（肺炎桿菌），ペスト菌，ウェルシュ菌，炭疽菌は無毛菌である．リステリア・モノサイトゲネスは25℃前後でのみ通常4本の鞭毛を形成する．

図2-6　鞭毛の数と位置

図2-7　鞭毛と線毛の電子顕微鏡写真
　太くて長いのが鞭毛であり，菌体周囲に見える細く短いのが線毛である．バーは0.5 µm．菌はプロテウスである．
（平井義一博士提供）

0.5

べての菌種が莢膜を持つわけではない．同じ菌種であっても，莢膜を持つものと持たないものがあることがある．莢膜を構成する物質は主に多糖体であるが，炭疽菌のようにポリペプチドより構成されることもある．莢膜を構成する物質の示す抗原性はK抗原として表示される．莢膜を持つ菌は，持たない菌に比べ，貪食細胞の食作用に抵抗性を示す．したがって，莢膜を持つ菌は病原性が強いことが多い．肺炎レンサ球菌やインフルエンザ菌の莢膜成分はワクチンとして利用されている．

　b.　鞭毛 flagella

　細胞質膜から出て細胞壁を貫通する毛である．すべての菌種が鞭毛を持つわけではない．鞭毛を持つ菌はこれを回転させることによって運動性を示す．鞭毛の数や位置は菌種により異なる（図2-6，図2-7，口絵2参照）．鞭毛の示す抗原はH抗原として表示される．

　c.　線毛 pili, fimbriae

　菌体周囲より出ている鞭毛よりも細くて短い毛である（**図2-7**）．線毛には**接合線毛**（conjugative pili）と**性線毛**（sex pili）がある．接合線毛は細菌が腸管や気道の上皮細胞に接着（付着）するのに役立つ．性線毛は細菌同士の接合に関与する．

芽胞は長生き

　1995年5月号の「サイエンス」に，ドミニカ産の「こはく」の中に埋め込まれていたミツバチの死骸の腹にみつかったバチルス属の芽胞を培養したところ生きていた，という報告が掲載された．「こはく」の年代から推定するとこの芽胞は，2,500万〜4,000万年は生きていたということになるという．驚いたことには，実はこの菌はすでに絶滅しているとのことである．この芽胞はミツバチの腹の内で，樹液の「こはく」への数千万年の変化の過程にいたため死から免れたようである．芽胞の耐久性に感嘆するとともに，この耐久型の芽胞を絶滅させた環境，悪条件とはどんなことであったのかとも思いをはせた．　　　　　　　　　　　　　　　　　　　　（小熊）

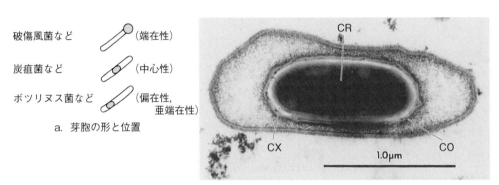

　　　　a. 芽胞の形と位置

b. *B.cereus*菌芽胞の電子顕微鏡写真
CO：coat(殻)，CX：cortex(コルテックス，皮層)，CR：core(芯)
（栃久保邦夫博士提供）

図2-8　芽　胞

d. 芽胞spore

　バシラス属やクロストリジウム属の細菌は栄養不足や乾燥などの不都合な環境になると，厚い膜(殻)で包まれた芽胞を形成し，休眠状態となる．芽胞の形成部位は菌種により特徴があるので，菌種の同定に利用される（**図2-8**）．芽胞は加熱，乾燥，多くの消毒薬に対して抵抗性を示す．環境がよくなると芽胞は発芽し，元の増殖型(栄養型)となる．

B 分　　類

1. 細菌の分類と命名

　細菌の分類と命名は国際細菌命名規約(International Code of Nomenclature of Bacteria)にしたがって決定される．細菌の分類に関する議論は同規約の正式機関紙であるInternational Journal of Systematic and Evolutionary Microbiologyにて行われなくてはいけない．

　細菌の分類は，古くは菌の形態，生化学的性状，細胞壁やその他の菌体成分や代謝産物の性状を用いて行われてきた．近年はDNAやリボソームRNAの相同性による遺伝子学的分類が主流である．

表2-1　細菌の分類

```
(座) Domain Eucarya  (Imperium Eucaryotes)
     Domain Archaea  (Imperium Archebacteria)
     Domain Bacteria  (Imperium Eubacteria)


 フィラム  Phylum* Proteobacteria

  綱  Class  Gammaproteobacteria

    目  Order  Enterobacteriales

      科  Family  Enterobacteriaceae (腸内細菌科)

        属  Genus  Escherichia (大腸菌属)
        ┊
        ┊ 種  Species  1. E. coli (大腸菌)
        ┊ (5種)        2. E. albertii
        ┊                    ┊
        ┊
        属  Genus Salmonella (サルモネラ属)

          種    1. S. enterica
          (3種)    subspecies enterica
                   subspecies arizonae
                 など6亜種 ┊
                 2. S. bongori
                 3. S. subterranea
```

*従来の門 (Division)

2. 細菌の分類階級と表記法

　同じまたは類似した性状の**菌株**(strain)を集めて，細菌分類の最も下位の階級である**種**(species)を構成する．さらに，**属**(genus)，**科**(family)，**目**(order)，**綱**(class)と上位に向かって分類されていく(**表2-1**)．しかし，実際に使用されることの多い分類階級は科，属，種である．種をさらに細分化する単位としては，亜種(subspecies)，型(type；血清型，ファージ型，遺伝子型)などがある．

　細菌の学名は属名と種名より成る**二命名法**で表記される．たとえば，和名で大腸菌と呼ばれるものの学名は*Escherichia coli*と表記される．*Escherichia*が属名，*coli*が種名である．学名はラテン語であり，イタリック体で記載される．また，属名の最初の文字は大文字で始まる．

C 細菌の観察方法

　細菌はきわめて小さく，色もついていないので，肉眼で見ることはできない．したがって，細菌を観察するためには，菌を染色した後，顕微鏡を用いる必要がある．

1. 細菌の染色
a. グラム染色法

　細菌の染色法としてもっとも基本的な方法であり，これによって細菌はグラム陽性菌とグラム陰性菌に分けられる(**表2-2**，**口絵3，4参照**)．スライドガラスに塗抹・乾燥・固定した細

表2-2　代表的な細菌の形態，染色性と増殖（偏性好気性，偏性嫌気性）

	グラム陽性	グラム陰性
球菌	ブドウ球菌属 　（黄色ブドウ球菌，表皮ブドウ球菌） レンサ球菌属 　〔化膿レンサ球菌（A群レンサ球菌）， 　B群レンサ球菌，肺炎レンサ球菌〕 腸球菌属 　E. faecalis, E. facium ペプトコッカス属 ┐ ペプトストレプトコッカス属 ┘嫌気性	ナイセリア属 　（淋菌，髄膜炎菌）　　　　好気性* ベイヨネラ属　　　　　　　嫌気性
桿菌	芽胞形成菌 　┌ バシラス属 　│　（炭疽菌，セレウス菌） 　│ クロストリジウム属 　│　（ウェルシュ菌，ボツリヌス菌，┐ 　└ 破傷風菌）　　　　　　　　　┘嫌気性 リステリア属 コリネバクテリウム属 　（ジフテリア菌） マイコバクテリウム属（抗酸菌） 　（結核菌，らい菌）　　　　好気性 放線菌 　┌ アクチノミセス属　　　　嫌気性 　└ ノカルジア属　　　　　　好気性 ビフィドバクテリウム属（ビフィズス菌）┐ ラクトバシラス属（乳酸菌）　　　　　　│嫌気性 ユウバクテリウム属　　　　　　　　　　┘	腸内細菌科 　┌ 大腸菌属 　│ 赤痢菌属 　│ サルモネラ属 　│　（チフス菌，SE菌） 　│ エルシニア属 　│　（ペスト菌） 　│ クレブシエラ属 　│　（肺炎桿菌） 　│ セラチア属 　│　（霊菌） 　└ プロテウス属 ビブリオ属 　（コレラ菌，腸炎ビブリオ） カンピロバクター属 ┐ ヘリコバクター属　 │微好気性 （ピロリ菌）　　　 ┘ ボルデテラ属　　　　　┐ 　（百日咳菌）　　　　│ レジオネラ属　　　　　│ シュードモナス属　　　│好気性 　（緑膿菌）　　　　　│ アシネトバクター属** ┘ バクテロイデス属　　　　　嫌気性

*CO$_2$が5％程存在する方がよい．
**球桿菌，球菌様

　菌をクリスタル紫で染色すると，すべての細菌が青紫色に染まる．次に，ルゴール液により媒染し，続けてエタノールによる脱色を行うと，グラム陽性菌は青紫色のままだが，グラム陰性菌は脱色されてしまう．これをサフラニンで対比染色すると，グラム陰性菌は赤く染まる（**口絵5**参照）．

b. 抗酸菌染色法

　抗酸菌（結核菌など）を染色する方法である．もっともよく使われる抗酸菌染色法がチール・ネールゼン染色法である．スライドガラスに塗抹・乾燥・固定した細菌を石炭酸フクシンで加温染色すると，すべての細菌が赤く染まる．これを塩酸アルコールで脱色すると，抗酸菌は赤いままだが，その他の細菌は脱色される．これをメチレンブルーで対比染色すると，その他の細菌は青く染まる（**口絵6，7**参照）．

c. その他の染色法

単染色法はすべての細菌を非特異的に染める方法で，通常メチレンブルーを用いる．菌体の特定部位を染める染色法としては，莢膜染色法，鞭毛染色法，芽胞染色法などがある．異染小体染色法はジフテリア菌の異染小体を染める方法である（**口絵8参照**）．

2. 顕微鏡による観察

染色した細菌の観察は光学顕微鏡を用いて400〜1,000倍の倍率で観察する．染色していない細菌を観察するには，位相差顕微鏡あるいは微分干渉顕微鏡を用いる．その他特殊なものとしては，暗視野顕微鏡や蛍光顕微鏡などがある．なお，細菌の微細構造やウイルスの観察には電子顕微鏡が使われる．

② 増殖と培養

A 細菌の増殖

細菌は**二分裂**することで増殖する．細菌が増殖するには，菌体成分の合成とエネルギーの獲得が不可欠であり，そのためには栄養素が必要である．さらに，各菌種において増殖に適した水分量，温度，pH，酸素濃度，二酸化炭素濃度などがある．

1. 栄　養　素

細菌が増殖するには栄養素として，① 炭素源（糖質など），② 窒素源（アミノ酸など），③ 各種無機塩類を必要とする．さらに，菌種によっては「増殖に必要だが自分では合成できない物質」があり，これらを**発育因子**として要求する．たとえば，インフルエンザ菌は増殖するために，ヘミン（X因子）とNAD（V因子）を必要とする．

2. 発育条件

a. 水　分　量

細菌はいずれも増殖に水分を必要とする．必要とする水分の量は菌種によって異なる．比較的少ない水分で増殖できる菌もある．

b. 温　　度

増殖に適した温度が15〜20℃，30〜37℃，50〜60℃の細菌を，それぞれ低温菌，中温菌，高温菌という．病原菌はヒトの体温付近の温度を好むため，その多くは中温菌である．

c. pH

病原菌の多くはpH 7.2付近の中性環境を好むが，コレラ菌のようにアルカリ環境を好むものや乳酸菌のように酸性環境を好むものもある．

d. 酸素濃度

細菌は酸素と増殖の関係により三つに大別される．
① **好気性菌**（obligate aerobe）：酸素がある環境でしか増殖できない菌（結核菌，緑膿菌など）．
② **通性嫌気性菌**（facultative anaerobe）：酸素があってもなくても増殖できる菌（大腸菌，コレラ菌など）．
③ **偏性嫌気性菌**（obligate anaerobe）：酸素がない環境でしか増殖できない菌（破傷風菌，

偏性と通性

　微生物学の勉強をしていると，**偏性**（obligate）と**通性**（facultative）という聞きなれない単語が時々出てくる．これらの単語は微生物の性質を示す用語をさらに修飾する単語として使われる．具体的には，「偏性○○性」とか「通性△△性」といった使われ方をする．偏性は「その性質は必須である」という意味で，「偏性○○性」の微生物は常に「○○性」でなくてはならない．一方，通性は「その性質は任意である」という意味で，「通性△△性」の微生物は「△△性」であることもないこともある．

　たとえば，リケッチアやクラミジアのように宿主の細胞内に寄生しないと増殖できない細菌を偏性細胞内寄生性という．また，結核菌やレジオネラ菌のように宿主の細胞内で増殖することも細胞外で増殖することもある細菌を通性細胞内寄生性という．

ボツリヌス菌など）．

　また，大気より低い酸素濃度（5〜10％）で増殖する細菌（カンピロバクター，ヘリコバクターなど）があり，これを**微好気性菌**（microaerophile）という．

e．二酸化炭素濃度

　大気中の二酸化炭素濃度は0.03〜0.04％ほどだが，淋菌や髄膜炎菌のように増殖に5〜10％の二酸化炭素濃度を必要とする菌がある．また，この二酸化炭素濃度でカンピロバクターやヘリコバクターは増殖がよくなる．

f．塩濃度と浸透圧

　細菌の多くは生理食塩水の濃度付近の塩濃度を好む．しかし，腸炎ビブリオのように塩濃度の高い環境でよく増殖するものがあり，このような細菌を**好塩菌**という．細菌は細胞壁を持つので，動物細胞に比べ外部の浸透圧に対して抵抗性である．特に，ブドウ球菌は塩濃度の高い環境下でも増殖できる．このような細菌を**耐塩菌**という．

B　細菌の培養

　適当な条件を与えて細菌を増殖させることを培養という．さまざまな栄養素と発育因子を調製し，培養に用いるものを**培地**という．

1．培　　地

　培地は液体培地と固形培地に大別される．固形培地はその形状から**平板**，**高層**，**半高層**，**斜面**の各培地がある（**図2-9**）．また，培地はその成分により，合成培地と複合培地に二分される．

2．培養方法

　孵卵器を用いて培養を行う．培養を大気中で行うのを好気培養，酸素のない環境で行うのを嫌気培養，微好気性菌の好む環境で行うのを微好気培養という（**図2-10**）．

3．増殖曲線と集落形成

　試験管やフラスコなどの容器に液体培地を入れ細菌を培養すると，①誘導期，②対数増殖

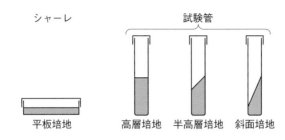

シャーレ　　　　　試験管

平板培地　　高層培地　半高層培地　斜面培地

図2-9　固形培地の種類

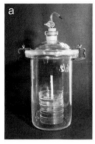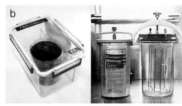

図2-10　a. ろうそくびん培養法, b. ガスパック法
b：各種の嫌気ジャー(ガスパックを入れて培養する)
(清水徹：細菌の増殖, シンプル微生物学, 第5版, 小熊惠二ほか編, 南江堂, p.25, 2011より許諾を得て転載)

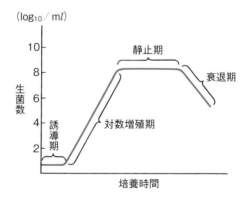

$(\log_{10} / \mathrm{m}l)$

静止期

衰退期

生菌数

誘導期

対数増殖期

培養時間

図2-11　増殖曲線

期, ③静止(定常)期, ④衰退期の四つの段階よりなる増殖曲線が得られる(**図2-11**).

　固形培地に菌を塗布すると, 培地の上で1個の菌が分裂を続けることにより, 肉眼的に見える塊となる. これを菌の**集落(コロニー, colony)**という(**口絵9参照**). 1個のコロニーが出現したということは, そこに1個の菌がいたということになる. したがって, コロニーを数えることにより, 培地に塗布した生菌数が求められる.

C　細菌の代謝

1. 分解代謝(異化)と合成代謝(同化)

　細菌は栄養として取り込んだ物質を分解することによって, エネルギーの放出・貯蔵を担う

ATP（アデノシン三リン酸）と菌体を作るのに必要な素材を獲得する．これを**分解代謝（異化）**という．次いで，この両者およびその他の素材を利用して，自分の発育・増殖に必要な菌体成分を合成する．これが**合成代謝（同化）**である．

分解代謝はATPの産生様式により**呼吸**と**発酵**に分けられる．好気性菌は酸素を用いた呼吸を行うことでATPを得る．一方，嫌気性菌は酸素を用いない発酵を行うことでATPを合成するとともに，各菌により特徴のある代謝終末産物を産生する（乳酸発酵，アルコール発酵など）．分解代謝の過程で得られた中間代謝物は合成代謝に利用される．

2．分裂と増殖

細菌は代謝により自分の菌体の構成成分を合成し，二分裂することで増殖する．その合成過程において，特に重要なのがDNAの複製，タンパク質の合成，細胞壁の合成などである．

a．DNAの複製 replication

細菌の染色体は通常1個の2本鎖環状DNA（ds DNA）である．大腸菌で長さは約1.5 mm（分子量で約2.5×10^9ダルトン）で，これは約$4,700 \times 10^3$塩基対（4,700 kbp，4.7 Mbp）より成り，その遺伝子数は約4,000個である．

DNAの**複製（replication）**において，まずDNAの2本鎖が部分的に解離して1本鎖となる．それぞれの1本鎖を鋳型としてDNAの複製が行われていく．最終的に，もとの2本鎖DNAと同じものが2つできあがる．この複製様式を**図2-12**に示した．

大腸菌の染色体DNAがすべて複製されるのに必要な時間は約60分である．しかし，通常はDNAの複製が終了しないうちに次の複製が開始されるため，世代時間（菌数が2倍になるのに要する時間）は20分ほどとなる．

b．タンパク質の合成

DNAの情報（塩基配列）はmRNAに**転写（transcription）**される．次いで，mRNAにリボソームが結合し，ここでタンパク質（ペプチド）の合成が行われる．これが**翻訳（translation）**である．タンパク質合成の素材である20種のアミノ酸はtRNAと結合している（aa-tRNA）．mRNAの遺伝情報に相補的な塩基配列を持つaa-tRNAが次々とmRNAに結合する．それに伴い，aa-tRNAに結合していたアミノ酸同士が結合していき，ペプチド（タンパク質）が形成される（**図2-13**）．

 viable but non-culturable

古典的な細菌学では，適当な培養条件を与えても増殖してこない細菌は死んだものと考えられてきた．しかし，最近になって，**生きているが培養できない（viable but non-culturable：VNC）**状態の細菌がいることがわかってきた．VNCの状態の細菌は分裂・増殖はしないが，遺伝子は保存されており，リボソームや酵素等の機能も維持されている．具体例としては，コレラ菌や赤痢菌がVNCの状態になることが知られている．また，適切な処理をすることでVNCの細菌が培養可能な状態に戻ることがある．VNCの状態は休眠状態のようなものではないかと考えられている．しかし，VNCの生物学的および臨床的な意義については不明な点がまだ多い．

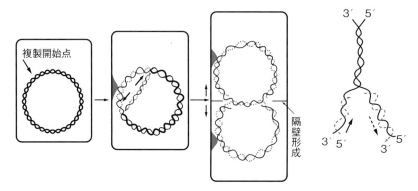

図2-12　染色体DNAの複製
　複製は染色体が細胞質膜に結合し，次いである特定の部分（複製開始点）より始まり，両方向に進む（矢印）．
　隔壁形成は，複製されたDNAが娘細胞に移動された後に開始されるのであるが，図では分かりやすくするため，移動終了前から示した．

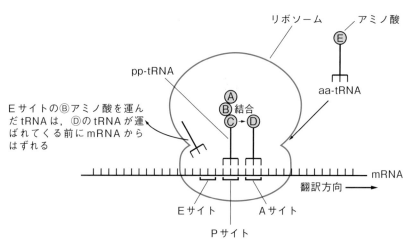

図2-13　タンパク質の合成
　2本鎖DNAのうちどちらかの鎖（活性鎖）がmRNAに転写されるとリボソームがmRNAに結合し，翻訳が開始される．この図はPサイトのpp-tRNAのペプチドが，新しくAサイトに結合したaa-tRNAのアミノ酸と結合する過程を示している．

D 代謝・増殖の調節・制御（環境への対応）

　細菌は周囲の環境を感知し，各タンパク質の合成量を制御し，染色体の複製や代謝などを調節することで，自らの生存や増殖をはかっている．その仕組みとして重要なのが，**σ因子**，**クオラムセンシング**，**二成分制御系**などである．また，ストレスなどによって変性したタンパク質の修復に特定のタンパク質（**ストレスタンパク質**，**熱ショックタンパク質**と命名された）が関与していることが知られている．

```
点変異 ┌─ 1）塩基置換 ──────────────────────────→ ミスセンス変異
       └─ 2）挿入，欠失 ── フレームシフト変異 ──→ ナンセンス変異

大きな部分の変異 ── 挿入，欠失，逆位，転座
```

（例）

野生株　　　　　　GCT　TGC　AGC　CAT　CTG　…
（DNAの塩基配列）　アラニン　システイン　セリン　ヒスチジン　ロイシン

挿入　　　　　　　GCT　ATGC　AGC　CAT　CTG　…
　　　　　　　　　　　メチオニングルタミン　プロリン　セリン

欠失　　　　　　　GCT　TGC　GC　CAT　CTG　…
　　　　　　　　　　　　　　　アラニン　イソロイシン

置換　　　　　　　GCT　TGA　AGC　CAT　CTG　…

　　　　　TGAはストップコドンゆえ，これ以後の翻訳はできなくなる
　　　　　（ナンセンス変異）

図2-14　変異の種類（遺伝子型）

③ 変異と遺伝情報の伝達

A 変異の種類

　遺伝子（DNA）の塩基配列に変化が起きることで，細菌のさまざまな性質（形質）に変化が起きることを**変異**（mutation）という．塩基1個が変化する点変異と，大きな部分が変化する場合がある．点変異には**置換**（replacement），**挿入**（insertion），**欠失**（deletion）がある（**図2-14**）．挿入と欠失は遺伝子情報がずれるため，大きな変化をもたらすことが多い（フレームシフト変異）．このような遺伝子の変異の結果として，機能や活性の異なるタンパク質が形成されたり（ミスセンス変異），タンパク質の合成が停止したり（ナンセンス変異）して，細菌の形質が変化する．

　大きな部分の塩基が挿入もしくは欠失する例としては，プラスミド（plasmid），バクテリオファージ（bacteriophage），挿入配列（insertion sequence：IS），トランスポゾン（transposon：Tn），遺伝子カセット（gene cassette）などを介して生じるものがある．これらについては後述する．

　変異によって起きる形質の変化としては，菌の抗原性や生化学的性状の変化，病原因子産生性の変化，薬剤感受性の変化などがある．遺伝子の変異によっては，細菌が生きていけなくなることもある．

B 変異原

　特別な刺激を与えなくても，細菌は一定の頻度（$10^6 \sim 10^9$回の細胞分裂当たり1回）で変異を起こす．この変異率を増加させる物質を**変異原**（mutagen）という．たとえば，ニトロソアミンやダイオキシンなどのような化学物質が変異原として働く．細菌に対して変異原として働く物質は，ヒトに対して発がん物質として働くことが多い．化学物質以外でも，紫外線やX線

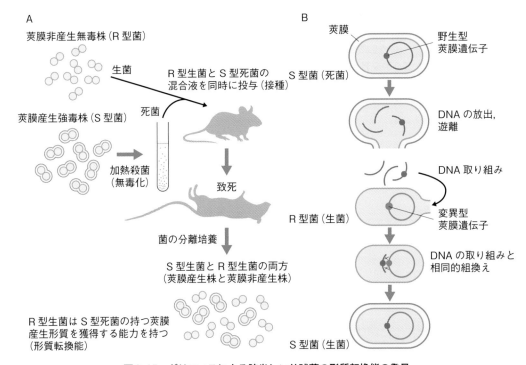

図2-15　グリフィスによる肺炎レンサ球菌の形質転換能の発見
(荒川宜親, 神谷茂, 柳雄介編: 病原微生物学 基礎と臨床, 東京化学同人, p.31, 2014を参考に著者作成)

のような物理的刺激によっても変異率は増加する.

C 遺伝子の伝達と形質発現；遺伝形質の伝達

　細菌の遺伝形質 (遺伝子) が菌から菌へ伝達されることがある. 遺伝形質の伝達方式としては, ① 形質転換, ② 接合, ③ 形質導入 (これの特殊なものとしてファージ変換) および④ トランスポゾンや遺伝子カセットによる伝達などがある.

1. 形質転換

　細菌が破壊されて, 菌体の中にあったDNAが裸の状態で放出されることがある. この裸のDNAが他の細菌の中に入り込み, 遺伝子を伝達することがある. これを**形質転換** (transformation) という (**図2-15**).

2. 接　合

　プラスミド (plasmid) を持つ菌 (雄菌) が持たない菌 (雌菌) に性線毛 (sex pili) を介して結合することがある. これを**接合** (conjugation) という. 性線毛は中空構造となっており, ここを通ってDNAが菌から菌へ移動し, 遺伝情報が伝達される. このときプラスミドが移行する場合と, プラスミドがいったん染色体に組み込まれ, 次いで菌の染色体遺伝子が移行する場合がある (**図2-16**). 薬剤耐性遺伝子や腸管毒素産生遺伝子を持つプラスミドは, それぞれR因子, Entプラスミドなどと呼ばれる.

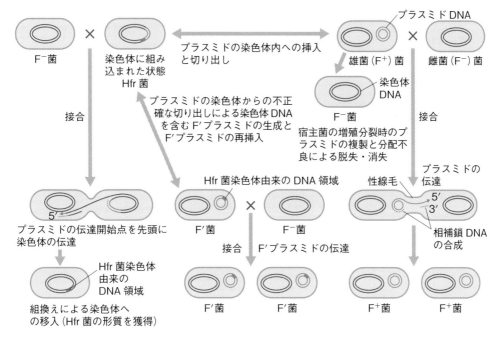

図2-16 伝達性プラスミドによる接合伝達
大腸菌のFプラスミドの例：F⁻菌⇔F⁺菌⇔Hfr菌⇔F′（Fプライム）菌.

 mobile genetic elements（動く遺伝子）

　1982年，米国ではハンバーガーを食べた人に腸管出血性大腸菌（EHEC, 特にO157など）による感染症が発生した．その後，本菌による感染症は世界的に広がったが，EHECはごく少ない菌数で感染可能であり，志賀赤痢菌の産生する毒素（志賀毒素）と同一あるいは類似の毒素（志賀毒素様毒素，ベロ毒素）を産生するため病原性が強い．この菌は，志賀赤痢菌の毒素産生遺伝子をファージが運んだと考えられている．このようにある菌の遺伝子が他の菌に伝達されることはよく認められる．近年，プラスミドやファージを介してのみでなく，非常に動きやすい小さなDNAユニット（トランスポゾンや遺伝子カセットなど）が存在することも判明し，細菌の遺伝子はよく動いていることが判明した（これらは総称してmobile genetic elementsと呼ばれている）．世界最強の生物毒素といわれているボツリヌス毒素の遺伝子も，ヒトや家畜の腸内にも生存している他のクロストリジウム属の菌（ブチリカム菌やバラチ菌）に伝達されていた．これだけでも大ショックであったが，この遺伝子が同じグラム陽性で芽胞形成性の枯草菌（納豆菌など）などに入ったらと思うとぞっとする． （小熊）

3. 形質導入とファージ変換

　バクテリオファージ（bacteriophage, 単にファージphageともいう）とは，細菌に感染するウイルスである．ファージは宿主である細菌の細胞内で増殖し，宿主細菌を殺してしまう．これが**溶菌**である．これとは別に，ファージの遺伝子が宿主細菌の染色体に組み込まれることがあり，この場合はファージの増殖は起きないし，宿主細菌も死なない．これが**溶原化**である（**図2-17**）．

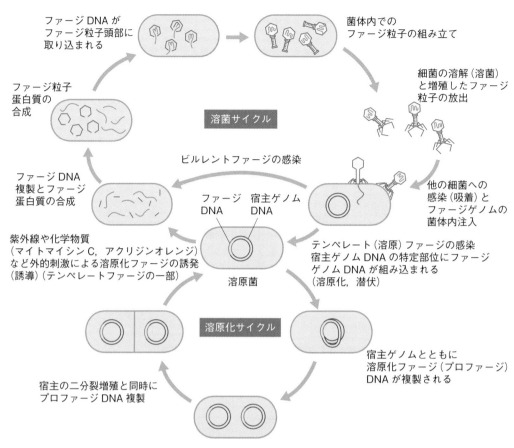

図2-17　バクテリオファージの生活環（溶菌と溶原化）
テンペレートファージに細菌毒素などの遺伝子がコードされており，ファージ感染・溶原化によって毒素産生能や新たな形質を菌が獲得することをファージ変換と呼ぶ．
(神谷茂，高橋秀実，林英生，俣野哲朗監訳：ブラック微生物学，第3版，丸善，p.203，2014を参考に著者作成)

　溶菌の過程で，ファージの中にはファージ自身のDNAが入るのだが，誤って宿主細菌のDNAも入ってしまうことがある．このファージが別の細菌に感染すると，このファージが前に宿主とした細菌のDNAを次の宿主細菌の細胞内に運ぶこととなる．これが**形質導入**(transduction)である．形質導入には，どのような遺伝子も運ぶ**普遍導入**と特定の遺伝子しか運ばない**特殊導入**がある．

　ファージ自身のDNAの中に重要な遺伝子が入っていることがある．このファージが溶原化を起こすことによって，宿主細菌がその遺伝子を獲得することがある．これを**ファージ変換**(phage conversion)もしくは**溶原変換**(lysogenic conversion)という．ジフテリア毒素，ボツリヌスC型およびD型毒素，腸管出血性大腸菌(O157など)のベロ毒素などはファージ変換により伝達される．

4. 挿入配列，トランスポゾン，遺伝子カセット

　あるDNAの塩基配列が染色体やプラスミドの異なる位置に移動する現象があり，これを**転移**(transposition)という．この移動する塩基配列は**転移因子**(transposable element)と呼

ばれ，その中には**挿入配列**(insertion sequence：IS) と**トランスポゾン**(transposon：Tn) がある．転移を起こすのに必要な転移酵素(transposase) の遺伝子のみを持つ転移因子が挿入配列であり，それ以外の遺伝情報(薬剤耐性遺伝子や毒素遺伝子など) も持つものがトランスポゾンである．トランスポゾンが染色体やプラスミドに挿入されることで，遺伝子が伝達される．**遺伝子カセット**(gene cassette) も転移因子であり，環状DNAとして自由に存在している時と，染色体やプラスミドの**インテグロン**(integron) と呼ばれる部位に挿入されている時がある．遺伝子カセットの中に薬剤耐性遺伝子が存在していることがあり，インテグロンで耐性遺伝子の集積が起き，菌の多剤耐性化に関与する．

4　細菌の病原性

A　感染に関する用語

1. 感染，発症，感染症

　微生物がヒトの体内で異常に増殖することを**感染**(infection) という．感染成立により，宿主に異常をきたし臨床症状を示すことを発症または**顕性感染**といい，感染しても症状が出現しないときは**不顕性感染**という．ヒトからヒトへの感染力が強く，症状が重篤なものを伝染病という．感染症の届け出などを定めたものが「感染症の予防及び感染症の患者に対する医療に関する法律(感染症法)」である(**参考資料表1〜3**)．感染症法以外にも，感染症に関連する法律として，検疫法，食品衛生法，学校保健安全法などがある．

2. 感染 (症) の種類

a. 外因感染，内因感染

　微生物が体外から体内に侵入することで起きる感染を**外因感染**という．後述するように，ヒトの体内には多くの微生物が常在菌として生息して正常細菌叢を構成しているが，これらの常在菌が感染を起こすことがある．これを**内因感染**という．常在菌が本来の生息部位以外の場所に侵入することで発症することを**異所性感染**という．また，抗菌薬の投与などによって正常細菌叢のバランスが崩れ，常在菌の中の特定の菌が異常に増殖して発症することを**菌交代症**という．

b. 一次感染，二次感染，混合感染

　異なる2種類の病原体が時間をおいて感染した場合，最初の感染を一次感染，後の感染を二次感染という．複数の病原体が同時に感染することを混合感染という．

c. 垂直感染と水平感染

　胎盤，産道，母乳などを介して，母親から子供へ感染する場合を**垂直感染**という．それ以外を**水平感染**という．また，妊娠後期から生後すぐにかけての感染を周産期感染という．

d. 急性感染，慢性感染，遅発性感染，潜伏感染

　発症から治癒までの期間が数日から2週間程度のものを**急性感染**という．急激に発症し，ときに死に至るものを特に劇症型という．感染が慢性化し長期に症状が持続するものを**慢性感染**という．感染から数年たった後に発症するものを，**遅発性感染**(slow infection) という．また，いったん無症状となるものの，微生物が体のどこかに潜伏し，後日(年) 再発するものを**潜伏感染**(latent infection) という．

e. 局所感染, 全身感染, 病巣感染

　微生物が局所に留まって感染を起こす場合を**局所感染**, 菌血症やウイルス血症などによって微生物が全身に広がったものを**全身感染**という. 歯肉, 扁桃(へんとう), 副鼻腔(ふくびくう)などに限局した(慢性)感染病巣が原因となり, 遠隔臓器が傷害されることがあり, これを**病巣感染**(focal infection)という.

f. 日和見感染, 医療関連感染

　全身状態の悪化や免疫抑制薬の投与によって微生物に対する抵抗力が低下したヒトを**易感染者**(compromised host)という. このようなヒトでは, 健常者では感染・発症を起こし得ないような弱毒あるいは非病原性微生物(平素無害菌)による感染症がみられる. これを**日和見感染**(opportunistic infection)という. 日和見感染は外因感染のことも内因感染のこともある. 医療行為に関連する形で起きる感染を, **医療関連感染**(healthcare-associated infection)という. 医療関連感染は日和見感染であることが多い. 特に, 抗菌薬耐性菌の易感染者への感染は重大な問題である.

g. 輸入感染症, 旅行者下痢症

　わが国にはない, あるいはまれな感染症が海外から侵入してくるものを**輸入感染症**という. 南アジアなどへの旅行をきっかけとして下痢を発症することがあるが, これを**旅行者下痢症**という.

h. 人獣共通感染症

　人獣共通感染症(zoonosis)とは, ヒトとそれ以外の脊椎動物の両方に感染または寄生する病原体により生じる感染症のことである. その中でも公衆衛生学上重視されるのは動物からヒトに感染する疾患であり, これを動物由来感染症(狭義の人獣共通感染症)とよぶ.

i. 新興感染症と再興感染症

　最近になってヒト社会に出現した感染症を**新興感染症**(emerging infectious disease)という(**表2-3**). また, かつてヒト社会で流行していた感染症で, いったん感染率が減少したものが, 再び出現してきたものを**再興感染症**(re-emerging infectious disease)という(**表2-4**).

B 感染成立の要因と感染経過

　感染が成立するためには, ①感染源, ②感染経路, ③感受性者, の三つの要因が必要である. 発症するか否かは病原体の病原性(毒素産生性や増殖性など)と宿主側の抵抗力との力関係による(**図2-18**).

C 感染成立に関与する微生物側の因子

　病原体側の因子としては, ①付着因子, ②侵入因子(抗食菌因子を含む), ③酵素・毒素の産生性などがある(**表2-5**).

1. 付着因子

　微生物が粘膜上皮細胞などに付着し, 増殖することを**定着**(colonization)という. 付着を担う分子が**付着因子**(adhesin)であり, 大腸菌の線毛上のタンパク質やレンサ球菌のフィブロネクチン結合タンパク質が有名である. 付着因子は特定の細胞の特定の分子(レセプター)

表2-3　主要な新興感染症

病　原　体	発見年	疾　患
細菌		
Legionella pneumophila	1977	レジオネラ症
Campylobacter jejuni	1977	腸管感染症
Toxin-producing strains of *Staphylococcus aureus*	1981	毒素性ショック症候群
Escherichia coli O157：H7	1982	出血性大腸炎，溶血性尿毒症症候群（HUS）
Borrelia burgdorferi	1982	ライム病
Helicobacter pylori	1983	慢性胃炎，胃潰瘍など
Vibrio cholerae O139	1992	新型コレラ
Bartonella henselae	1992	ネコひっかき病
ウイルス		
Rotavirus	1973	乳幼児嘔吐下痢症
Ebola virus	1977	エボラ出血熱
Hantaan virus	1977	腎症候性出血熱
Human T-lymphotropic virus type 1 (HTLV-1)	1980	成人T細胞白血病
Human immunodeficiency virus (HIV)	1983	エイズ
Human herpesvirus 6	1988	突発性発疹
Hepatitis E virus	1988	E型肝炎
Hepatitis C virus	1989	C型肝炎
Guanarito virus	1991	ベネズエラ出血熱
Sabia virus	1994	ブラジル出血熱
Influenza virus A/H5N1	1997	トリ型インフルエンザのヒト感染
West Nile virus	1999	ウエストナイルウイルス脳炎
Severe acute respiratory syndrome (SARS) corona virus (SARS-CoV)	2002	重症急性呼吸器症候群（SARS）
Influenza virus A/H1N1 pdm	2009	新型インフルエンザ
SFTS virus (severe fever with thrombocytopenia syndrome virus)	2011	重症熱性血小板減少症候群
MERS (Middle East respiratory syndrome) -CoV	2012	中東呼吸器症候群（MERS）
SARS-CoV-2	2019	2019年新型コロナウイルス感染症（COVID-19）

表2-4　主要な再興感染症

感染症		
細　菌	ウイルス	寄生虫
劇症型A群レンサ球菌感染症 ペスト 結核 百日咳，ジフテリア サルモネラ症 コレラ カンピロバクター感染症	狂犬病 デング熱 黄熱 ジカ熱	マラリア 住血吸虫症 クリプトスポリジウム症 エキノコックス症

に結合する．付着因子とレセプターの組み合わせが微生物の感染部位を決定する．

2.　侵入因子

　細胞に付着した後，細胞内に侵入し，細胞内で増殖する細菌がいる．このような細菌を細胞内寄生細菌という．これらの細菌は細胞内に侵入するための因子（機構）を備えている．

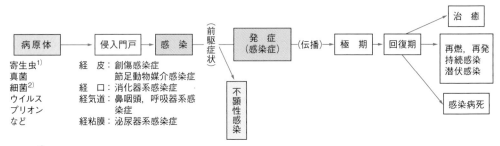

1) 原虫と蠕虫, 2) スピロヘータ, リケッチア, クラミジア, マイコプラズマを含む

図2-18　感染症の一般的経過

新興・再興感染症の広がり

　抗菌薬やワクチンの開発などにより，感染症のすべてが制御可能なものになっていくと思われた時期があった．しかし，制御の難しい**新興感染症**や**再興感染症**が次々と現れ，それらが公衆衛生上の大きな問題となっている．具体的には，レジオネラ菌やピロリ菌のような新しい細菌の発見，メチシリン耐性黄色ブドウ球菌 (MRSA) に代表される薬剤耐性菌の出現，腸管出血性大腸菌やO139型コレラ菌といった新しいタイプの病原菌の出現といったものがあげられる．また，劇症型レンサ球菌感染症のように，原因菌は古くから知られたものだが，病態が特殊な感染症も出現してきている．近年，新しいタイプのコロナウイルスによる感染症が次々と発生して大きな問題となっているが，これらは新しいウイルスの出現による新興感染症である．さらに，デング熱やジカ熱のように蚊によって媒介される感染症の流行地域の変化も無視できない．

　このような新興および再興感染症の出現の背景にはさまざまな因子がある．人類は感染症を制御するためにさまざまな対策を行ってきた．これは感染症を起こす病原微生物が生きにくい環境を作ってきたことを意味する．しかし，微生物の方もその環境に適応することで生き残りをはかってくる．その代表が薬剤耐性菌の出現である．微生物は世代交代に要する時間が短いため，環境に適応する能力も高いのである．また，本来は野生動物のみが生活していた場所にヒトが入り込むことにより，ヒト以外の動物を宿主としてきた微生物にヒトが感染する例も増えている．地球の温暖化が感染症に与える影響も無視できない．温暖化によって蚊の生息地域が変化するため，蚊によって媒介される感染症の流行地域も変化してきている．

3. 酵素・毒素の産生

　細菌の産生する酵素の中で感染成立に関与するものとしては，宿主のムチン，粘膜，組織を分解する酵素が重要である．具体的には，ムチナーゼ(mucinase)，ヒアルロニダーゼ(hyaluronidase)，フィブリノリジン (fibrinolysin)，コラゲナーゼ (collagenase) などである．

　細菌の産生する毒素には**外毒素 (exotoxin)** と**内毒素 (endotoxin)** がある．外毒素は菌が分泌するタンパク質であり，グラム陽性および陰性のさまざまな菌によって産生される．内毒素の本態はグラム陰性菌の細胞壁を構成する外膜のリポ多糖(LPS)部分であり，グラム陰性菌のみが内毒素を持っている．

　外毒素の毒性は産生する菌により異なり，その菌による感染症の症状と密接に関連する．外毒素の中には，微量で重篤な傷(障)害をきたすものもある．これに対し，内毒素は産生する菌が異なっても，類似の毒性を示す．大量の内毒素が血中に移行すると，発熱，血圧低下，心拍

表2-5　細菌の病原因子の代表例

作用など	機能物質	菌
接着	線毛	大腸菌など，CFA/Ⅰ，Ⅱ；P，S，M線毛；type 1線毛など
	線毛とムコイド多糖	緑膿菌
	線維状ヘマグルチニン	百日咳菌
	フィブロネクチン結合タンパク質	黄色ブドウ球菌，化膿レンサ球菌など
抗食菌作用	莢膜	百日咳菌（Ⅰ相菌），肺炎レンサ球菌，肺炎桿菌，インフルエンザ菌，髄膜炎菌，炭疽菌，（ペスト菌）など
	Mタンパク質	化膿レンサ球菌
	プロテインA*	黄色ブドウ球菌
	ムコイド物質（アルギン酸）	緑膿菌
酵素		
ヒアルロニダーゼ	ヒアルロン酸を分解	黄色ブドウ球菌，化膿レンサ球菌，ウェルシュ菌など
フィブリノリジン	フィブリンを分解	黄色ブドウ球菌，化膿レンサ球菌など
コラゲナーゼ	コラーゲンを分解	ウェルシュ菌，ヒストリクム菌など
コアグラーゼ	フィブリンの沈着	黄色ブドウ球菌
ヘモリジン	赤血球などを分解	黄色ブドウ球菌，化膿レンサ球菌など
ロイコシジン	白血球などを分解	黄色ブドウ球菌，緑膿菌など
ムチナーゼ	ムチンを分解	大腸菌，コレラ菌など

* IgGのFc部分と結合する．上記のほか，細胞への侵入性，外毒素産生性も重要である．なお食細胞内で増殖できる菌としては，上記の莢膜形成菌のほか，結核菌，レジオネラ，野兎病菌，サルモネラ，リステリア，クラミジアなどがあるが，これらは種々の理由で食（殺）菌に抵抗性である．

飛沫感染と空気感染

　咳やくしゃみをすると，口から細かい水滴が飛び散る．この水滴が飛沫である．飛沫に病原微生物が含まれていた場合，これを吸い込むことで感染するのが**飛沫感染**である．飛沫は水分を含み重いので短時間で地面に落ちてしまい，遠くまで飛ぶことはできない．飛沫が飛ぶ距離は1〜2 m程度と考えられており，飛沫感染はこの距離の範囲で起きる．飛沫が乾燥し小さな粒子になったものが飛沫核である．飛沫核に病原微生物が含まれていた場合，これを吸い込むことで感染するのを**空気感染**もしくは**飛沫核感染**という．飛沫核は水分が無く軽いので，空気中に長時間浮遊し，遠くまで飛ぶことができる．したがって，空気感染は患者から十分な距離をとっていても感染が起きる．感染制御において厄介なのが空気感染の方であるのはいうまでもない．

　現在，新型コロナウイルス感染症（COVID-19）が飛沫感染であるのか空気感染であるのかが大きな議論となっている．しかし，飛沫感染なのか空気感染なのかが議論になった感染症はCOVID-19が初めてではない．かつて，インフルエンザやレジオネラ症も同様の議論の対象となったことがある．どうも，飛沫感染と空気感染はきれいに二分できるものではなく，それらの中間的な感染経路も存在すると考えた方がよさそうである．

出量の減少，血栓形成の亢進などを起こす．血栓形成によって播種性血管内凝固症候群（DIC）を併発することもある．さらに，全身性炎症反応症候群（systemic inflammatory response syndrome：SIRS），多臓器不全，ショック状態（endotoxin shock）を起こす．

　外毒素と内毒素の性状を**表2-6**にまとめた．細菌による細胞傷害の様式を**図2-19**にまとめた．また，細菌と宿主との関係を**図2-20**にまとめた．

外毒素と内毒素

　近年多くの細菌の外毒素が精製され，その高次構造や構造遺伝子の全塩基配列が決定されている．これにより毒素がどんな形をしており，標的細胞にどのように作用し，どのような症状を発現するかということが分子レベルで解明されてきた．同様に内毒素の構造と機能の解析も進んでいる．内毒素はマクロファージなどの細胞の膜に存在する Toll-like receptor に結合すると，細胞内にシグナルが伝わり，各種のリンホカインが産生され，色々な細胞が影響されて多彩な症状が出現することが明らかとなった．多くの外毒素の本体は酵素であるが，毒素の特定の部分（結合部分）で標的細胞のレセプターに結合し細胞内に侵入した後，必要に応じ細胞内を移動し，特定の部分（活性部分）が酵素活性を発揮する．一部の毒素は酵素活性を示さず，レセプターに結合した後，数〜数十分子会合し，細胞の膜に孔（チャンネル）を形成して細胞を傷害する．このように外毒素では毒素により直接細胞を障（傷）害するものが多いが，一部では（たとえばスーパー抗原活性を示す毒素），内毒素のように免疫細胞を刺激して多彩な症状を示すことも明らかになってきた．細菌とヒトとの関係はなかなか複雑である．これに加え両者とも例外的な変異体が存在あるいは出現してくるので，話はさらに複雑となる．したがって研究は果てしなく続くように思われる．
　　　　　　　　　　　　　　　　　　　　　　　　　　　　　　　　　　　　（小熊）

表2-6　外毒素と内毒素の比較

	外毒素	内毒素
存在場所	菌体外に分泌	グラム陰性菌の菌体内（外膜）
毒素の本態	タンパク質あるいはペプチド	リポ多糖（活性はリピドA部分が担う）
加熱に対して	不安定（失活する）*	きわめて安定
抗原性	抗体産生の誘導が容易	抗体産生の誘導が困難
トキソイド化	できる（ワクチンとして用いる）	できない
毒性	各毒素はそれぞれ特異的な作用を有する	生物作用はいずれの菌の内毒素もほとんど同じ

*例外として黄色ブドウ球菌の腸管毒素，大腸菌の耐熱性毒素(ST)，腸炎ビブリオの溶血毒素(TDH)などは耐熱性である．

D 宿主側の防御因子

1. ヒトが持つ防御機構

　ヒトには病原微生物に対するさまざまな防御機構が備わっている．それらには非特異的なものと特異的なものがある（**表2-7**）．健康な皮膚は微生物に対する重要な障壁として働く．さらに，皮脂腺や汗腺からは抗菌作用を示す乳酸や不飽和脂肪酸が分泌されている．気道上皮の線毛運動，咳，排尿，排便も除菌に役立つ．涙・鼻汁・唾液中のリゾチーム，胃液や胆汁，組織や血液中の補体，インターフェロン(IFN)なども抗菌あるいは抗ウイルス活性を示す．さらに，好中球やマクロファージによる食菌作用がある．防御機構の中でも，特定の微生物に対して特異的に働くものは免疫と呼ばれる．その他，下記の常在細菌叢も感染防御に役立っている．

2. 常在細菌叢

　口腔から肛門までの消化管，皮膚，泌尿生殖器，上気道など，外界と通じている部位には各種の微生物が常在している（糞便や歯垢には1g中に10^{10}〜10^{12}個の細菌が存在している．また，大腸には500種以上の細菌が存在しており，菌の総重量は1.5kg程と推察されている）．これを常在細菌叢という（**図2-21**）．これらの細菌は外から新たに侵入してくる病原菌などの

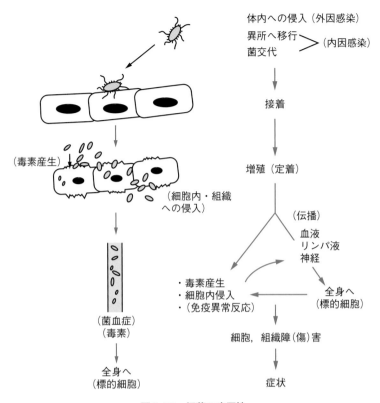

図2-19　細菌の病原性

細菌側の病原因子

定(接)着因子，運動性，
増殖性
抗食菌作用，細胞内侵入性，
(免疫を免れる)
毒素，酵素，エフェクター，
炎症惹起物質などの産生
バイオフィルム形成

薬剤耐性
消毒薬・環境への抵抗性

(平素無害菌) － (日和見感染) － (易感染者)

宿主側の防御因子

標的(レセプター)／感受性(体質)
(これらは遺伝や環境因子に
よって影響を受ける)

非特異的防御機構
特異的防御機構
(免疫反応)

抗菌薬，消毒薬
の使用

炎症：発赤，発熱，腫脹，疼痛，化膿，機能障害(特有の症状)

図2-20　(病原)細菌と宿主との関係

(小熊原図)

定着を防いでくれる．また，腸内の細菌叢はある種のビタミンの合成，脂肪の代謝(胆汁酸の
分解・再吸収)にも役立っている．しかし，これらの常在菌は完全に無害とはいえない．常在
菌が異所性感染，菌交代症，日和見感染を起こすことがある．さらに常在菌の代謝産物による
発がんの可能性も指摘されている．

表2-7　生体に備わる種々な感染防御機構

Ⅰ．**非特異的感染防御機構**
1. 皮膚，粘膜による物理的微生物排除
2. 常在細菌叢
3. 分泌液・体液中の抗微生物物質：リゾチーム，トランスフェリン，補体，インターフェロンなど
4. 食細胞（マクロファージ，好中球）による食菌作用

Ⅱ．**特異的感染防御機構**
1. 体液性免疫（抗体）：抗毒素抗体，抗ウイルス抗体
2. 細胞性免疫：感作Tリンパ球

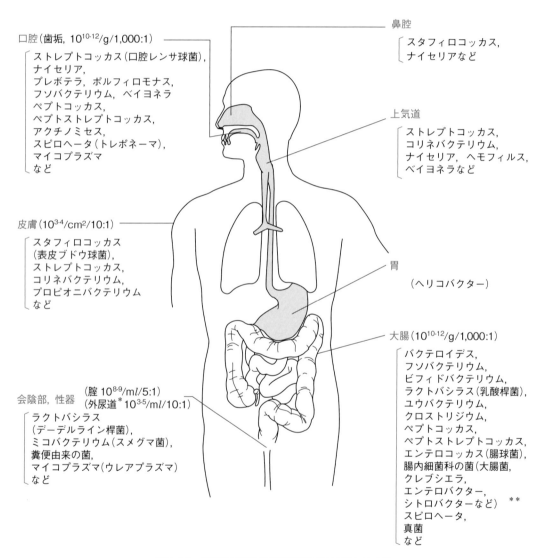

口腔（歯垢, 10^{10-12}/g/1,000:1）

ストレプトコッカス（口腔レンサ球菌），
ナイセリア，
プレボテラ，ポルフィロモナス，
フソバクテリウム，ベイヨネラ
ペプトコッカス，
ペプトストレプトコッカス，
アクチノミセス，
スピロヘータ（トレポネーマ），
マイコプラズマ
など

鼻腔

スタフィロコッカス，
ナイセリアなど

上気道

ストレプトコッカス，
コリネバクテリウム，
ナイセリア，ヘモフィルス，
ベイヨネラなど

皮膚（10^{3-4}/cm²/10:1）

スタフィロコッカス
（表皮ブドウ球菌），
ストレプトコッカス，
コリネバクテリウム，
プロピオニバクテリウム
など

胃

（ヘリコバクター）

大腸（10^{10-12}/g/1,000:1）

バクテロイデス，
フソバクテリウム，
ビフィドバクテリウム，
ラクトバシラス（乳酸桿菌），
ユウバクテリウム，
クロストリジウム，
ペプトコッカス，
ペプトストレプトコッカス，
エンテロコッカス（腸球菌），
腸内細菌科の菌（大腸菌，
クレブシエラ，
エンテロバクター，
シトロバクターなど）　＊＊
スピロヘータ，
真菌
など

会陰部，性器　（腟 10^{8-9}/ml/5:1）
　　　　　（外尿道＊10^{3-5}/ml/10:1）

ラクトバシラス
（デーデルライン桿菌），
ミコバクテリウム（スメグマ菌），
糞便由来の菌，
マイコプラズマ（ウレアプラズマ）
など

図2-21　代表的な常在細菌叢を形成する菌とその数
（　）内に菌数と偏性嫌気性菌と偏性好気性および通性嫌気性菌の比率を示した．
　＊正常の（中間）尿に含まれる菌数は 10^3/ml 以下でなくてはならない．10^4/ml 以上のときは感染を疑う．
＊＊腸内細菌科に属するこれらの菌は腸内細菌叢形成菌であるが，腸内細菌科には後述するように（p36参照），
　　外来性の病原性細菌であるサルモネラや赤痢菌なども含まれる．

腸内細菌叢；善玉菌と悪玉菌

　ヒトの細胞数は 60〜70 兆個程度といわれ，また，腸の全長は約 7 m で，その表面積はテニスコート 1 面弱といわれている．腸全体では 100 兆個以上の細菌が生息しており，細菌間でバランスを保ちながら一種の生態系を形成している．腸内の細菌の種類と数は，動物種や個体差，消化管の部位，年齢，食事の内容や体調によって異なるが，その大部分は偏性嫌気性菌であり，VNC (viable but non-culturable；生きているが培養できない菌) も多数存在する．菌は宿主であるヒトや動物とも共生関係にあり，宿主にとって必須なものである．腸には全身の 60 % もの免疫細胞や抗体が集中しているといわれ，消化器であるとともに重要な免疫器官である．*Bifidobacterium* 属や *Lactobacillus* 属の菌体成分などは，宿主の免疫能を亢進する．さらに近年，菌の代謝産物である短鎖脂肪酸などは，腸細胞よりのホルモンの分泌を促し，これが自律神経や中枢神経にも作用することが示された (腸脳相関)．この様なことから，これらの菌は善玉であるが，腸内の最大勢力であるバクテロイデスやクロストリジウム属菌は悪玉*といわれてきた．しかし近年，メタゲノム解析や炎症性腸疾患の研究が進むに伴い，すべてが悪玉ではなく，特定の菌の増殖や腸内細菌叢のバランスが崩れると，炎症性腸疾患などを発症することが示唆され，その治療法として，健康人の糞便液を内視鏡を用いて患者の腸内に注入することが行われるようになった (糞便移植)．腸内細菌叢は非常に複雑であるが，その研究は大きな福徳をもたらすようだ．

(小熊)

＊一部の菌は食中毒や感染症を起こす．なお，これまでは腸内での最大勢力はバクテロイデス属といわれてきたが，メタゲノム解析によりクロストリジウム属の方が第 1 位となった．腸脳相関，糞便移植に関しては，それぞれ下記コラムおよび p58 も参照のこと．

腸脳相関

　脳の状態が腸に影響を与え，逆に腸の状態が脳に影響を与えることが知られている．これが**腸脳相関** (brain-gut interaction) である．たとえば，会議や試験の前にお腹の調子が悪くなる人は珍しくないが，これはストレスが腸脳相関を介して腹痛や便通異常を起こしていると考えられている．過敏性腸症候群は典型的な腸脳相関関連疾患といえるだろう．腸脳相関のメカニズムはすべて解明されたわけではないが，腸と脳をつなぐ自律神経やホルモンが関与していると考えられている．さらに，腸内細菌叢も腸脳相関に密接に関連していることがわかってきた．具体的には，腸内の細菌が産生する物質が消化管の粘膜細胞を刺激し，腸から脳への信号伝達に影響が出ると考えられている．したがって，腸内細菌叢が乱れると，腸脳相関を介して脳 (心) に影響が出るかもしれないのである．

⑤　各細菌の性状と病原性

Ａ　グラム陽性球菌

　ヒトに病原性を持つグラム陽性球菌には，ブドウ状の配列 (**図2-22**) となるブドウ球菌属とレンサ状もしくは双球状の配列 (**図2-23**) となるレンサ球菌属と腸球菌属がある．ブドウ球菌はカタラーゼを産生するが，レンサ球菌および腸球菌は産生しない．

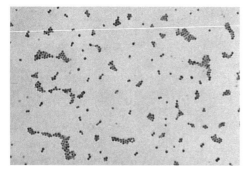 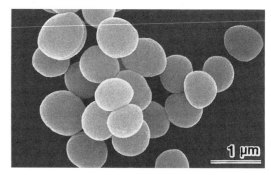

a.　光学顕微鏡像 　　　　　　　　　　　b.　電子顕微鏡像

（山田作夫博士提供）

図2-22　黄色ブドウ球菌（*S. aureus*）

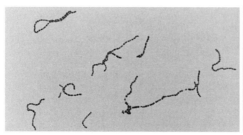 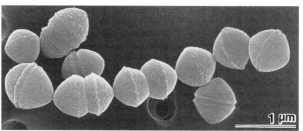

a.　光学顕微鏡像（口絵4参照）　　　　　　b.　電子顕微鏡像
　　　（前川静枝先生提供）
　　　　　　　　　　　　　　　　　　　　　　（山田作夫博士提供）

図2-23　化膿レンサ球菌（*S. pyogenes*）

1.　ブドウ球菌属 Genus *Staphylococcus*

　ブドウ球菌は乾燥や低温に比較的強く，環境中での生存能力が高い．ヒトに感染するブドウ球菌は，コアグラーゼを産生する黄色ブドウ球菌（*S. aureus*）とコアグラーゼを産生しないコアグラーゼ陰性ブドウ球菌（coagulase-negative staphylococci：CNS）に大別される．病原性の点で重要なのは黄色ブドウ球菌の方である．ブドウ球菌は耐塩性であり，食塩を多量に含むマンニット食塩培地で発育できる．本培地はピンク色だが，黄色ブドウ球菌が発育すると黄色に変色する．CNSが発育した場合は変色しない．ブドウ球菌は疎水表面への付着性が高く，カテーテルや人工血管に付着し，バイオフィルム（biofilm）を形成することがある．

1-1.　黄色ブドウ球菌 *S. aureus*

　黄色の色素を産生するので黄色ブドウ球菌と命名された（aureusは金色の意味）．健常者の皮膚，鼻腔，腸管からも検出される．黄色ブドウ球菌は市中感染および院内感染の両者の原因菌として重要である．本菌は抗菌薬に対する耐性を獲得する能力が高く，**メチシリン耐性黄色ブドウ球菌**（methicillin-resistant *S. aureus*：MRSA）は最も重要な耐性菌の一つである．

　黄色ブドウ球菌はヒトの体のさまざまな部位で化膿性炎症を起こす．また，外毒素を産生する菌株があり，これらは特徴的な病態を示す．

新型のMRSA出現：市中感染型MRSA

　これまでのMRSAは院内感染を起こすもので，薬剤（抗菌薬）がない院外では淘汰されると考えられていた．1990代初期から，オーストラリア，米国，ヨーロッパなどで，家庭や職場などで健康な小児や青年期の皮膚に感染するMRSAが出現してきた．この菌は強力な定着能力と免疫抵抗性を兼ね備え，通常の黄色ブドウ球菌が産生する**ロイコシジン（白血球毒素）**とは多少異なるPanton-Valentineロイコシジン（PVL）をほとんどの株が産生し，重篤な軟部組織感染症（癤・膿瘍など）や壊死性肺炎を起こし致死率も高い．これまでのものは**HA（hospital-acquired；院内感染型）-MRSA**と，新規のMRSAは**CA（community-acquired；市中感染型）-MRSA**と呼ばれる．わが国でもCA-MRSAの感染症が認められたが，幸いPVLを産生しない菌であった．しかし，2007年，PVLを産生する菌に感染した1歳男児が死亡した．また，HA-MRSAと同様に多剤耐性も強くなってきた．メチシリン耐性遺伝子（*mecA*など）は動く遺伝子であるStaphylococcal cassette chromosome（SCC*mec*）上に存在しており，またPVL遺伝子はファージにより伝達される．多剤耐性化の機序としては，各種薬剤耐性プラスミドの受け入れや，上記SCC*mec*に他の薬剤耐性遺伝子が挿入されるということが考えられている．恐ろしい遺伝子がここでも動いている．　　　　　　　　　　　　　　　　　　　（小熊）

　化膿性炎症：毛嚢炎，髄膜炎，結膜炎，肺炎，胸膜炎，乳房炎，心内膜炎，関節炎，骨髄炎，中耳炎，尿路感染などを起こす．敗血症を起こすこともある．

　食中毒：耐熱性の**腸管毒素**（enterotoxin）を産生する菌株が食品中で増殖し，それを食べることによって発症する毒素型食中毒である．潜伏期は6時間以内と短く，主症状は嘔吐である．予後はよい．この腸管毒素は耐熱性であるため，食品の食前加熱で本菌による食中毒を予防することができない．

　ブドウ球菌性皮膚剝脱症候群staphylococcal scalded skin syndrome（SSSS）：**表皮剝脱毒素**（exfoliative toxin）を産生する菌株に感染することにより水疱形成や表皮剝脱を起こす．幼児に起こりやすく，新生児の重症例では全身の表皮剝脱が起きる．これをリッター病（Ritter's disease）という．

　毒素性ショック症候群toxic shock syndrome：**毒素性ショック症候群毒素**（toxic shock syndrome toxin 1：TSST-1）を産生する菌株に感染することで起きる．この毒素はスーパー抗原活性を持つので，発熱，発疹，血圧低下（ショック）などを起こす．

1-2. コアグラーゼ陰性ブドウ球菌 coagulase-negative staphylococci（CNS）

　コアグラーゼを産生しないブドウ球菌は多菌種あるが，臨床上重要なのは以下の2菌種である．健常者の皮膚や鼻腔にCNSは常在している．その病原性は低いが，易感染者に病原性を示すことがある．メチシリン耐性CNS（methicillin-resistant CNS：MRCNS）も出現している．

　表皮ブドウ球菌S. epidermidis：皮膚や鼻腔の常在菌であるが，日和見感染を起こすことがある．カテーテルなどの留置に起因して感染症を起こすことが多い．

　腐性ブドウ球菌S. saprophyticus：女性の急性単純性膀胱炎の起因菌の一つである．感染性心内膜炎を起こすこともある．

表2-8　重要なレンサ球菌の分類

属	菌　種	Lancefield 血清型（群）	溶血性
Streptococcus（レンサ球菌）	*S. pyogenes*（化膿レンサ球菌） *S. agalactiae*（B群レンサ球菌） *S. pneumoniae*（肺炎レンサ球菌） *oral streptococci*（口腔レンサ球菌） その他	A B	β β α αまたはγ
Enterococcus（腸球菌）	*E. faecalis* *E. faecium* その他	D D	）αまたはγ

2．レンサ球菌属 Genus *Streptococcus*

　環境に対する抵抗性はブドウ球菌ほど強くない．レンサ球菌は細胞壁の多糖体（群抗原）の抗原性によりA〜V（I，Jはない）の**血清群**に分類される．これを**ランスフィールド（Lancefield）の群分類**という．しかし，この分類に用いる多糖体を持たない菌種もある．**溶血性（α，β，γ）**もレンサ球菌を分類する際の重要な指標である（**口絵10**参照）．血液寒天培地の上でコロニー周囲が透明になるのが β 溶血（完全溶血），緑色不透明になるのが α 溶血（不完全溶血），溶血が起きないのが γ 溶血（非溶血）である．レンサ球菌の分類を**表2-8**にまとめた．

2-1．化膿レンサ球菌 *S. pyogenes*

　溶血性は β，群抗原はAである．表層にMタンパクとTタンパクを持ち，これらは菌の型別に利用される．Mタンパクは抗食菌作用を持つ．二種類の溶血毒素，ストレプトリジンO（streptolysin O：SLO）とストレプトリジンS（streptolysin S：SLS）を持つ．**発熱毒素（streptococcal pyrogenic exotoxin：SPE）**を持つ菌株がある．この毒素は発赤毒素（erythrogenic toxin）やDick毒素とも呼ばれ，スーパー抗原活性を示す．フィブリンを分解するストレプトキナーゼ（streptokinase：SK）を産生し，これが病巣の拡散に関与する．SLOに対する抗体（anti-SLO：ASO）やSKに対する抗体（anti-SK：ASK）の測定が診断に用いられる．

　健常者の咽頭に化膿レンサ球菌が生息していることがあり，無症候性保菌者が感染源になることがある．本菌はヒトの体のさまざまな部位で化膿性炎症を起こす．また，感染後の続発症としてリウマチ熱や急性糸球体腎炎を起こすことがある．

　化膿性炎症：咽頭炎，扁桃炎，皮膚感染症（膿痂疹，丹毒）を起こす（**口絵11**参照）．蜂窩織炎，関節炎，骨髄炎，結膜炎などを起こすこともある．

　猩紅熱：発熱毒素を産生する菌株に感染することで起きる．小児に好発する．発熱，発疹，イチゴ舌といった症状を呈する．

　劇症型溶血性レンサ球菌感染症：俗称**人食いバクテリア**と呼ばれる重篤な疾患である．四肢で壊死性筋膜炎を起こし，多臓器不全に陥り，死に至ることも多い（**口絵12**参照）．

　リウマチ熱：咽頭炎に罹患した数週間後に発症する．心筋炎，関節炎，舞踏病といった症状を呈する．菌と心筋細胞の共通抗原性によって起きると考えられている．

　急性糸球体腎炎：咽頭炎もしくは皮膚感染症に罹患した数週間後に発症する．浮腫，高血圧，乏尿，血尿，タンパク尿といった急性腎不全症状を呈する．抗原抗体複合物の糸球体基底

膜への沈着によって起きると考えられている．

2-2. Ｂ群レンサ球菌 *S. agalactiae*

溶血性はβ，群抗原はＢである．咽頭や腟に常在しており，女性に尿路感染症を起こすことがある．出生時に新生児が本菌に感染すると，髄膜炎，肺炎，敗血症を起こす．

2-3. 肺炎レンサ球菌（肺炎球菌）*S. pneumoniae*

溶血性はα，群抗原を持たない．長い連鎖を作らず，双球状の配列を呈する．莢膜を作る菌株と作らない菌株がある．莢膜を持つ菌株は抗食菌作用を持ち，病原性が強い．莢膜の抗原性により80以上の血清型に分類される．

肺炎レンサ球菌は肺炎，副鼻腔炎，中耳炎，髄膜炎などを起こす．肺炎は**大葉性肺炎**の場合が多い．乳幼児の中耳炎の原因菌としても重要である．近年，**ペニシリン耐性肺炎レンサ球菌**（penicillin-resistant *S. pneumoniae*：PRSP）による感染が問題になっている．肺炎にかかりやすい高齢者などには，本菌の莢膜多糖体を含むワクチンの接種が推奨される．

2-4. 口腔内レンサ球菌 oral streptococci

ヒトの口腔内にはさまざまな菌種のレンサ球菌が常在している．これらの総称が口腔内レンサ球菌である．溶血性はαもしくはγで，群抗原は持つ菌種と持たない菌種がある．

S. mitis, *S. oralis*, *S. sanguinis*, *S. gordonii*：抜歯などの際に血液中に混入し，心内膜炎や菌血症を起こすことがある．

*S. mutans*および**その類縁菌種**：う蝕（虫歯）の原因菌として重要である．

3. 腸球菌属 Genus *Enterococcus*

かつてはレンサ球菌属に所属していた．溶血性はαもしくはγで，群抗原はＤである．ヒトの腸管内の常在菌であるが，異所性感染（尿路感染症，心内膜炎，胆道感染，菌血症など）を起こすことがある．感染症例から分離される菌種の多くは*E. faecalis*であり，*E. faecium*がそれに次ぐ．現在，**バンコマイシン耐性腸球菌**（vancomycin-resistant enterococci：VRE）による院内感染が大きな問題となっている．

B グラム陰性通性嫌気性桿菌（腸内細菌科に属するもの）

腸内細菌科（Family *Enterobacteriaceae*）の細菌は通性嫌気性のグラム陰性桿菌である．多くは周毛性鞭毛を持つが，赤痢菌属とクレブシエラ属は無鞭毛である．オキシダーゼ陰性，カタラーゼ陽性である．ブドウ糖を嫌気的に分解する．腸内細菌科の菌属のいくつかはヒトや動物の腸内細菌叢の重要な構成菌である．しかし，腸内細菌叢とは関係のない菌属もある．

1. 大腸菌属 Genus *Escherichia*

大腸菌属に所属する菌種の中でヒトに関連のあるものは大腸菌（*E. coli*）である．大腸菌はＯ抗原，Ｋ抗原，Ｈ抗原によって多くの血清型に型別される．このうち，病原性と関連があるのはＯ血清型である．

表2-9　代表的な病原性大腸菌（広義）の分類とその疾病

原因菌	罹患年齢	分布	潜伏期間	罹患病日	主な増殖の場	主要症状	毒素	類似した感染様式の菌	主なO血清型
腸管病原性大腸菌（狭義）（EPEC）	幼小児，学童（成人）	世界各地	2〜6日	1〜3週間	小腸	下痢（水様），腹痛		サルモネラ（局所型）	26, 44, 55, 86, 111, 114, 119, 125, 126, 127, 128, 142, 158
腸管毒素原性大腸菌（ETEC）	幼小児，成人（主に旅行者）	世界各地（特に発展途上国）	12〜72時間	2〜5日	小腸	下痢（**米のとぎ汁様**），嘔吐	LT，ST	コレラ	6, 8, 11, 15, 20, 25, 27, 29, 63, 73, 78, 85, 114, 115, 128, 139, 148, 149, 159, 166, 169, 173
腸管凝集付着性大腸菌（EAggEC）	乳幼児	世界各地（特に発展途上国）	2〜6日	1〜3週間	小腸	EPECの症状に類似（遅延性下痢が多い）		サルモネラ（局所型）	44, 127, 128
腸管組織侵入性大腸菌（EIEC）	全年齢層	世界各地	2〜3日	1〜2週間	大腸	**赤痢**，発熱嘔吐，腹痛		赤痢	28ac, 29, 112, 121, 124, 136, 143, 144, 152, 164, 167
腸管出血性大腸菌（EHEC）	全年齢層	世界各地（特に先進国）	1〜十数日	7〜10日	大腸	下痢（初め水様，後に**血性**），腹痛，**HUS**（小児や高齢者）	stx		26, 103, 104, 111, 128, 145, **157**

HUS：溶血性尿毒症症候群，LT：易熱性毒素，ST：耐熱性毒素，stx：志賀毒素様毒素，ベロ毒素ともいう．

　大腸菌はヒトの腸内細菌叢の重要な構成菌種であり，腸管内においては病原性を示さない．しかし，それ以外の部位に本菌が侵入した場合は**異所性感染**（尿路感染症，腹膜炎，髄膜炎など）を起こす．また，腸管内でも病原性を示して下痢症状を起こす大腸菌がある．これらを**病原性（下痢原性）大腸菌**と呼ぶ．病原性大腸菌の分類と特徴を**表2-9**に，感染様式を**図2-24**にまとめた．これらの菌は腸管粘膜への定着因子（**図2-25**）や毒素といった病原因子を持っており，病原因子の違いによって，病型が異なる．この病型の違いによって病原性大腸菌は五つの型に分類される．また，この型とO血清型の間には密接な関連がある．

2.　赤痢菌属 Genus *Shigella*

　赤痢菌属には，A亜群〔*S. dysenteriae*（志賀赤痢菌）〕，B亜群〔*S. flexneri*（フレクスナー赤痢菌）〕，C亜群〔*S. boydii*（ボイド菌）〕，D亜群〔*S. sonnei*（ソンネ菌）〕の4菌種がある．赤痢菌は経口的に感染し，大腸粘膜上皮細胞に侵入し，発熱，腹痛，粘血便，しぶり腹が主症状の**赤痢**を起こす．**しぶり腹（テネスムス）**とは，腹痛があり便意はあるが便はほとんど出ない状態である．赤痢は伝染性が強く，感染症法の三類感染症に指定されている．かつてはA亜群による症例が多かったが，現在はB亜群やD亜群による症例が多い．赤痢の多くは輸入感染例であるが，国内発症例もある．

3.　サルモネラ属 Genus *Salmonella*

　サルモネラ属には，*S. bongori*，*S. enterica*，*S. subteranea*の3菌種が所属しているが，ヒトの疾患との関連で重要なのは*S. enterica*である．*S. enterica*は多くの血清型に型別され，

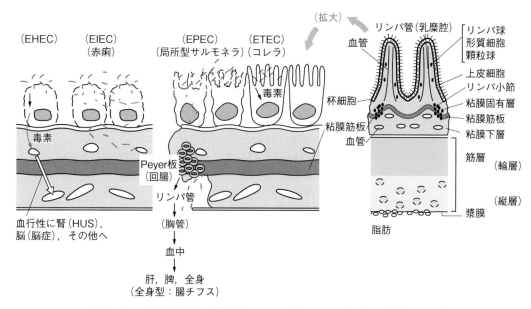

図2-24　病原性大腸菌の感染様式；コレラ菌，サルモネラ菌，赤痢菌と比較
赤痢菌やチフス菌はM細胞より侵入すると考えられている．

（小熊原図）

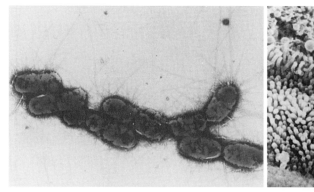
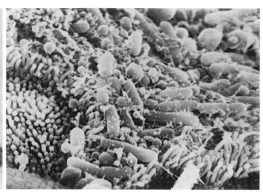

a．毒素原性大腸菌
（透過型電子顕微鏡像）

b．微絨毛に密着し定着する毒素原性大腸菌
（走査型電子顕微鏡像）

図2-25　定着因子（この場合は線毛）を有する大腸菌の例と定着の様子

（本田武司博士提供）

そのうちヒトの疾患に関連する型は，チフス菌（*S. Typhi*），パラチフス菌（*S. Paratyphi*），ネズミチフス菌（*S. Typhimurium*），腸炎菌（*S. Enteritidis*）である．

3-1．チフス菌 *S. Typhi* とパラチフス菌 *S. Paratyphi*

チフス菌とパラチフス菌は全身感染を起こす．チフス菌は経口感染した後，回盲部のリンパ組織で増殖し，血液に侵入し，敗血症を起こす．これが**腸チフス**で，高熱，バラ疹，脾腫などの症状を呈する．パラチフス菌による**パラチフス**は腸チフスと似た経過をとるが，比較的軽症である．腸チフスとパラチフスは感染症法の三類感染症に指定されており，その多くは輸入感

腸管出血性大腸菌（EHEC）

　　1982年に米国でハンバーガーを原因食品とする新しいタイプの感染症が発生した．患者は腹痛，下痢，貧血，血小板減少といった症状を示し，重症例では**溶血性尿毒症症候群**（HUS）による腎不全を起こし，死亡する患者もいた．この食中毒の原因はこれまでに報告のない新しいタイプの大腸菌であることが判明した．本症の重症例の下痢は血液状となることから，この菌は腸管出血性大腸菌（EHEC）と命名された（**口絵13**参照）．その後，ハンバーグ，加熱不十分な野菜，ジュース，牛乳などの飲食によってもEHECの感染が起きることが報告された．さらに，湖水やプールでの水泳の後で発症する例も報告された．これは，本菌が腸内に生息していたウシの糞便で水が汚染されたことによるものであった．EHECは少ない菌数（100個以下）で感染することができ，腸内で増殖し，**志賀毒素様毒素（ベロ毒素）**を産生する．この毒素は出血性大腸炎を起こし，さらに血中に移行して腎臓や脳に障害を与える．少ない菌数で感染できるため，患者の便による**二次感染（二次伝播）**も起きやすい．EHECは加熱や消毒薬には弱い．本菌による感染症を予防するためには，食品の加熱（中心部が75℃以上になるように1分間以上加熱），次亜塩素酸ナトリウムによる生野菜の消毒，包丁，まな板，布巾といった調理器具の消毒が重要である．二次感染を予防するには，患者の周辺環境の消毒を徹底することが重要である．

染例である．健康保菌者が感染源になることがある．

3-2.　ネズミチフス菌 *S. Typhimurium* と腸炎菌 *S. Enteritidis*

　チフス菌とパラチフス菌以外のサルモネラ属は，経口感染した後，急性胃腸炎症状を伴う**感染型食中毒**を起こす．その多くはネズミチフス菌もしくは腸炎菌による．最近は腸炎菌による症例が多い．食品（卵や肉など）やペットなどを介して感染する．

4.　クレブシエラ属 Genus *Klebsiella*

　莢膜を形成し，粘稠性のコロニーを形成する．クレブシエラ属には4菌種あるが，**肺炎桿菌（*K. pneumoniae*）**が重要である．本菌は肺炎，尿路感染症，髄膜炎などを起こす．抗生物質に耐性のものが多く，菌交代症や日和見感染を起こす．

5.　セラチア属 Genus *Serratia*

　セラチア属の中で重要なのは，**セラチア・マルセッセンス（*S. marcescens*）**である．細くて小さな桿菌で，**赤色色素（プロジギオシン）**を産生するものがいる．広く環境中に生息し，多くの抗菌薬に耐性なため，院内感染の原因菌として重要である．易感染者では肺炎や敗血症を起こし，死に至ることもある．医療機器や輸液が本菌に汚染され，院内感染を起こした事例があり，注意を要する．

6.　プロテウス属 Genus *Proteus*

　ヒトや動物の腸内常在菌であり，環境中にも生息している．臨床検体から高頻度に分離されるのは，**プロテウス・ブルガリス（*P. vulgaris*）**と**プロテウス・ミラビリス（*P. mirabilis*）**である．ウレアーゼを産生し，鞭毛による運動性が強いため（**図2-7**参照），上行性に尿路感染症を起こしやすい．院内感染の原因菌としても重要である．

7．エルシニア属 Genus *Yersinia*

エルシニア属の中で臨床上重要な菌種は，ペスト菌，エンテロコリチカ菌，偽結核菌である．いずれも動物からヒトに感染する

7-1．ペスト菌 *Y. pestis*

莢膜様のエンベロープを持ち，抗食菌作用を示す．本来ネズミやリスなどのげっ歯類の病原菌であるが，**ノミ**を介してヒトに感染し，**ペスト**を起こす．患者の皮膚は皮下出血によって黒くなるため，**黒死病**と呼ばれた．ペストの病型には腺ペストと肺ペストがある．

腺ペスト：ノミの刺し口から菌が侵入し，リンパ節炎を起こす．さらに，敗血症を起こし，死に至ることが多い．

肺ペスト：ペスト患者から飛沫感染でヒトに感染し，出血性肺炎を起こす．ほとんどの症例で死亡する．

7-2．エンテロコリチカ菌 *Y. enterocolitica*

哺乳類や鳥類の腸内に生息している．耐熱性エンテロトキシン（ST）を産生し，4℃でも増殖できる．食品を介して経口感染する．汚染ブタ肉が主要な感染経路と考えられている．幼児では**感染型食中毒**（急性胃腸炎）を起こし，成人では終末回腸炎や腸管膜リンパ節炎を起こす．

7-3．偽結核菌 *Y. pseudotuberculosis*

モルモットやマウスなどの偽結核症の原因菌である．ヒトに感染するとエンテロコリチカ菌と同様の症状を呈する．全身感染を起こすこともある．発熱や発疹など川崎病に類似した症状が出ることがあり，これを**泉熱**という．

8．その他の腸内細菌科

エンテロバクター属 Genus *Enterobacter*：*E. aerogenes*，*E. cloacae*，*E. agglomerans* などが日和見感染を起こす．

クロノバクター属 Genus *Cronobacter*：*C. sakazakii* が調製粉乳を介して乳幼児に感染する．未熟児や免疫不全児に感染すると，敗血症や壊死性腸炎を起こすことがある．本菌は乾燥に強いため，調製粉乳中で長期間生存できる．

プレジオモナス属 Genus *Plesiomonas*：*P. shigelloides* は淡水中に生息し食中毒を起こす．旅行者下痢症の重要な原因菌である．

C　グラム陰性通性嫌気性桿菌（腸内細菌科以外）

腸内細菌科以外のグラム陰性通性嫌気性菌の中で，ヒトに病原性を示すものは，ビブリオ科（Family *Vibrionaceae*）に所属するビブリオ属，エロモナス科（Family *Aeromonadaceae*）に所属するエロモナス属，パスツレラ科（Family *Pasteurellaceae*）に所属するパスツレラ属とヘモフィルス属である．これらの菌はオキシダーゼ陽性であり，腸内細菌科と区別される．

表2-10　ヒトに病気を起こすビブリオ属菌

1. 腸管感染による下痢の原因となるビブリオ 　　*V. cholerae* O1（コレラ菌） 　　*V. cholerae* non-O1 　　*V. mimicus* 　　*V. parahaemolyticus*（腸炎ビブリオ） 　　*V. fluvialis* 　　*V. hollisae*	2. 敗血症，創傷感染症の原因となるビブリオ 　　*V. vulnificus*（バルニフィカス） 　　*V. alginolyticus* 　　*V. metschnikovii* 　　*V. damsela*

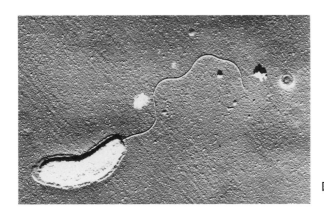

図2-26　コレラ菌の電子顕微鏡像
（平井義一博士提供）

1. ビブリオ属 Genus *Vibrio*

　海や河川に生息している．ビブリオ属の中で臨床上重要な菌種は，コレラ菌と腸炎ビブリオである．汚染された水もしくは魚介類から感染する．ビブリオ属には，腸管感染による下痢を起こすものと創傷感染症や敗血症を起こすものがある（**表2-10**）．

1-1. コレラ菌 *V. cholerae*

　コンマ状に彎曲した桿菌で，極単毛性鞭毛を持つ（**図2-26**）．NaClが0〜3％の水の中で増殖でき，河川や海に生息している．生化学的性状からコレラ菌と同定される菌のすべてが**コレラ**を起こすわけではない．O抗原による血清型がO1型とO139型の菌が**コレラ毒素**を産生し，コレラを起こす．それ以外の型のコレラ菌は比較的軽症の下痢を起こす．

　コレラ毒素によって，**激しい水様性の下痢**（**米のとぎ汁様**）が起きる．患者の主な死因は下痢による脱水である．したがって，治療にあたっては**補液**が重要となる．コレラは感染症法の三類感染症に指定されている．コレラ菌は生物学的性状から**アジア型**と**エルトール型**に分類される．現在，東南アジアやアフリカで流行中の菌はエルトール型である．わが国での症例のほとんどは，東南アジアなどへの旅行での感染もしくは同地域からの輸入食品による感染である．

1-2. 腸炎ビブリオ *V. parahaemolyticus*

　まっすぐな桿菌であり，極単毛性鞭毛を持つ．1950年に大阪で発生したシラス食中毒より分離された．NaClが1〜8％の水の中で増殖でき，海に生息している．ヒトに食中毒を起こす菌は**耐熱性溶血毒**（*thermostable direct hemolysin*：TDH）もしくはその類縁毒素（TDH-related hemolysin）を産生する．

食中毒起因菌の盛衰

　わが国における細菌性食中毒の起因菌を発生件数で比較すると，1980年代までは腸炎ビブリオが常に発生件数第1位であった．つまり，かつては腸炎ビブリオが細菌性食中毒の王様であった．本菌による食中毒の原因食品は海産の魚介類であり，かつてのわが国の食卓のメインが魚料理であったことがわかる．しかし，腸炎ビブリオによる食中毒の発生件数は1990年代後半から2000年代前半にかけ急速に減少していった．これは，食卓のメインが魚料理から肉料理に移っていったことに加え，収穫した魚を殺菌した水や海水で洗浄する，流通・販売の過程で魚を10℃以下に保つ，魚に付着している腸炎ビブリオの数を測定し，その数を規格以下に保つといった関係者の努力によるものである．

　腸炎ビブリオによる食中毒の発生件数が減るのに反比例するように，1990年代後半から急速に発生件数を増やしていったのがカンピロバクターによる食中毒である．近年は本菌による食中毒が発生件数第1位をずっと維持しており，現在はカンピロバクターが細菌性食中毒の王様なのである．本菌による食中毒の原因食品は主に鶏肉である．わが国の養鶏所のニワトリは高率にカンピロバクターに感染しており，これが本菌による食中毒の件数が多い原因となっている．したがって，カンピロバクターによる食中毒を減らすには，ニワトリにおける本菌の感染率を減らさなくてはいけない．

 人食いバクテリアには少なくとも3菌種あり

　感染すると敗血症をきたし，発熱，発疹などの後に急激に上下肢の壊死やショックをきたす特殊な菌を「人食いバクテリア」と総称している（**口絵12**参照）．*V. vulnificus*, *S. pyogenes*（劇症型），*A. hydrophila* の3菌種が代表例である（p202，**表9-1-2**参照）．後2菌種の原因は不明であるが，*V. vulnificus* の場合は肝炎，肝硬変などの基礎疾患を持つ人に発症する．*S. pyogenes* の場合，妊娠後期の妊婦（特に経産婦）で増殖し，突然，発熱，嘔吐，下痢，陣痛などを起こす例が多く報告されている（手遅れになると母子ともに死亡する）．予後は非常に悪いので，このような患者さんを診察した場合は発症に至る経過を参考にし，疑いのあるときは菌の分離・同定を進めるとともに，早急な抗菌薬の投与が必要である．　　　　　　　　（小熊）

　本菌で汚染された魚介類を経口摂取することで感染し，下痢，腹痛，発熱を主症状とする**感染型食中毒**を起こす．生魚を食べる習慣のあるわが国では代表的な食中毒菌であったが，近年はその習慣の減少や食品衛生の向上により発生数は減少した．

1-3．ビブリオ・バルニフィカス *V. vulnificus*

　やや彎曲した桿菌である．沿岸海水に生息している．肝硬変などの基礎疾患のあるヒトに経口感染もしくは創傷感染を起こす．発熱や発疹の後に，急激に上下肢の壊死，敗血症やショックなどが起きる．致死率は高く，**人食いバクテリア**と呼ばれる．したがって，早期の抗菌薬投与が重要である．肝疾患の患者では血中の鉄濃度が高く，これが本菌の増殖を促進すると考えられている．

2．エロモナス属 Genus *Aeromonas*

　淡水中に生息している．*A. hydrophila* および *A. sobria* が食中毒や日和見感染を起こす．また，*A. hydrophila* は上記の *V. vulnificus* と同様の上下肢の壊死を起こすことがある．

3. パスツレラ属 Genus *Pasteurella*

卵円形の小桿菌で，鞭毛はない．*P. multocida* はイヌやネコの口腔内に常在しており，**人獣共通感染症**を起こす．本菌は保菌動物による咬傷によって経皮感染し，感染部位が腫脹し化膿する．経気道感染する例もあり，気管支炎や肺炎を起こすことがある．

4. ヘモフィルス属 Genus *Haemophilus*

小さな桿菌で，鞭毛はない．発育因子としてX因子（ヘミン）とV因子（NAD）を必要とする．

4-1. インフルエンザ菌 *H. influenzae*

かつて誤ってインフルエンザの原因菌として分離されたのが名称の由来である．X因子とV因子の両方を要求する．インフルエンザ菌には有莢膜株と無莢膜株がある．有莢膜株はさらにa〜fの血清型に分けられる．**インフルエンザ菌b型莢膜株（Hib）**は乳幼児に肺炎，髄膜炎，敗血症を起こす．しかし，これらは**Hibワクチン**によって予防可能である．無莢膜株は健常者の鼻腔に常在していることもあり，中耳炎，副鼻腔炎，結膜炎などを起こす．近年，薬剤耐性のインフルエンザ菌の増加が問題となっている．特に，ペニシリン結合タンパク質（PBP）の変異により耐性となった**β-ラクタマーゼ非産生アンピシリン耐性菌（BLNAR）**の出現が問題になっている．

4-2. 軟性下疳菌 *H. ducreyi*

X因子のみを要求する．性感染症の一つである**軟性下疳**の原因菌である．生殖器に丘疹，膿胞，潰瘍を形成する．さらに，鼠径リンパ節の腫脹を認めることがある．現在，わが国ではまれな疾患となっている．

D　グラム陰性微好気性らせん菌

菌体がらせん状の病原菌としてはカンピロバクター属，ヘリコバクター属，スピリルム属がある．属名はいずれも"彎曲した"もしくは"らせん"を意味する．

1. カンピロバクター属 Genus *Campylobacter*

らせん状の菌体の片端または両端に1〜2本の鞭毛を持つ（**図2-27**）．分離培養には抗菌薬を含んだ選択培地であるスキロー培地を用いて微好気培養を行う．

1-1. カンピロバクター・ジェジュニ *C. jejuni* とカンピロバクター・コリ *C. coli*

家畜や家禽の腸内に生息している．これらの菌に汚染された水や食品を摂取することで感染し，**感染型食中毒**を起こす．下痢，発熱，強い腹痛が主症状である．摂取菌数が少なくても感染が成立する．潜伏期は2〜7日と食中毒としては長めである．わが国では鶏肉が原因食品であることが多い．現在，わが国における細菌性食中毒の中では本菌によるものの発生件数がもっとも多い．食中毒以外に，ペットから小児へ感染した例もある．治療にはマクロライド系やキノロン系が用いられるが，キノロン耐性菌の増加が問題となっている．

カンピロバクター感染の約2週間後に，末梢神経障害による四肢の筋力低下や運動麻痺が起

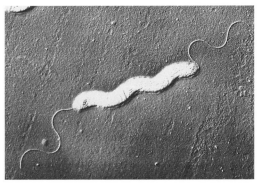

図2-27　カンピロバクター・ジェジュニの電子顕微鏡像
(平井義一博士提供)

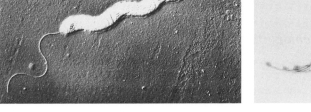

図2-28　ヘリコバクター・ピロリの電子顕微鏡像
(平井義一博士提供)

きることがある．これを**ギラン-バレー症候群**という．

1-2．カンピロバクター・フィタス *C. fetus*

　家畜の流産や不妊の原因となる．ヒトでは新生児や易感染者に髄膜炎，心内膜炎，敗血症を起こす．

2．ヘリコバクター属 Genus *Helicobacter*

　らせん状の菌体の片端または両端に複数本の鞭毛を持つ微好気性菌である（**図2-28**）．現在，50近くの菌種が所属しているが，これらは感染部位により胃型ヘリコバクターと腸肝型ヘリコバクターに大別される．

2-1．ヘリコバクター・ピロリ（ピロリ菌）*H. pylori*

　胃の中では胃酸が分泌されており，細菌は定着できないと考えられてきた．しかし，1983年にピロリ菌が慢性胃炎患者の胃粘膜から分離された（**図2-29参照**）．本菌は**ウレアーゼ**を産生し，これによって尿素からアンモニアを生成し，胃酸を中和することによって胃粘膜への定着を可能としている（**図2-30**）．ピロリ菌は慢性胃炎や胃潰瘍の原因菌である．さらに，胃がん，胃MALTリンパ腫，血小板減少性紫斑病，鉄欠乏性貧血の発症にも密接に関連している．感染経路は不明であるが，感染時期は乳児期であり，発展途上国では水を介して，上下水道の

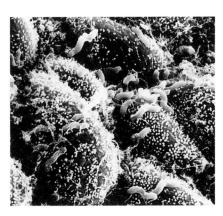

図2-29　**胃粘膜に感染しているピロリ菌**(*H. pylori*)
(山本達男博士提供)

ピロリ菌発見とノーベル賞受賞

　　オーストラリアの若き内科医であったマーシャルは，病理学者のウォレンの指導により，胃炎患者のバイオプシーサンプルよりらせん菌の培養を試みた．菌の形態がカンピロバクターに類似していることから微好気培養を試みたがうまくいかなかった．しかし，1982年4月のイースター（復活祭）の際，休日のため培養を延ばし5日間続けたところ成功した．ピロリ菌の遺伝子は大腸菌などに比べ小さく，長時間の培養が必要な菌であったためである．2005年，二人はこの功績によりノーベル賞を受賞したが，彼らのあくなき努力に対して神が祝福したように感じられる．菌の病原性を明らかにするため，マーシャルとニュージーランドのモリスはこの菌を飲んだが，二人とも胃炎を発症した．マーシャルの胃炎は自然に治癒したため，菌の病原性を証明できなかったが，モリスは3年ほど胃炎に悩み，除菌により回復したことから菌の病原性が明快に証明された．その後，多数の研究者の努力により，本菌は胃がん発症とも関係することが解明されると共に，新しい診断法や除菌方法も開発された．現在，治療はプロトンポンプインヒビター（PPI），アモキシシリン，クラリスロマイシンの**3剤療法**が行われているが，近年，クラリスロマイシンの耐性菌が出現しており，新たな治療法も試みられている．さらに，ピロリ菌は胃外疾患の発症にも関与していることが提唱されてきた．また，この菌は上記のように新興細菌であるが，古代エジプト人も感染していたとも報告されている（ミイラの解析により判明）非常に不思議な魅力をもった菌である．　　　　　　　（小熊）

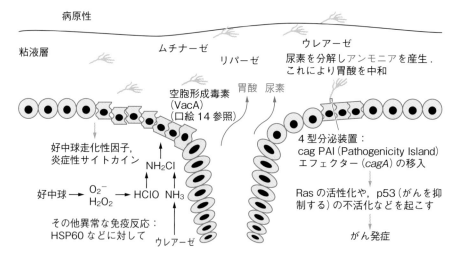

図2-30　ピロリ菌
　菌は尿素を分解することにより生じたアンモニアで胃酸を中和する．通常は粘液層に生息し，産生された次亜塩素酸（HClO）やモノクロラミン（NH2Cl），酵素，毒素により細胞傷害を起こす．一部の菌は上皮細胞に接着し，分泌装置を介してエフェクターを注入する．これにより細胞の変異が生じ，がんが発症すると考えられている．
　　（小熊原図）

完備した国では親から子へ経口感染すると考えられている．治療にはプロトンポンプ阻害薬と抗菌薬の併用療法が行われる．

2-2.　その他のヘリコバクター属

　ヘリコバクター・ハイルマニ*H. heilmannii*：イヌやネコの胃に定着しているが，ヒトの胃粘膜から分離されることもある．ピロリ菌と同様にヒトの胃粘膜疾患に関与すると考えられている．

　ヘリコバクター・シネディ*H. cinaedi*：易感染者の血液からヘリコバクターが分離される

ことがある．その中でもっとも高頻度に分離されるのが本菌で，発熱や倦怠感といった全身症状を伴う．

ヘリコバクター・ヘパティカス*H. hepaticus***とヘリコバクター・ビリス***H. bilis*：動物の肝臓や胆道に感染する菌で，ヒトの肝胆道疾患への関与も示唆されている．

3．スピリルム属 Genus *Spirillum*

鼠咬症スピリルム（*S. minus*）はらせん状の菌体の両端に数本の鞭毛を持つ．まだ人工培養に成功していないため，分類上の位置づけは不明である．ラットやマウスなどのげっ歯類の口腔内に生息している．保菌動物に咬まれることで感染し，**鼠咬症**を起こす．主症状は発熱，咬傷部の炎症，リンパ節腫脹，発疹である．

E　グラム陰性好気性桿菌および球菌

グラム陰性で好気性の病原菌の中で，シュードモナス科（Family *Pseudomonadaceae*）のシュードモナス属とモラクセラ科（Family *Moraxellaceae*）のアシネトバクター属は院内感染や日和見感染の原因菌として重要である．これらの菌はブドウ糖を発酵しないため，**ブドウ糖非発酵グラム陰性桿菌**（non-fermenting gram-negative rod：NF-GNR）と呼ばれる．これら以外にも，レジオネラ科（Family *Legionellaceae*）のレジオネラ属やナイセリア科（Family *Neisseriaceae*）のナイセリア属などが病原菌として重要である．

1．シュードモナス属と関連属 Genus *Pseudomonas* and related genera

自然環境や生活環境に広く分布し，日和見感染や院内感染を起こす．かつてシュードモナス属に属していた菌種が，近年独立して新しい属を作っているが，ここではこれらをまとめて解説する．以下の菌種が臨床上重要である．

1-1．緑膿菌 *P. aeruginosa*

グラム陰性の桿菌で，極単毛の鞭毛を持つ．**緑色色素**（ピオシアニン）を産生するため，感染部位が緑色となる．これが菌名の由来である．本来の病原性は弱い．低栄養下でも増殖するため，病院環境のさまざまな場所に生息している．さらに，消毒薬や抗菌薬に抵抗性であり，院内感染や日和見感染を起こす．留置カテーテルの内壁などに**バイオフィルム**（図2-31）を形成すると，白血球の食菌作用や抗菌薬に対してより強い抵抗性を示すようになる．近年，*β*-ラクタム系，キノロン系，アミノグリコシド系のほとんどに耐性を示す**多剤耐性緑膿菌**（mul-tiple drug-resistant *P. aeruginosa*：MDRP）が出現しており，大きな問題となっている．

1-2．院内感染を起こす菌種

ステノトロホモナス・マルトフィリア*Stenotrophomonas maltophilia*：極多毛を持つ．カルバペネム系に自然耐性であるので，これらの薬剤の投与で菌交代症を起こし，院内感染を起こすことがある．

セパシア菌*Burkholderia cepacia*：極多毛を持ち，黄色色素を産生する．消毒薬や乾燥に強く，多剤耐性でもあり，院内感染を起こす．

バイオフィルムは細菌の砦である

　組織内，あるいは血管壁や留置カテーテルの内壁などに菌が分泌したものを主成分にして，菌の塊を包んだような状態で存在（付着）しているものである．緑膿菌，黄色ブドウ球菌（MRSA も含む），レジオネラ（この場合は循環式風呂の濾過器内や配管壁などが主）がよく形成する．バイオフィルムを形成すると菌はよりいっそう抗菌薬や消毒薬に，また食細胞による食菌作用にも抵抗性となる．バイオフィルム内の菌は激しく増殖することはなく静か（silent）ではあるが，ときどき通常の形の菌（free form）を放出し，長期にわたり感染源となり得るので非常に危険である．

（小熊）

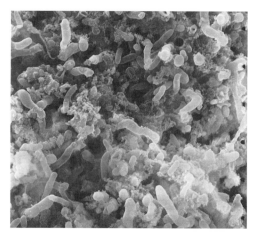

図2-31　バイオフィルム中の緑膿菌
（公文裕巳博士提供）

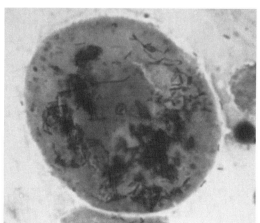

図2-32　マクロファージ中のレジオネラ菌
（吉田真一博士提供）

1-3.　鼻疽菌 *Burkholderia mallei* と類鼻疽菌 *B. pseudomallei*

　鼻疽菌は無鞭毛菌であり，ウマやロバに感染し鼻疽を起こす．さらに，これらの動物から傷口または気道を介してヒトに感染することがある．呼吸器感染を起こした時の予後は悪い．

　類鼻疽菌は極多毛菌であり，東南アジアなどの熱帯地域の土壌菌である．主にげっ歯類の病原菌であるが，ヒトにも感染し，類鼻祖を起こす．敗血症を起こした時の予後は悪い．

2.　モラクセラ属 Genus *Moraxella*

　グラム陰性の短桿菌である．**モラクセラ・カタラリス**（*M. catarrharis*）は中耳炎や副鼻腔炎を起こす．健常者の上気道に常在していることがある．易感染者に菌血症や心内膜炎を起こすことがある．**モラクセラ・ラクナータ**（*M. lacunata*）は角結膜炎を起こす．

3.　アシネトバクター属 Genus *Acinetobacter*

　グラム陰性の球桿菌で，双球菌状を呈する．他のグラム陰性菌とは異なり，乾燥に強く，環境中に広く分布する．臨床検体から高頻度で分離されるのは，**アシネトバクター・バウマニ**（*A. baumannii*）である．病原性は弱いが，易感染者に日和見感染を起こす．多くの抗菌薬に耐性である．近年，**多剤耐性アシネトバクター**（multiple drug-resistant *Acinetobacter*：

レジオネラは培養は難しいが広く自然界に分布している

　レジオネラ属菌は脂肪酸などにより発育を阻害され，増殖にはシステインと鉄を要求し，pH 7.0付近でしか増殖しないので培養は非常に困難であった．しかし菌は水中や湿った土壌中などに広く分布している．自然界では湖，沼，河川，温泉などに，人工的なものでは冷却塔，噴水，シャワー，給湯器，加湿器，循環式風呂などの水（湯）から分離される．増殖可能温度は20〜50℃と広く，酸にも強い．通常，アメーバなどの**細菌捕食性原虫**（アメーバや繊毛虫など）の体内で増殖しつつ生息している．また，配管中などでは**バイオフィルム**（いわゆるぬめり）を形成し，ここでも増殖していると考えられている．マクロファージに貪食されても殺菌されず，逆にここで増殖し発症をきたす（**細胞内寄生細菌**．しかし，好中球やインターフェロンなどにより活性化されたマクロファージ内では殺菌される）．人に対しては肺炎が起こる場合と，発熱，筋肉痛，頭痛などインフルエンザ様の非肺炎型（**ポンティアック熱型**）が起こる場合がある（この理由は不明である）．後者は重症化しないが，前者では重症化しやすい．特に老人や基礎疾患のある易感染者は重症化しやすく，ときに集団感染が認められる．敗血症をきたし，全身感染を起こすこともある．最近では院内感染のみならず，循環式風呂などによる被害が増加している．これらの対策としては，溜水（湯）を作らず，一般細菌の増殖→細菌捕食性原虫の増殖→レジオネラの増殖というサイクルを中断し，菌や原虫を殺す（除く）ことが重要である．配管や濾過器の洗浄・消毒，55℃（できたら60℃），30分以上での高温処理は有効である．ただし，原虫やバイオフィルム内の菌には塩素消毒は効きにくいこと，配管中に長時間停滞していた水の場合は，塩素の効果が減弱し増菌の可能性があることなどに注意したい．循環式（24時間）風呂はもとより，**エアロゾル**を発生するジャグジーや打たせ湯にも注意が必要である．　　　　　（小熊）

MDRA）が出現し，問題となっている．

4. エリザベスキンジア属 Genus *Elizabethkingia*

　かつて*Flavobacterium meningosepticum*と呼ばれた菌は，*Chryseobacterium meningosepticum*という名称を経て，現在は*E. meningosepticum*という名称になっている．本菌は医療施設の設備や医療機器を汚染し，院内感染を起こす．

5. レジオネラ属 Genus *Legionella*

　フィラデルフィアで1976年に開かれた在郷軍人集会（Legion）で発生した集団肺炎より分離されたのが属名の由来である．自然環境の溜まり水や土壌に生息している．アメーバなどの体内で増殖する細胞内寄生細菌である．ヒトの体内ではマクロファージに寄生する（**図2-32**）．極単毛を持ち，糖を分解しない．培養が難しく，BCYE（buffered charcoal yeast extract）培地などの特殊な培地を用いる必要がある（**口絵15**参照）．

　現在，60菌種ほどが所属している．ヒトの症例から分離されるの菌のほとんどは*L. pneumophila*であるが，他の菌種が分離されることもある．本菌は空調の冷却水や循環式浴槽を汚染することがあり，これらからエアロゾルなどを介してヒトに経気道感染し，**レジオネラ症**を起こす．その病型は予後良好な**ポンティアック熱**と重症の**レジオネラ肺炎（在郷軍人病）**に分けられる．易感染者が発症することが多いが，健常者の発症例もある．

6．コクシエラ属 Genus *Coxiella*

　コクシエラ・バーネティ（***C. burnetii***）のみが所属している．本菌は**Q熱**（Query fever；原因不明の熱の意味）の原因菌である．かつてはリケッチアに分類されていたが，遺伝的にレジオネラ属に近縁の菌であることが判明した．本菌は野生動物，家畜，ネコ，イヌなどに広く分布しており，これらの動物からヒトに感染する．ヒトへの感染経路は複数あり，エアロゾルの吸引による経気道感染，汚染ミルクによる経口感染，ダニの媒介による感染がある．感染しても，約半数は不顕性感染である．**急性Q熱**はインフルエンザ様の症状で，予後はよい．**慢性Q熱**は心内膜炎を起こし，予後は悪い．

7．ナイセリア属 Genus *Neisseria*

　病原菌としては，淋菌と髄膜炎菌が重要である．好気性だが，3〜10％のCO_2が存在する環境で増殖する．そのために用いられる方法が**ローソク培養法**である．栄養要求性も高く，チョコレート寒天培地やサイア・マーチン培地が用いられる．抵抗力が弱く，宿主から離れると，短時間で死滅する．

7-1．淋菌 *N. gonorrhoeae*

　腎臓型をした球菌が向かい合わせに対をなす双球菌である．鞭毛，莢膜はない．性行為を介してヒトからヒトへ伝播され，**淋菌感染症**を起こす．男性では強い排尿痛を伴う膿性尿道炎を起こす（**口絵16**参照）．女性では子宮頸管炎や子宮内膜炎を起こし，不妊の原因となる．また，男女ともに直腸や咽頭に感染することがある．宿主の上皮細胞に付着する際に重要なのは線毛である．保菌妊婦から新生児が産道で感染し，淋菌性眼結膜炎（膿漏眼）を起こすことがある．淋菌感染症の治療には，セフメノキシムの静脈注射もしくはスペクチノマイシンの筋肉注射が用いられる．新生児の膿漏眼にはセフメノキシムの点眼が有効である．

7-2．髄膜炎菌 *N. meningitidis*

　淋菌に類似した双球菌であるが，莢膜を持つ．鼻咽腔に本菌が常在する健康保菌者がいる．保菌者から飛沫感染した菌はまず鼻咽腔粘膜で増殖する，次に，血中に入り，菌血症を起こす．さらに，血液-脳関門を通過して，髄膜炎を起こす．本菌による細菌性髄膜炎は他の菌によるものと違い流行するので，**流行性脳脊髄膜炎**と呼ばれる．治療には，ペニシリン系やセフェム系の併用が用いられる．髄液移行のよい薬を選択する．海外では予防にワクチンが使われている．

　髄膜炎菌による菌血症が起きた際に，副腎出血を伴う劇症型の敗血症が起きることがある．これを**ウォーターハウス・フリードリヒセン症候群**（Waterhouse-Friderichsen syndrome）という．予後は悪い．

8．ブルセラ属 Genus *Brucella*

　短い桿菌で，鞭毛，莢膜はない．微好気で培養するが，発育は遅い．ウシ，ブタ，ヤギ，イヌ，ヒツジに流産を起こす**マルタ熱菌**（***B. melitensis***）は，ヒトにも感染し，人獣共通感染症である**ブルセラ症**を起こす．感染動物から乳製品を介してヒトに感染する．発熱と平熱を繰り

野口英世とカリオン病

　野口英世が黄熱の研究で命を落としたことを知らない人はいないだろう．さらに，野口の若い時の業績である蛇毒や梅毒の研究もよく知られている．しかし，カリオン病に関する野口の研究業績はあまり知られていない．オロヤ熱とペルー疣（いぼ）はいずれもペルー，エクアドル，コロンビアのアンデス山脈でみられる風土病である．オロヤ熱が溶血性貧血を起こす致死率の高い疾患であるのに対し，ペルー疣は四肢に赤紫色の皮膚結節ができる疾患で致死的なものではない．ペルーの医師の間ではこの両者の原因は同じ病原菌であると考えられていた．そこで，1885年にペルーの医学生であったダニエル・カリオンは自らの体を用いて人体実験を行い，この両者の原因が同じ病原菌であることを証明したが，彼はこの実験で命を落としている．オロヤ熱とペルー疣をまとめてカリオン病と呼ぶのは彼の名前に由来する．しかし，この研究業績は米国のハーバード大学により否定されていた．カリオンの人体実験の40年後，カリオン病の病原体の分離に成功し，動物実験によってカリオンの実験成果が正しかったことを科学的に証明したのが野口英世であった．この研究成果について野口とハーバード大学は激しい議論を行うが，最終的に野口が勝利している．野口のカリオン病に関する研究の内容は細菌学研究の手本とでもいうべきものであり，野口の業績としてもっと知られてよいものである．

返す．心内膜炎を併発すると，予後は悪い．細胞内寄生菌であるため，細胞内移行のよい抗菌薬で治療する．

9．バルトネラ属 Genus *Bartonella*

　かつてはリケッチアに分類されていたが，遺伝的にブルセラ属に近縁の菌であることが判明した．

　B. bacilliformis：ペルーの風土病である**カリオン病**の病原体である．吸血性のスナバエによって媒介される．カリオン病には二つの病型がある．**オロヤ熱**は発熱と貧血が主症状で予後が悪い．**ペルーいぼ**は皮膚に結節が多発する疾患で予後はよい．

　B. henselae：**ネコひっかき病**の病原体で，発熱やリンパ節の腫脹などを起こす．免疫不全者では皮膚に血管腫を作り，心内膜炎や菌血症を起こすことがある．ネコのひっかき傷から感染する．ネコノミから感染することもある．

　B. quintana：**塹壕熱**の病原体で，シラミに媒介される．

10．フランシセラ属 Genus *Francisella*

　野兎病菌（*F. tularensis*）は人獣共通感染症である**野兎病**の原因菌である．多くの野生動物が本菌を保菌しており，これらの動物との接触またはマダニなどの節足動物を介してヒトに感染する．健康な皮膚に菌が付着しても感染が起きる．汚染された水や肉による経口感染，菌を吸引することによる経気道感染もある．ヒトからヒトへの感染はない．発熱，頭痛，リンパ節腫脹といった症状を示す．経気道感染した場合は肺炎を起こす．治療にはストレプトマイシンとテトラサイクリンが用いられる．

11．ボルデテラ属 Genus *Bordetella*

　グラム陰性の小桿菌である．**百日咳菌**（*B. pertussis*）がもっとも重要である．分離当初は莢

百日咳との戦い

　　百日咳は乳幼児では恐ろしい病気であり，ワクチン未接種の発展途上国では，毎年20万人以上が死亡しているとのことである．わが国でも以前は患者数・死亡者数は多かったが，百日咳死菌ワクチン（P）の単独接種（1950年）に始まり，ジフテリア（D）との2種接種，次いで，破傷風（T）も加えた3種混合ワクチンが開発され激減した．しかし，Pワクチンの副作用が問題になり（これは主に菌の内毒素による），1970年代からはDTワクチンが主流となった．これにより百日咳の患者数が再び増加したが，百日咳毒素（PT）やF-HA，69Kタンパク質を主体とした副作用の少ない**無細胞ワクチン**（acellular vaccine，**成分ワクチン**component vaccine，aP）がわが国を中心として開発され，1981年より3種混合ワクチン（DTaP）として導入され，すぐにその効果が認められた．現在ではジフテリアは2類，破傷風と百日咳は5類（前者は全数，後者は小児定点把握）感染症としてコントロールされている．しかし，ワクチン効果は，通常10年もすると低下することから，ときに成人の感染が問題となる（わが国でも2007〜2010年に，高知，香川，佐賀の医大の学生などに小流行があった）．しかも，成人では典型的な症状を示さないことが多いため診断もつきにくく，排菌者は感染源となる．免疫の低下により高齢者が破傷風を発症することもある．このため欧米では，TとaPの量を減らしたものを**成人用ワクチン**として接種している国もある．わが国では，幼少期にDTaPを接種し（I期），11〜12歳にDTをII期接種している．後者を欧米のような成人用ワクチンを用いてはとの意見もあり，ここでも微生物との戦いが続いている．　　　　　　　　　　　　　　　　　　　　　　　　　　　　　　　　　　（小熊）

膜を持っているが，継代により莢膜を失う．同時に，病原性も失われる．本菌の持つ重要な病原因子は**繊維状赤血球凝集素（F-HA）**と**百日咳毒素（PT）**である．F-HAは気道粘膜に付着する際に必要な因子である．PTはさまざまな生物活性を持つ．感染後の臨床経過は，潜伏期，カタル期，痙咳期，回復期と進む．感染力が強いのはカタル期である．痙咳期になると，激しい発作性の咳によって呼吸困難となり，嘔吐，眼結膜出血，酸素欠乏をきたす．治療にはマクロライド系が用いられる．咳発作に対する対症療法も重要である．予防には上記のF-HAとPTを主成分とするコンポーネント（成分）ワクチンが使われる．**パラ百日咳菌（*B. parapertussis*）**は百日咳と同様の症状を起こすが，軽症である．

F グラム陽性好気性および通性嫌気性桿菌

　多くの菌がこのグループに該当するが，臨床上重要なものを紹介する．臨床現場では「芽胞を形成しない無芽胞菌」と「芽胞を形成する有芽胞菌」に分けると理解しやすい．無芽胞菌ではコリネバクテリウム属，リステリア属，エリジペロスリックス属が重要である．有芽胞菌ではバシラス属が重要である．

1. コリネバクテリウム属 Genus *Corynebacterium*

　自然界に広く分布し，一部を除いて病原性は低い．ヒトでは皮膚や上気道の常在菌であり，臨床検体の汚染（コンタミネーション）の原因として問題となる．病原性が強く重要なものとしては，ジフテリア（二類感染症）を起こすジフテリア菌がある．

1-1. ジフテリア菌 *C. diphtheriae*

重篤な感染症である**ジフテリア**を起こす菌であり，ヒトが唯一の感染源となる．世界中に分布しているが，ワクチンの普及によって感染者は近年急激に減少している．わが国では約20年間感染者は確認されていない．保菌者・感染者から飛沫感染した本菌は，宿主の鼻咽頭粘膜で増殖し，特徴的な偽膜を形成する．菌はこの偽膜内で増殖し，**ジフテリア毒素**を産生する．タンパク質合成阻害作用を示すこの毒素は血流から全身に広がり，内臓臓器を侵す．このため重症例では麻痺(ジフテリア感染後神経麻痺)や心筋炎をきたす．特に小児では偽膜形成と呼吸筋麻痺により呼吸障害をきたしやすい．トキソイドがワクチンとして用いられる．15歳以上のヒトにワクチン接種を行う際には，ワクチンに対するIV型アレルギーをチェックするため**モロニー試験**を行う．治療には**抗毒素血清療法**が用いられる．

1-2. その他のコリネバクテリウム属

*C. ulcerans*は人獣共通感染症の原因菌であり，ジフテリアに類似した症状を起こすため鑑別が問題となる．*C. jeikeium*(以前のgroup JK菌)は元々多剤耐性の特性があり，骨髄移植患者をはじめとする免疫不全患者においてしばしば菌血症や髄膜炎を起こし治療に難渋する菌として重要である．

2. リステリア属 Genus *Listeria*

リステリア属には数菌種が所属するが，**リステリア・モノサイトゲネス**(*L. monocytogenes*)が重要である．本菌はCO_2が5〜10％存在する条件下でよく増殖する．4℃でも増殖可能であり，20℃で4本の周毛性鞭毛をよく形成する．食塩に耐性であり，85℃，5分の加熱に耐える．これらの特徴は食品媒介微生物としての本菌に有利に働く．本菌による全身性の**リステリア症**は，家畜やペットから直接，あるいは乳製品などから感染する人獣共通感染症である．細胞内寄生菌であり，潜伏期は平均3週間程度である．5歳以下の小児や免疫不全(特に細胞性免疫不全)者では髄膜炎や菌血症を起こし，ときに重症化して致死的となる．妊婦が感染すると流産，死産あるいは新生児リステリア症(中枢神経感染，敗血症)の原因となる．このため，妊婦には本菌に汚染されている可能性のある生乳製品，非加熱食肉製品(生ハム含む)などの食品摂取を避けるように指導する．

3. エリジペロスリックス属 Genus *Erysipelothrix*

豚丹毒菌(*E. rhusiopathiae*)が重要である．家畜(特にブタ)や鳥類などに広く感染し，人獣共通感染症の原因となる．感染動物に咬まれたり，感染動物の死体を扱う際に皮膚に局所感染し，限局性の発赤，腫脹，所属リンパ節炎などを呈する(類丹毒と呼ばれる)．まれに菌血症や心内膜炎に進展する．

4. バシラス属 Genus *Bacillus*

バシラス属には100菌種以上が所属する．大桿菌であり，菌にとっての悪条件下では**芽胞**(がほう)を形成する．多くは土壌中に生息している．炭疽菌とセレウス菌が重要である．

炭疽菌の恐怖

> 2001年，米国では封筒に入った白い粉の恐怖が走った．これは何者かから送られてきた炭疽菌の芽胞であった．芽胞は耐久性が高くこの状態で生きている．舞い上がった芽胞は気道から侵入し，もっとも危険な肺炭疽を起こす（重症のときには全身感染となる）．これにより何人かの犠牲者も出た．この生物兵器は，肺に達しやすいようにその大きさ（飛沫核と同様に5 μm 以下）や表面荷電が調整されているとも報道された．「必要は発明の母である」というが，このような行為に走らせるものの原動力は何であるのだろうか．
>
> 2008年8月，米国の司法省は，この事件は陸軍の研究所に勤め，炭疽菌の研究をしていた一人の博士の犯行と断定した．当時犯人は研究がうまく進まず，精神的に問題を抱えて治療を受けていたという．捜査対象になった後，2008年7月には自殺している．同じ領域の研究者としては，コメントのできない悲惨な事件である．　　　　　　　　　　　　　　　　（小熊）

4-1. 炭疽菌 *B. anthracis*

　家畜，ヒトに4類感染症である**炭疽**（anthrax）を起こす．コッホが分離し，パスツールが弱毒生ワクチンを開発した．莢膜を形成するが，無鞭毛である（**口絵1**参照）．芽胞は菌体中央に形成される．ヒトが感染動物と接触した際に，菌（または芽胞）が皮膚や気道から入り，皮膚炭疽や肺炭疽を起こす．まれに汚染肉を食べて腸炭疽となる．皮膚には丘疹，水疱，黒色痂皮を形成し，菌はリンパ・血行性に拡大し，脾腫を呈する（**脾脱疽**）．浮腫や壊死を起こす毒素を産生する．皮下や臓器からの出血で黒く見えるので“炭疽”と命名された．ヒト−ヒト感染はしないが，バイオテロに用いられる可能性がある菌として注意が必要である．

4-2. セレウス菌 *B. cereus*

　自然界に広く分布し，炭疽菌に類似しているが，莢膜を欠き，周毛性鞭毛を形成する．溶血毒素（β溶血を示す），下痢毒素（易熱性），嘔吐毒素（耐熱性）を産生し，それぞれ下痢型，嘔吐型の**食中毒**を起こすが，日本国内ではほとんどが嘔吐型である．芽胞を形成するので，加熱した食品でも中毒を起こす．芽胞を形成する特徴は医療施設内でも問題となる．近年，本菌芽胞によるリネン汚染を感染源とする**医療施設内菌血症アウトブレイク**の事例報告が相次いでいる．汚染リネンに接触した医療スタッフの手指に本菌芽胞が付着し，患者に使用する輸液製剤・輸液ルートを汚染する．現在，手指衛生にはアルコール消毒が汎用されているが，本菌の芽胞はアルコール耐性のため，医療スタッフの手指から芽胞が除去されないことが大きな問題となる．

4-3. 枯草菌 *B. subtilis*

　セレウス菌と同様に莢膜を欠き鞭毛を形成する．非病原性であるが，免疫不全者を中心に医療関連感染をまれに起こす．環境中に広く存在するほか，ヒトの皮膚にも存在するため，臨床検体の汚染（コンタミネーション）の原因としてしばしば問題となる．遺伝子工学的研究によく利用される．一部のものは納豆の製造に用いられている．

表2-11　代表的な偏性嫌気性菌

グラム陽性菌	グラム陰性菌
球菌（15%）*	球菌（1%）
ペプトコッカス属（*Peptococcus*）	ベイロネラ属（*Veillonella*）（1%）
ペプトストレプトコッカス属（*Peptostreptococcus*）（14%）	*V. parvula*（パルブラ）
P. prevotti（プレボッティ）（4%）	
P. asaccharolyticus（3%），*P. magnus*（2%）	
桿菌（23%）	桿菌（60%）
プロピオニバクテリウム属（*Propionibacterium*）（4%）	バクテロイデス属（*Bacteroides*）（48%）
P. acnes（アクネ）（3%）	*B. fragilis*（フラジリス）（33%），
ユウバクテリウム属（*Eubacterium*）	*B. thetaiotaomicron*（シータイオタオミクロン）（6%）
ビフィドバクテリウム属（*Bifidobacterium*）	プレボテラ属（*Prevotella*）（4.8%）
ラクトバシラス属（*Lactobacillus*）	*P. melaninogenica*（メラニノゲニカ）（2%）
クロストリジウム属（*Clostridium*）（18%）	ポルフィロモナス属（*Porphyromonas*）（0.6%）
C. perfringens（ウェルシュ菌）（10%），	*P. gingivalis*（ジンジバリス）
C. septicum（3%）	フソバクテリウム属（*Fusobacterium*）（5.7%）
クロストリディオイデス属（*Clostridioides*）	*F. nucleatum*（ヌクレアタム）（3%）
C. difficile（ディフィシル菌）	レプトトリキア属（*Leptotrichia*）

*（　）内%は菌血症の血液から分離される嫌気性菌の検出頻度.
(Brook, I.：J.Infect. Dis., 160：1071-1075, 1989より引用)

G　無芽胞偏性嫌気性菌

　病原性を示す偏性嫌気性菌を**表2-11**に示した．芽胞を形成しない無芽胞偏性嫌気性菌の中で，臨床材料よりもっとも高頻度に分離されるのは，バクテロイデス属（特にフラジリス菌）である．この属を含め，無芽胞偏性嫌気性菌の多くは常在菌であり，異所性の内因感染を起こす．また，通性嫌気性菌による感染の後に二次感染を起こすこともある．偏性嫌気性菌感染症では病巣部に悪臭とガスが発生することが多い．

1．グラム陽性球菌

　ペプトコッカス属Genus *Peptococcus*：ブドウ球菌に類似した形態を持つ．臍，腟，その他の臨床材料から分離される．

　ペプトストレプトコッカス属Genus *Peptostreptococcus*：レンサ球菌に類似した形態を持つ．活発に分裂している菌は特に酸素に敏感で死滅しやすいので，検体の扱いに注意が必要である．脳，胸腔，腹部，尿路などの膿瘍，血液，髄液から分離される．分離頻度が高いのは*P. anaerobius*である．

2．グラム陰性球菌

　ベイロネラ属Genus *Veillonella*：グラム陰性球菌で，双球状，塊状，短鎖状の配列を示す．口腔，腸管，腟に常在する．ほとんどのヒトの唾液にかなりの数で存在する．病原性は低いが，易感染者に病原性を示すことがある．

3．グラム陽性桿菌

　プロピオニバクテリウム属Genus *Propionibacterium*：多形性のグラム陽性桿菌である．X字やY字状に配列することが多い．皮膚の主な常在菌であるが，腸管内にも常在する．**アク**

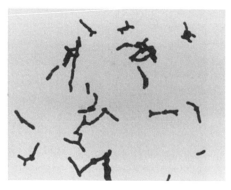
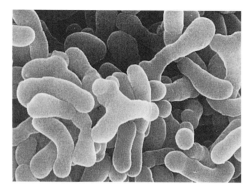

a.　光学顕微鏡像　　　　　　　　　　　　b.　電子顕微鏡像

図2-33　ビフィドバクテリウム

（田中隆一郎氏提供）

ネ菌（*P. acnes*）は尋常性痤瘡（にきび）の原因菌と考えられている．

　ユウバクテリウム属 Genus *Eubacterium*：短桿菌〜双球菌状のグラム陽性桿菌である．腸管，口腔の常在菌である．*E. lentum* が血液や膿瘍から分離されることがある．

　ビフィドバクテリウム属 Genus *Bifidobacterium*：多形性を示すグラム陽性桿菌で，分岐したY字型およびV字型，または棍棒型を呈する（**図2-33**）．ブドウ糖を分解して酢酸と乳酸を産生する．ヒト（特に乳児）の大腸の主要菌種である．乳酸菌製剤，乳酸菌飲料に用いられている．病原性はない．

　ラクトバシラス属 Genus *Lactobacillus*：長い桿菌状あるいは球菌状のグラム陽性桿菌であり，連鎖状配列を示すことがある．酸素があっても死滅しないが，酸素を利用することもできない．このような菌を酸素耐性嫌気性菌という．ただし，低酸素分圧下あるいは嫌気的条件下の方が発育良好である．糖を発酵して乳酸のみを産生するホモ発酵菌と，乳酸以外の酸，アルコール，炭酸ガスを乳酸と同時に産生するヘテロ発酵菌に大別される．土壌，植物など自然界に広く分布している．ヒトでは口腔，腸管，腟内（**デーデルライン桿菌**）に常在し，感染防御に役立っている．病原性はない．

4．グラム陰性桿菌

　バクテロイデス属 Genus *Bacteroides*：小桿菌であるが多形性であり，高度に糖を分解する．ヒトの口腔内，腸管内，生殖器などに常在する．偏性嫌気性菌感染症からもっとも高頻度に分離される．特に**フラジリス菌**（*B. fragilis*）が高頻度に分離される（**表2-11**）．本菌は腸内に生息するバクテロイデスの中では小勢力の菌だが，薬剤耐性が強く，莢膜を形成し，エンドトキシン活性が強い．酸素にも比較的耐性である．これらの性質から病原性が強いと考えられている．以前バクテロイデス属に含まれていた中等度糖分解の菌は**プレボテラ属**（Genus *Prevotella*）に，糖非分解性の黒色色素産生菌は**ポルフィロモナス属**（Genus *Porphyromonas*）に移された．

　フソバクテリウム属 Genus *Fusobacterium*：多形性のグラム陰性桿菌である．名称の由来は"両端が細い紡錘状の菌"であるが，本菌属の中で紡錘状の形をとる菌種は少ない．ヒトの

口腔内，上気道，腸管，泌尿生殖器系に常在している．混合感染の形で，呼吸器感染症の起因菌になることがある．

H 有芽胞偏性嫌気性菌

芽胞を形成する偏性嫌気性菌の中で，ヒトに病原性を示すのはクロストリジウム属と同属から最近独立したクロストリディオイデス属である．ヒトに病原性を示す菌種はいずれも毒素を産生する．

1. クロストリジウム属 Genus *Clostridium*

芽胞を形成し，土壌，海や河川水（底）に生存する．多数の菌種が存在するが，強力な毒素を産生するウェルシュ菌，ボツリヌス菌，破傷風菌が重要である．芽胞は通常偏在性（亜端在性）であるが，破傷風菌は端在性である．

1-1. ウェルシュ菌 *C. perfringens*

学名は *C. perfringens* であるが，本菌を分離した Welch の名前から和名ではウェルシュ菌と呼ばれている．多種類の酵素，毒素を産生し，その産生パターンにより A～E 型に分類される．ヒトの症例から分離される菌の多くは A 型である．α毒素（レシチナーゼ C）を産生するため，LV 反応（卵黄反応）陽性である．鞭毛はない．ヒトにはガス壊疽と食中毒を起こす．

ガス壊疽 gas gangrene：創傷感染を起こすと，ガス産生を伴う組織の急激な壊死を起こす．これがガス壊疽である．ウェルシュ菌単独で起きることもあるが，*C. novyi*，*C. sporogenes*，*C. septicum* などとの混合感染のこともある．これらの菌種を一括してガス壊疽菌群と呼ぶ．

食中毒：食品とともにウェルシュ菌の芽胞を摂取し，菌が腸管で増殖し，毒素を産生することで食中毒が起きる．症状は一過性の下痢である．芽胞を形成するため，*B. cereus* と同様に，加熱した食品でも中毒を起こす．芽胞は 50℃以下になると発芽し，急速に分裂・増殖する．深い鍋で煮込んだ料理で食中毒を起こすことが多いため，給食病と呼ばれる．温めなおして食べる食品も危険である．

1-2. ボツリヌス菌 *C. botulinum*

周毛性鞭毛を有し，亜端在性芽胞を形成する（**図2-34**）．強力な神経毒である**ボツリヌス毒素**を産生し，**ボツリヌス中毒**（botulism）を起こす．毒素の抗原性により A～G 型に分類されるが，ヒトに中毒を起こすのは A，B，E，F 型である．近年，性状の異なる G 型菌はボツリヌス菌から除かれるとともに，最近新たに H 型菌が報告された．

食餌性ボツリヌス中毒：古くから知られる毒素型食中毒である．ソーセージ，ハム，缶詰，魚の発酵食品，真空パック製品など，内部が嫌気状態になる食品の中で本菌が増殖し毒素を産生する．食品とともに摂取された毒素は腸で吸収された後，血行性に神経・筋接合部や副交感神経末端に作用し，アセチルコリンの放出を阻害し，筋肉の**弛緩性麻痺**や副交感神経遮断症状（散瞳，分泌低下など）を起こす（**図2-35**）．死因は呼吸筋の麻痺である．

乳児ボツリヌス症：乳児（通常1歳未満）が芽胞に汚染されたハチミツなどを離乳食として

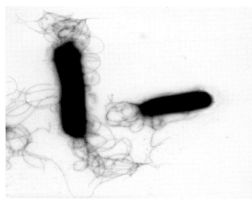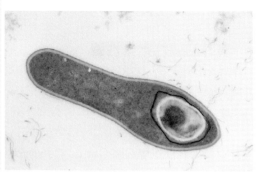

a.　A型菌（増殖型）　　　　　　　　　　b.　A型菌（芽胞）

図2-34　ボツリヌス菌の電子顕微鏡像
(a：平井義一・小熊惠二提供，b：武士甲一・小熊惠二提供)

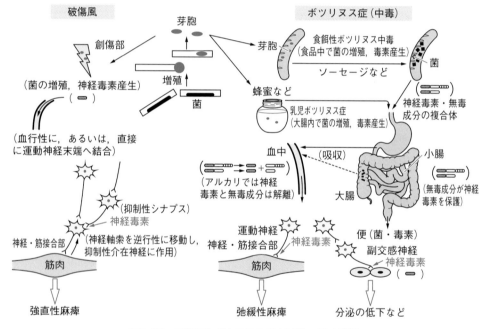

図2-35　破傷風とボツリヌス症（中毒）の発症機構
ボツリヌス中毒と破傷風の機序および毒素の構造と作用点を示した．

(小熊原図)

摂取すると，芽胞が腸内で発芽・増殖し，この時に産生された毒素によって発症する（**口絵17**参照）．通常，初発症状は便秘である．1歳未満の乳児にハチミツやハチミツ入りの食品を与えないよう注意喚起がなされている．

　　創傷ボツリヌス症：創傷部で菌が増殖し，毒素を産生することによって起きる．

1-3.　破傷風菌 *C. tetani*

　　破傷風（tetanus）の原因菌である．北里柴三郎が本菌を分離し，抗毒素血清療法を確立し

毒をもって毒を制する

　ボツリヌス毒素は世界でもっとも強い生物毒素である．このため生物兵器としても使用される可能性があるが，逆に，近年では薬として使用されている．毒素はアセチルコリンの放出を阻害するため，筋肉の弛緩性麻痺や副交感神経の遮断症状を起こす．致死量以下の毒素量は，毒素が強力であるがゆえに微量である．したがって，この量を数回注射しても異物反応を起こさず，通常は抗毒素抗体が産生されない．このことを利用し，筋肉が過度に緊張するために発症している斜視，斜頚(しゃけい)，顔面痙攣(けいれん)，筋肉の不随意運動（ジストニアという）などを，毒素を注射することにより治療しようというものである．効果は非常に良好なので，毒素は患者さんからは魔法の薬のように羨望されている．最近では，多汗症，肩こり，片頭痛(へんずつう)，歯ぎしりやしわとりにも利用されている．使い方によっては毒にも薬にもなるということである．　　　　　　　　　　　　　　（小熊）

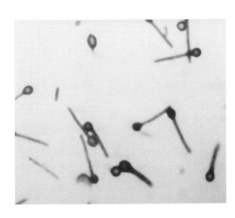

図2-36　破傷風菌（芽胞）の光学顕微鏡像
(中村信一博士提供)

た．芽胞は端在性に菌体の幅より大きく形成されるため，本菌の形は**太鼓のバチ状**(drum-stick form)と呼ばれる（**図2-36**）．菌は周毛性鞭毛を有し，糖分解性はない．創傷部より感染し毒素を産生する．毒素は運動神経末端より軸索内に入り，上行性に脊髄前角細胞に達し，ここで抑制性のシナプス伝達を遮断するため運動神経系の亢進が起き，骨格筋の**強直性麻痺**(きょうちょくせいまひ)(**硬直**)を起こす（**図2-35**）．開口障害(が)（牙関緊急(かんきんきゅう) trismus）から始まり，重症のときには弓そり緊張(opisthotonus)を起こす．発展途上国では臍帯からの新生児感染も多く，年間数十万人ほどが死亡している．

2．クロストリディオイデス属 Genus *Clostridioides*

　クロストリジウム属から近年独立した菌属で，病原菌としては**ディフィシル菌**(*C. difficile*)が重要である．本菌は周毛性の鞭毛を持ち，亜端在性の芽胞を形成する．選択培地であるCCFA (cefoxitin-cycloserin-fructose agar) 培地およびCCMA (cycloserin-cefoxitin-mannitol agar) 培地では菊花状のコロニーを形成する．本菌は下痢を起こすトキシンA，細胞毒性の強いトキシンB，バイナリートキシンを産生する．抗菌薬使用などにより正常な腸内細菌叢が撹乱されると，本菌が異常増殖し，種々の毒素を産生することで**クロストリディオイデス・ディフィシル感染症**(*C. difficile* infection：CDI)を引き起こす．主な症状は下痢，発熱，腹痛などで，**偽膜性大腸炎**（口絵18参照），巨大結腸症を引き起こすことがある．CDIは再発

糞便移植

　　クロストリディオイデス・ディフィシル感染症 (CDI) の起因菌であるディフィシル菌はバンコマイシンやメトロニダゾールといった抗菌薬に感受性であり，CDI はこれらの抗菌薬の投与によって治療することができる．しかし，少なくない症例で再発が起きてくる．再発と治療を何度も繰り返すヒトも珍しくない．これが CDI 治療の大きな問題となっている．再発を何度も繰り返すヒトの腸内では細菌叢が崩れてしまっており，一時的にディフィシル菌を抗菌薬で抑えても，本菌を抑えるべき細菌叢の力が不十分であるため，CDI が再発してくると考えられている．このような患者の治療方法として現在注目されているのが**糞便移植**である．これは CDI の再発を繰り返す患者の腸内に健康なヒトの糞便を移植することで，健康な腸内細菌叢を復活させようという試みである．CDI の他にも，潰瘍性大腸炎，過敏性腸症候群，腸管ベーチェット病などの治療に糞便移植を用いる試みがなされている．現時点では，糞便移植の有効性について肯定的な意見と否定的な意見があり，その評価は定まっていない．しかし，将来的には大いに期待したい治療法である．

しやすい疾患であり，特に CDI 既往歴のある患者，高齢者，免疫不全患者などで再発のリスクが高い．欧米では高病原性株が流行し，問題となっている．

J　マイコバクテリア

　グラム陽性の好気性，非運動性の多形性桿菌で，芽胞，莢膜，鞭毛を形成しない．発育は遅い．細胞壁内にミコール酸などの脂質を持ち，アルカリ，アルコールなどに抵抗性のため**抗酸菌 (acid-fast bacilli)** と呼ばれる．通常の染色では染まらないため，石炭酸フクシンで加温染色する (チール・ネールゼン染色)．自然界に広く分布し，病原性を示す菌種もある．分類学的にマイコバクテリウム科のマイコバクテリウム属に所属し，ヒトに病原性を示すのは，結核菌，非結核性抗酸菌，ライ菌である (**表2-12**)．

1．結核菌 *Mycobacterium tuberculosis*

　多形性の小桿菌であり，液体培地で強毒株が発育するときは紐状を呈する (cord 形成)．分離するには，卵黄，グリセリン (炭素源)，マラカイト緑 (汚染防止) の入った特殊な培地 (小川培地) を用い，CO_2 が 5〜10％存在する条件下で，数週間培養する (**口絵19**参照)．脂質に富む強固な細胞壁を持っており，物理・化学的処理や宿主の食菌作用にも抵抗性である．マクロファージに食菌されても，その中で生存することのできる**細胞内寄生菌**である．

　結核菌は**空気感染**により呼吸器に侵入し，肺に感染巣を作る．感染者の多くにおいて，菌は肉芽腫内に封じ込められ，発症しない (**潜在性結核**)．しかし，感染者の一部では，菌の封じ込めに失敗し，早期 (2年以内) に発症する (**一次結核**)．さらに，潜在性結核患者が感染から長期間を経た後に発症することがある (**二次結核**)．以上の結核の推移を**図2-37**にまとめた．菌がリンパ・血行性に全身に広がり，髄膜炎，骨結核などを起こすこともある．

　わが国では BCG ワクチンの接種などにより結核の症例数は順調に減少していたが，近年，15歳以上 (特に60歳以上) のヒトに発病が多く認められている．世界的には年間160万人が死亡している．近年，AIDS 患者における結核の発症が問題になっている．また，**多剤耐性結核**

表2-12　マイコバクテリウム，特にわが国で分離されたことのある病原性抗酸菌

科　属		抗酸菌群			菌　種
Mycobacte-riaceae ——— *Mycobacterium* マイコバクテリウム		遅発育菌	結核菌群		*M. tuberculosis**（結核菌）
			非結核性抗酸菌（Runyon分類）	Ⅰ	*M.kansasii** *M. marinum*
				Ⅱ	*M. scrofulaceum* *M. szulgai* *M. gordonae***
				Ⅲ	*M. avium** *M. intracellulare** *M. xenopi* *M. nonchromogenicum***
		迅速発育菌		Ⅳ	*M. fortuitum* *M. chelonae* *M. themoresistibile***
		培養不能菌			*M. leprae*（ライ菌）

*わが国における抗酸菌症の主要原因菌である．
**まれにヒトの疾患の原因菌となる．

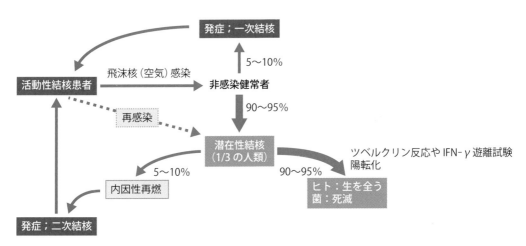

図2-37　結核の推移

菌の出現も大きな問題である．

　結核の診断法としては，従来の培養検査に加え，遺伝子の検出による迅速診断法，IFN-γ遊離試験が使われる．予防法としては，生後1歳までにBCG**ワクチン**を接種することになっている．

2. 非結核性抗酸菌 nontuberculous mycobacteria

　結核菌とライ菌以外の抗酸菌を**非結核性抗酸菌**（旧名：非定型抗酸菌）と呼び，これによる疾患を**非結核性抗酸菌症**という．複数の菌種が存在するが，その多くは環境菌である．ヒトの症例からもっとも高頻度に分離されるのは*M. avium*と*M. intracellulare*である．これらは

結核菌は再興感染症の代表例

　明治，大正時代の小説では，男女の (ままならぬ) 恋が，どちらかが結核で死亡することで終結することが多かった．当時，結核は不治の病であったが，その後，BCG ワクチンによる予防，下水道完備などの環境衛生や体力の向上，治療薬を含む医療技術の進歩などにより，結核は治る病気となった．しかし，昭和 55 年頃より発症者数の低下速度は鈍り，平成 9 年には逆転し前年度より増加した．これを受け厚生省 (現厚生労働省) は平成 11 年に結核の非常事態宣言を出した (**図 1**)．発症者は，ときに学校などで起こる若者の集団発生もあるが，多くは 60 歳以上の高齢者である．この原因はいろいろいわれている．BCG は幼少時に接種すると効果はあるが小学校以降の接種ではあまり効果はないという．発症率が低下していた頃は，幼少時 BCG 接種を受けた後，時々自然感染を受け抗菌活性 (免疫) が刺激されていたのではと，また近年は排菌する人の減少とわが国の長寿現象が重なり，まず体力や免疫力の低下した高齢者が発症し (これは二次感染)，次いでこの排菌者の周囲に感染が拡大するということが想像される．

　最近，BCG やツベルクリン反応，定期検診 (胸部 X 線検査) の大幅な見直しがなされ，BCG は生後 1 歳まで (平成 25 年 4 月 1 日より) の乳児にツベルクリン反応検査をせずに接種することとなった (**参考資料表 5** 参照)．平成 18 年には結核予防法が廃止され，感染症法に統合された．診断法も全血を結核菌特有のタンパク質で刺激し，菌特異的 T 細胞が産生するインターフェロンγの産生量を測定する**クォンティフェロン TB2G 法** (ELISA) が開発された．多剤耐性結核菌も多くなってきたこともあり，薬の服用を監視下で短期間行う治療法や (**DOTS**)，飛沫核感染を起こすゆえ，排菌する患者は陰圧空調の個室に入院させ，入室する医療従事者は特殊な N95 **マスク**を装着することが推奨されている (p221 参照)．ここでもヒトと細菌の戦いが再興されてきたのである．

　これがわが国の現状であるが，**世界的には三大疾患 (マラリア，エイズ，結核)** の一つであり，多くの国が協力してその対策を進めている．　　　　　　　　　　　　　　　　　(小熊)

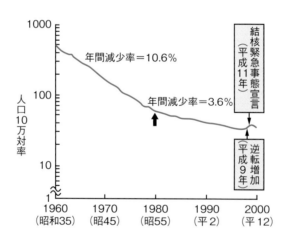

図 1　結核罹患率の推移 (全結核患者)
(厚生労働省健康局結核感染症課監修：結核の統計 2001，結核予防会，2001 を参考に著者作成)

性状が類似していることから *M. avium* complex (MAC) としてまとめて扱われることが多い．次いで，*M. kansasii* が高頻度で分離される．非結核性抗酸菌症は，免疫不全や肺基礎疾患に続発することが多く，結核に類似した症状を呈する．ヒト‐ヒト感染は起こさない．

結核で亡くなった有名人

　現在でも結核で亡くなる人の数は多く，世界で毎年160万人が亡くなっている．日本国内だけでも毎年2,000人以上が結核で亡くなっている．だからというわけではないが，結核で亡くなった有名人も少なくない．戦国武将では武田信玄と竹中重治が結核で亡くなったと考えられている．幕末の志士の中では高杉晋作が，志士たちと戦った新選組の側では沖田総司が結核で亡くなっている．明治期を代表する外交官である陸奥宗光と小村寿太郎は共に結核に苦しんでいた．明治期の文筆家で死因が結核であった人は比較的多く，二葉亭四迷，樋口一葉，正岡子規，石川啄木，国木田独歩，梶井基次郎があげられる．画家では青木繁と竹久夢二が，彫刻家では高村光太郎が結核で亡くなっている．海外に目を向けると，数学者のニールス・アーベル，作曲家のフレデリック・ショパン，画家のジョルジュ・スーラ，文筆家のエミリー・ブロンテ，フランツ・カフカ，アントン・チェーホフが結核で亡くなっている．チェーホフは自身が医師であるにもかかわらず，自分が結核に感染していることをなかなか認めようとしなかった．当時，結核は不治の病であり，自分が不治の病に罹っていることを認めたくなかったのであろう．

3. ライ (癩) 菌 *M. leprae*

　ハンセン (Hansen) により発見されたが，いまだ人工培養はできない．ライ菌は感染力の非常に弱い菌であり，密接な接触がない限り感染しない．鼻粘膜や皮膚の傷より感染すると考えられている．ほとんどが不顕性感染であり，ごく一部が**ハンセン病**を発症する．ライ菌は局所からリンパ・血行性に全身に拡がる．病型は多様で，病巣部にライ菌を含む組織球性細胞 (らい細胞) が認められる**らい腫型**，認められない**類結核型**，およびそれらの中間の**境界型**がある．診断には，生体材料を抗酸菌染色する他に，**レプロミン反応** (類結核型で陽性となる皮内反応) やPCR法が用いられる．らい腫型の場合，顔面などに腫瘤ができる．また，ライ菌は神経親和性が高く，知覚神経麻痺や運動障害が起きるため，熱傷や外傷などを起こしやすい．さらには，眼に感染し，失明に至ることもある．

　わが国ではハンセン病患者を社会より隔離する政策を長年とってきたが，この政策は誤りであったことが1996年に認められ，患者の人権が回復された．

J 放 線 菌

　放線菌は菌糸を形成するグラム陽性の細菌である．菌糸を形成するところは真菌に似ているが，原核生物であり，細菌の仲間である．放線菌は自然界に広く分布するが，ヒトに病原性を示すのはアクチノマイセス属とノカルジア属である．いずれも病原性は弱いが，日和見感染を起こす．病理像は真菌症に類似する．

1. アクチノマイセス属 Genus *Actinomyces*

　アクチノマイセスは嫌気性で，抗酸菌染色で染まらない．*A. israelii* は口腔内の常在菌であり，内因感染である**放線菌症** (actinomycosis) を起こす．菌が顔面や頭部などの皮下で増殖し，慢性化膿性肉芽腫性の病変を作る．膿中には**ドルーゼ** (druse) と呼ばれる直径1mm前後の菌塊が認められる．

2. ノカルジア属 Genus *Nocardia*

　ノカルジアは好気性で，抗酸菌染色で染まる．*N. asteroides* は土壌中に生息しており，外因感染である**ノカルジア症**(nocardiosis)を起こす．経気道的に肺に感染すると，結核に類似した症状を呈する．肺から血行性に菌が全身に拡がると，脳，腎臓，脾臓などで膿瘍を形成する．菌が皮膚の傷から感染すると，皮下に**放線菌腫**(mycetoma)を作る．

K　スピロヘータ

　細長い(0.1〜0.3 μm×5〜250 μm)らせん状のグラム陰性の細菌である．らせんの形態は分類上重要である(**図2-38**)．鞭毛を持つが，外被膜により細胞体と一緒に包まれているため，他の細菌のようには遊出していない(**ペリプラズム鞭毛**)．この鞭毛を駆動させることで，高粘度の液体中でも運動性を示す．培養は概して困難である．ヒトに病原性を示すのは，トレポネーマ属，ボレリア属，レプトスピラ属である(**表2-13**)．

1. トレポネーマ属 Genus *Treponema*

　トレポネーマ属の中でヒトに病原性を示す菌種としては，梅毒トレポネーマがもっとも重要である．

1-1. 梅毒トレポネーマ *T. pallidum* subsp. *pallidum*

　本菌を人工培地で培養することはできないが，ウサギの睾丸に接種すると増殖する．環境に対する抵抗性は弱く，宿主の生体を離れて長期間生存することはできない．代表的な性感染症である**梅毒**(syphilis)を起こす．

　梅毒の第1期(感染後3週間〜3ヵ月)：性的接触を介して本菌が粘膜に感染すると，感染局所に**初期硬結**(**口絵20**参照)ができ，その表面が潰瘍化した**硬性下疳**(hard chancre)が形成される．さらに，**無痛性横痃**(所属リンパ節の腫脹)が起きる．

　第2期(感染後3ヵ月〜3年)：菌は血行性に全身に拡散し，皮膚に発疹，粘膜に扁平コンジローマが出現する．

　第3期(感染後3年〜10年)：さまざまな臓器で**ゴム腫**が作られる．

　第4期(感染後10年以降)：中枢神経が侵される．

　妊婦が感染すると，菌は胎盤を通過し，胎児は**先天性梅毒**となる．

　診断にはウシの心臓から抽出したカルジオリピンを抗原として用いる血清反応(**ワッセルマン反応**)が使われる．ただし，この反応は**生物学的偽陽性反応**(biological false positive)を起こすので，確定診断にはトレポネーマを抗原として用いる特異的血清反応を行う必要がある．

1-2. その他のトレポネーマ属

　T. pallidum subsp. *endemicum* は風土性梅毒を起こす．*T. pallidum* subsp. *pertenue* は熱帯苺腫を起こす．*T. carateum* は皮膚疾患のピンタを起こす．いずれも皮膚の接触によって感染する．

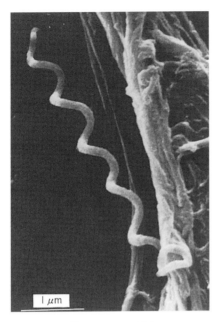

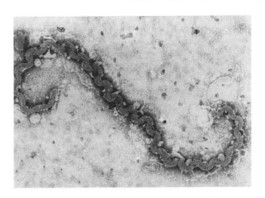

b. *Leptospira interrogans* serovar canicola
（磯貝恵美子博士提供）

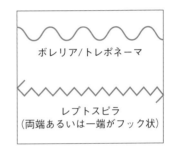

ボレリア/トレポネーマ

レプトスピラ
（両端あるいは一端がフック状）

a. *Treponema pallidum*
（吉井善作，小西久典博士提供）

図2-38　スピロヘータの形態

表2-13　代表的なスピロヘータによる疾患

目	科	属	種	疾　患
スピロヘータ *Spirochaetales*	スピロヘタセエ *Spirochaetaceae*	トレポネーマ *Treponema*	*T. pallidum*	梅　毒
		ボレリア *Borrelia*	*B. recurrentis*	回帰熱
			B. burgdorferi	ライム病
	レプトスピラセエ *Leptospiraceae*	レプトスピラ *Leptospira*	*L. interrogans*	ワイル病，秋疫

2. ボレリア属 Genus *Borrelia*

　ボレリア属の中でヒトに病原性を示すものとしては，回帰熱ボレリアとライム病ボレリアが重要である．

2-1. 回帰熱ボレリア *B. recurrentis*，*B. duttonii* など

　回帰熱を起こすボレリアは複数菌種ある．これらはげっ歯類や鳥類などに寄生しており，節足動物を介してヒトに感染する．*B. recurrentis* はシラミによって媒介される．その他の菌種（*B. duttonii* など）はダニによって媒介される．回帰熱の主症状は高熱と頭痛で，発熱と解熱を繰り返す．これが病名の由来である．

2-2. ライム病ボレリア *B. burgdorferi* など

米国コネチカット州ライム地方で1977年に**遊走性紅斑**(**口絵21**参照)を伴う関節炎が流行した．これが**ライム病**の発見であり，その際に患者から原因菌として分離されたのが*B. burgdorferi*である．他にも複数種のボレリアがライム病を起こす．これらはげっ歯類や鳥類からマダニを介してヒトに感染する．わが国では北海道や長野県で症例が見られるが，比較的軽症である．これはわが国のライム病の病原体である*B. japonica*の病原性が低いことによると考えられている．

3. レプトスピラ属 Genus *Leptospira*

レプトスピラ属の中でヒトに病原性を示すものは*L. interrogans*である(**図2-38**)．この菌種は多くの血清型に分けられ，血清型によって病原性が異なる．

3-1. ワイル病レプトスピラ *L. interrogans* serovar Icterohaemorrhagiae

黄疸出血性レプトスピラ症(**ワイル病**)の病原体である．本菌はネズミの腎臓に感染し，尿中に排泄される．この汚染尿から経皮もしくは経口的にヒトに感染する．高熱，頭痛，結膜の充血といった症状で発症する．さらに，黄疸や出血傾向が現れる．播種性血管内凝固症候群(DIC)が起きることもある．

3-2. その他のレプトスピラ属

秋疫レプトスピラ*L. interrogans* serovar Autumnalis, serovar Hebdomadis, serovar Australisによって**秋季レプトスピラ症**(**秋疫**)が起きる．秋に発生する地方病である．菌はネズミ由来である．イヌ型レプトスピラ*L. interrogans* serovar Canicolaによって**イヌ型レプトスピラ症**が起きる．イヌよりヒトに感染する．いずれの疾患も症状はワイル病に類似するが，軽症である．

Ⅼ マイコプラズマ

細胞壁を持たない多形性の細菌である．人工培地(PPLO培地)で増殖する最小の微生物(0.3〜0.7 μmほど)である(**図2-39**)．二分裂で増殖する．固形培地上で桑実状もしくは目玉焼き状(**図2-40**)の微小なコロニー(直径1 mm以下)を形成する．ヒトに病原性を示すのはマイコプラズマ属とウレアプラズマ属である(**表2-14**)．特に重要なのが肺炎マイコプラズマである．

1. 肺炎マイコプラズマ *Mycoplasma pneumoniae*

肺炎マイコプラズマは飛沫感染によって伝播し，上気道炎や**異型肺炎**(**原発性非定型肺炎** primary atypical pneumonia)を起こす．発熱や乾性咳嗽(喀痰の少ない咳)の持続といった症状を示すが，概して症状は軽く，予後は良好である．合併症として肺外病変(紅斑，心筋炎，髄膜炎，脳炎など)を起こすことがある．好発年齢は6〜12歳で，高齢者の症例は珍しい．

マイコプラズマの培養は難しいため，培養検査はほとんど行われない．抗原抗体反応を用いた迅速キット，PCR法による遺伝子の検出，血清診断法などによって診断を行う．特異的検査ではないが，寒冷赤血球凝集反応も診断の役に立つ．マイコプラズマには細胞壁が元々ない

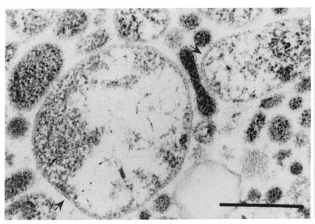

図2-39 *M. orale*の電顕像（超薄切片）（bar=0.5 μm）
大小さまざまの細胞が存在している．細胞は細胞壁を持たず，細胞膜が直接外界に接している（矢印は細胞膜が鮮明に観察される部位を示す）．
（平井義一博士提供）

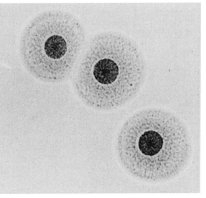

図2-40 *M. orale*コロニーの光顕像
（目玉焼き fried egg 状コロニー）
中心部は盛り上がっているのではなく，寒天培地中に深く入り込んでいる．

表2-14 マイコプラズマの分類

綱	目	科	属	種	疾患
モリキューテス *Mollicutes*	マイコプラズマターレス *Mycoplasmatales*	マイコプラズマタセエイ *Mycoplasmataceae*	マイコプラズマ *Mycoplasma*	*M. pneumoniae*	異型肺炎
				M. genitalium	尿道炎(?)
				M. hominis	流産(?)
			ウレアプラズマ *Ureaplasma*	*U. urealyticum*	尿道炎(?)

ので細胞壁合成阻害薬は無効である．マイコプラズマ肺炎の治療には主にマクロライド系が用いられる．しかし，マクロライド耐性菌も出現している．

2. その他のマイコプラズマ

*M. orale*と*M. salivarium*は口腔内常在菌であり，歯周炎との関連が指摘されている．*M. genitalium*と*M. hominis*は性交を介して伝播され，*M. genitalium*は尿道炎との，*M. hominis*は流産や新生児敗血症との関連が指摘されている．エイズ(AIDS)患者より分離される*M. penetrans*はエイズの増悪への関与が疑われている．ウレアプラズマ属の*Ureaplasma urealyticum*や*U. parvum*は尿道炎を起こす．

M リケッチア

宿主の細胞の中でしか増殖できない**偏性細胞内寄生性**(obligate intracellular parasite)の細菌である．宿主細胞内では二分裂で増殖する．人工培地で培養することはできない．ダニ，シラミ，ノミなどの節足動物を介してヒトに感染する．リケッチア感染症の疾患群と関連動物を**表2-15**にまとめた．

表2-15　リケッチア症と関連動物，分布

疾患群	種名	疾患名	媒介動物	保菌・発症動物	分布	Weil-Felix反応
発疹チフス群	R. prowazekii	発疹チフス	コロモジラミ	ヒト	全世界	
		森林チフス	ノミ，シラミ	ムササビ	アメリカ東部	
		ブリル病*	なし	ヒト	全世界	OX19（＃）
	R. typhi	発疹熱	ネズミノミ，シラミ	ヒト	全世界	
紅斑熱群	R. rickettsii	ロッキー山紅斑熱	マダニ	ノウサギ，ヒト	北アメリカ	
	R. sibirica	北アジアマダニチフス	マダニ	げっ歯類，ヒト	ユーラシア，アジア	
	R. conorii	ボタン熱	マダニ	げっ歯類，イヌ，ヒト	アフリカ，南ヨーロッパ，インド	OX2（＃），OX19（＋）
	R. australis	クインズランドマダニチフス	マダニ	げっ歯類，有袋類，ヒト	オーストラリア	
	R. akari	リケッチア痘瘡	ネズミノミ	げっ歯類，ヒト	全世界？	
	R. japonica	日本紅斑熱	マダニ	イヌ?，ヒト	日本	
つつが虫病群	O. tsutsugamushi	つつが虫病	ツツガムシ	げっ歯類，ヒト	日本，東南アジア，インド，オーストラリア	OXK（±）
腺熱	N. sennetsu	腺熱	不明	ヒト	日本，マレーシア	
エーリキア症	A. phagocytophilum	エーリキア症	マダニ**	野生哺乳類，ヒト	全世界	

* 発疹チフスの再発型．症状は発疹チフスと異なるが，菌血症を起こし，新たな感染源となる．
** 自然界の伝播はマダニであるが，ヒトの伝播は塵埃吸入，傷からの侵入が多い．

1. リケッチア属とオリエンティア属 Genera *Rickettsia* and *Orientia*

　リケッチア属およびオリエンティア属による感染症は，発熱と発疹を主症状とする．もっとも代表的な菌種は発疹チフスリケッチアである．つつが虫病の病原体であるツツガムシ病オリエンティアは，かつてリケッチア属に所属していたが，そこから独立して設けられたオリエンティア属に現在所属している．リケッチア属およびオリエンティア属による感染症の血清診断に**ワイル・フェリックス**（Weil-Felix）**反応**が用いられる．

1-1. 発疹チフスリケッチア *R. prowazekii*

　発疹チフスの病原体である．感染患者を吸血した**コロモジラミ**によって伝播される．菌は局所リンパ節で増殖後，全身に広がり，高熱および出血性の発疹を呈する．発疹はまず体幹部に現れ，顔面や手掌に拡がっていく．このような発疹を**遠心性発疹**という．

1-2. 日本紅斑熱リケッチア *R. japonica*

　日本紅斑熱の病原体である．野生動物から**マダニ**を介してヒトに感染する．高熱，発疹，刺し口が日本紅斑熱の三徴候である．発疹はまず手掌や顔面に紅斑が現れ，体幹部に拡がっていく．このような発疹を**求心性発疹**という．関東以西の地域で発生が見られる．

1-3. ツツガムシ病オリエンティア *O. tsutsugamushi*

　つつが虫病の病原体である．保菌している**ツツガムシ**に吸血されることでヒトに感染する．吸血された部位を**刺し口**（**口絵22**参照）という．ツツガムシはダニの一種である．つつが虫病

無恙（つつがなきや）云云（うんぬん：言うという意味）

　607年，倭の国の朝廷（推古天皇と聖徳太子）は小野妹子を隋に派遣した．使いを派遣した「倭王・阿母多利思比狐（あめのたりしひこ，聖徳太子のことか？）」は，小野妹子に隋の煬帝宛に次のような手紙を託した．『日出處天子致書日没處天子　無恙云々』（隋書東夷伝・原文通り）（日いづる所の天子，書を日ぼっする所の天子に致す．つつがなきやうんぬん）これを読んだ隋の煬帝は激怒したが，そのまま妹子をとめおき，翌年春，裴世清を付けて日本に帰した．そして日本側も彼らを歓迎し，その帰国の際には妹子とほかに何人かの留学生を付けて中国に派遣し，これより日本と隋の交流が始まった．

　この親書に書かれている"つつがなきや"というのは，"つつがむし（恙虫）病に罹患しないで元気にお過ごしですか"という意味とのことだそうだ．斑鳩の里でリケッチアを媒介していたのは現在と同じダニであったのだろうか？　どれ程，流行していたのだろうか？　つつが虫の語源はなんなのだろうか？　と，いろいろな疑問がわいてくる．

(小熊)

は，発熱，遠心性発疹，リンパ節腫脹などの症状を呈する．播種性血管内凝固症候群（DIC）に陥り死亡することもある．

　ツツガムシ病には重症の**古典型**と比較的軽症の**新型**がある．古典型はアカツツガムシによって，新型はタテツツガムシやフトゲツツガムシによって媒介される．古典型は山形県，秋田県，新潟県などの地域で春から夏に発生する．新型は秋から冬に発生が見られ，北海道を除く全国で発生が見られる．

2．その他のリケッチア

*Neorickettsia sennetsu*は腺熱の病原体である．媒介節足動物は不明である．腺熱では，発熱とリンパ節腫脹，肝・脾の腫大が認められる．古くは，熊本の鏡熱，宮崎の日向熱と呼ばれていた．

*Ehrlichia chaffeensis*および*Anaplasma phagocytophilum*はエーリキア症の病原体である．野ネズミからマダニを介してヒトに感染する．これらの菌は造血細胞内で増殖し，発熱，白血球減少，血小板減少などの症状を示す．

N クラミジア

宿主の細胞の中でしか増殖できない**偏性細胞内寄生性**の細菌である．人工培地で培養することはできない．他の細菌では見られない独特な増殖サイクルを示す．宿主の細胞外では**基本小体**（elementary body：EB）といわれる形をとり，これが細胞の貪食によって取り込まれると，食胞内で**網様体**（reticulate body：RB）へと変換し，二分裂で増殖する．菌体数の増加に伴い食胞は大きくなり，**封入体**（inclusion body）となる．RBは中間体を経てEBに戻り，細胞外へ放出される（**図2-41**）．

ヒトに病原性を示すのは，眼感染症や性感染症を起こすクラミジア属と呼吸器感染を起こすクラミドフィラ属である（**表2-16**）．

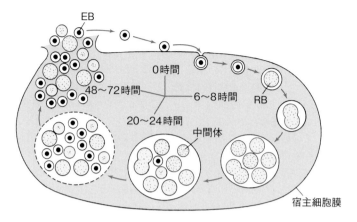

図2-41　クラミジアの生活環

(松本明博士原図)

表2-16　ヒトに感染する*Chlamydia*の分類とその主要疾患

科	*Chlamydiaceae*			
属	*Chlamydia*		*Chlamydophila*	
種	*C. trachomatis*		*C. pneumoniae*	*C. psittaci*
生物型	トラコーマ型	LGV型	3型	未分類
血清型	A, B, Ba, C　D, D′, E, F, G, H, I, I′, J, K	L1, L2, L2′, L3	単 一	7
疾患名	トラコーマ　Trachoma	非淋菌性尿道炎　子宮頸管炎　子宮内膜炎　卵管炎　新生児封入体結膜炎　乳児肺炎	鼠径リンパ肉芽腫症（第四性病）Inguinal Lympho-granulomatosis	気管支炎　咽頭炎　肺炎	オウム病　Psittacosis　トリ病　Ornithosis

1. クラミジア属 Genus *Chlamydia*

　クラミジア属の中でヒトに病原性を示す菌種は**トラコーマクラミジア**（*C. trachomatis*）である．本菌は生物型と血清型により細分される（**表2-16**）．この型が異なると，病原性も異なる．

1-1. トラコーマクラミジア *C. trachomatis* 血清型 A, B, Ba, C

　重篤な眼感染症である**トラコーマ**の病原体である．トラコーマは先進国では珍しい疾患となったが，発展途上国ではいまだに流行が見られ，多くの人が失明している．手指やタオルなどを介して眼から眼へと伝播する．

1-2. トラコーマクラミジア *C. trachomatis* 血清型 D, D′, E, F, G, H, I, I′, J, K

　性的接触によって感染する．本菌による感染症は現在わが国でもっとも重要な**性感染症**（STD）である．病型は男女で異なる．男性では，尿道炎，副睾丸炎，前立腺炎を起こす．女

性では，子宮頸管炎，子宮内膜炎，卵管炎，卵巣炎を起こす．女性は自覚症状に乏しく，感染を見逃しやすいが，不妊や子宮外妊娠の原因になるので，軽視できない．妊婦が感染していると，産道感染により新生児に封入体結膜炎や肺炎を起こす．

1-3．トラコーマクラミジア *C. trachomatis* 血清型 L1, L2, L2′, L3

性感染症である**鼠径リンパ肉芽腫症**（第四性病）の病原体である．感染性器に丘疹が生じ，これは潰瘍となって治癒する．その数週間後，鼠径リンパ節が腫脹して化膿する．現在ではまれな疾患である．

2．クラミドフィラ属 Genus *Chlamydophila*

クラミドフィラ属の中でヒトに病原性を示す菌種は，オウム病クラミドフィラと肺炎クラミドフィラであり，いずれも呼吸器感染を起こす．

2-1．オウム病クラミドフィラ *C. psittaci*

人獣共通感染症である**オウム病**（psittacosis）の病原体である．オウムなどの愛玩鳥の糞をヒトが吸入することにより感染する．ヒトからヒトへ感染することはまれである．かぜ様症状の軽症例もあるが，重症例では肺炎を起こし，高熱，悪寒，乾性咳嗽，筋痛といった症状を示す．重症例では心筋炎や髄膜炎を発症することもある．高齢者で重症化する傾向がある．

2-2．肺炎クラミドフィラ *C. pneumoniae*

ヒトからヒトへ飛沫感染を起こす．乾性咳嗽を主症状とし，上気道炎や肺炎を起こす．症状はオウム病より軽く，かぜ様症状や無症候感染で経過する例も多い．

6　細菌感染症の診断

A　感染症診断の基本

感染症の診断の最初のステップは「感染症を疑うこと」である．患者の症状や症状の出たきっかけなどについての情報から，感染症を疑い，疑わしき感染症をリストアップする．これが**臨床診断**である．

次に，各種の検査によって，リストアップされた感染症の中から絞り込みを行い，診断を確定する．これが**検査診断**である．単に感染症の疾患名を決めるだけでなく，病原菌が何であるか，病原菌が感染している臓器はどこか，病原菌に有効な抗菌薬は何かを明らかにする．

検査診断の方法としては，感染症の原因となっている病原菌を同定する**細菌学的検査**と病原菌に対する宿主の免疫反応を調べる**免疫学的検査**がある．また，画像診断が感染臓器の特定に役立つ．

B　臨床診断

感染症を疑うべき症状の中でもっとも重要なのが**発熱**である．もちろん，感染症以外でも発熱を呈する疾患はあるし，感染症でも微熱程度の発熱しか示さないものがある．しかし，発熱患者の診察においては必ず感染症を疑わなくてはならない．次に，発熱以外の症状から感染が

表2-17　感染症の症状と感染部位

症 状	部位別感染症
発熱	感染症全般
鼻汁，咽頭痛，咳	呼吸器感染症
腹痛，下痢，嘔吐	消化器感染症
黄疸	肝臓・胆道の感染症
排尿痛，頻尿	尿路感染症
皮膚の腫脹	腫脹部位局所の感染症
皮疹，関節痛，リンパ節腫脹	全身性感染症

表2-18　感染部位と検体

感染部位	検 体
咽頭炎	咽頭スワブ
呼吸器感染症	喀痰
消化器感染症	便
尿路感染症	尿
髄膜炎	髄液
全身性感染症	血液
感染部位が不明	血液

起きている部位を推定する（**表2-17**）．さらに，症状の出た日時，症状の出るきっかけとなった出来事といった情報を，患者および患者の家族から聞き出すことも感染症の診断に役立つ．

C 細菌学的検査診断

患者の体から感染症の原因となっている細菌を検出し同定することによって診断を確定する．原因菌の検出方法としては，**培養検査**，抗原抗体反応による**迅速検査**，**遺伝子検査**がある．

1. 検体として何をいつ採取するか

症状の出ている部位に原因菌が感染していることが多い．したがって，症状の出ている部位から検体を採取するのが基本である．発熱以外の症状が乏しく，感染部位を特定できない場合は，血液培養を行う．感染部位と検体の関係を**表2-18**にまとめた．抗菌薬がすでに投与されていると，検体から細菌を検出することが難しくなる．したがって，抗菌薬の投与前に検体を採取しなくてはいけない．

本来は無菌の検体（血液，髄液，尿）を採取する際には，採取時の細菌混入を避けなくてはいけない．血液や髄液を採取する際は穿刺部位を十分消毒する．尿を採取する際は中間尿を採取する．逆に，大便や喀痰などには常在菌が必ず混入してくる．このような検体を用いて検査を行う場合は，症状などから原因菌を極力推定したうえで検査を行う．

2. 培養検査

臨床検体から原因菌を検出するための方法として，もっとも標準的なものが培養検査である．まず，検体を寒天平板培地に接種し培養を行う．血液など原因菌の数が少ない検体では，液体培地で増菌後に寒天平板培地に接種する．平板培地上に増殖してきた菌の中から原因菌と思われる菌を分離する．分離された菌の生化学的性状を調べることでその菌種を同定する．培養検査の例を**図2-42**にまとめた．さらに，分離された菌の**薬剤感受性試験**を行うことによって，治療に適した抗菌薬を決定する．

培養法の結果が出るまでの時間は細菌の増殖速度によって決まる．増殖の速い菌の場合は1～2日で結果が得られるが，結核菌のように増殖の遅い菌の場合は結果を得るのに1～2ヵ月を要する．培養が困難な細菌やウイルスの検出に培養検査は使えない．これらを検出するには，以下の迅速検査や遺伝子検査が用いられる．ただし，これらの方法では薬剤感受性試験を

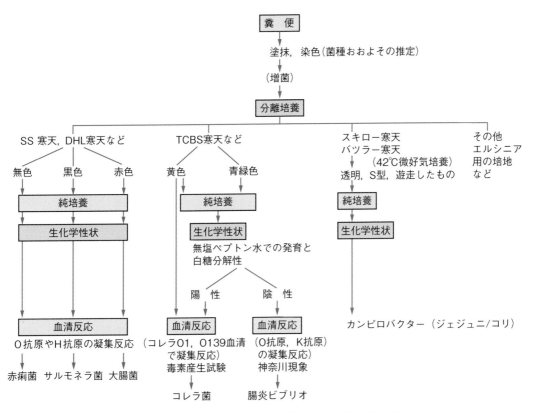

図2-42　下痢症患者の糞便よりの菌の分類，同定方法の例

表2-19　迅速検査キットで検出できる微生物

細菌
　A群レンサ球菌，レジオネラ菌，肺炎球菌，ディフィシル菌，
　ヘリコバクター・ピロリ，マイコプラズマ
ウイルス
　インフルエンザウイルス，アデノウイルス，ロタウイルス，
　ノロウイルス，RSウイルス，ヒトメタニューモウイルス

行うことはできない．

3. 抗原抗体反応による迅速検査

　ある菌種に特異的に結合する抗体を用いて原因菌を簡便かつ迅速に検出する方法である．その抗体と検体を反応させて，抗体の結合が認められれば，その菌種が検体中に存在していると判定できる．ウイルスの検出にも用いられる．いくつかの感染症の迅速検査はキット化されている（**表2-19**）．これらのキットを用いると，外来やベッドサイドで検査を行うことが可能であり，10分間未満で結果が得られる．

4. 遺伝子検査

　各菌種はその菌種に特異的な遺伝子を持っている．この特異的な遺伝子を検出することによって原因菌を決定する方法で，数時間で結果を得ることができる．遺伝子を検出する方法としては，DNA-DNAハイブリダイゼーション法，PCR (polymerase chain reaction) 法，LAMP (loop-mediated isothermal amplification) 法といったものがあり，もっとも汎用されているのがPCR法である．PCR法は特定の遺伝子を増幅することで検出する．遺伝子検査はウイルスの検出にも用いられる．

D 免疫学的検査診断

　ある病原体に感染すると，宿主の体内でその病原体に対して特異的な免疫反応が起きる．この免疫反応を調べることで病原体を決定するのが免疫学的検査診断である．

1. 血清抗体価の測定

　ある病原体に感染した患者の血清中には，その病原体に特異的な抗体が産生されている．その抗体を測定することによって病原体を明らかにする．この方法は培養が難しい細菌やウイルスによる感染症の診断に有用である．しかし，抗体陽性との結果が得られた場合に，それが現在の感染によるものなのか，過去の感染によるものなのかの判定が難しい．これを解決する方法として，IgM抗体のみを測定する方法がある．IgM抗体は感染初期に産生される抗体であり，IgM抗体が陽性であれば，感染が現在起こっていると判定できる．

2. 細胞性免疫の検出

　細胞性免疫を調べる方法として昔から使われてきたのが皮内反応である．しかし，皮内反応はアレルギーの診断にはよく用いられるが，感染症の診断にはほとんど使われない．最近になって実用化された細胞性免疫の検出法が**インターフェロン-γ遊離検査**である．T細胞から放出されるインターフェロン-γを測定することで感染症を診断する方法で，結核の診断に用いられている．

7　細菌感染症の治療

A 感染症治療の基本

　感染症を治療するための方法としては，感染症による諸症状の緩和を目的とした**対症療法**，免疫を利用して病原因子の失活を図る**免疫療法**，化学物質によって病原体を攻撃する**化学療法**があり，これらを組み合わせて用いる．感染症の治療において，化学療法のみが重視されがちだが，対症療法を軽視してはいけない．

B 対症療法

　感染症によって起こる諸症状は，患者に苦痛を与え，死因になることもある．そこで，それらの症状を緩和するのが**対症療法**である．具体的には，発熱に対しては解熱，痛みに対しては鎮痛，呼吸困難に対しては人工的な呼吸の補助を行う．下痢や嘔吐によって脱水を起こす疾患に対しては，経口もしくは経静脈による水と電解質の補給が重要である．

C 免疫療法

　細菌が産生する外毒素が病態形成に重要な役割を果たす感染症がある．これらの治療においては，外毒素に対する抗体を患者に投与し，毒素を失活させる必要がある．これが**抗毒素血清療法**である．具体的には，破傷風，ジフテリア，ボツリヌス症に対して抗毒素血清療法が行われる．また，非特異的な免疫効果を期待して免疫グロブリン製剤が用いられることがある．

D 化学療法

　病原微生物に対しては毒であるが，宿主にとっては無害な化学物質を用いることで，宿主に悪影響を与えることなく，病原微生物のみに傷害を与え，感染症を治療するのが**化学療法**である．このように「○○には毒だが，△△には無害」といった毒性を**選択毒性**という．化学療法に用いられる薬が**化学療法薬**である．

1. 化学療法薬の分類

　化学療法薬は対象となる病原微生物の違いによって，**抗細菌薬（抗菌薬）**，**抗ウイルス薬**，**抗真菌薬**，**抗原虫薬**などに分類される．化学療法薬は製法によっても分類される．化学合成のみによって作られるのが**合成抗菌薬**である．微生物が産生した物質を薬として利用するのが**抗生物質**である．

2. 抗生現象と抗生物質

　自然界において，ある微生物が他の微生物を殺す物質を分泌することによって，自らの生存を有利にしようとする現象がある．このような現象が**抗生現象**であり，他の微生物を殺す物質が**抗生物質**である．抗生物質は優れた選択毒性を持っていることが多い．この性質を応用し，多くの抗生物質が感染症や悪性腫瘍に対する化学療法薬として実用化されている．

3. 抗菌薬の選択

　全ての細菌に対して有効な抗菌薬は存在しない．したがって，治療の対象となる感染症の原因菌にあわせて，適切な抗菌薬を選択しなくてはならない．その際に重要なポイントは以下の三つである．① 原因菌に有効な抗菌力を持つ薬を選択する．② 原因菌が感染している臓器によく移行する薬を選択する．③ できるだけ副作用の少ない薬を選択する．

4. 抗菌薬の効果判定

　原因菌に対する抗菌薬の効果を判定するための検査が**薬剤感受性試験**である．その方法としては，**拡散法**および**希釈法**がある．これらの検査の結果，抗菌薬が有効と判定された菌は**感受性**であり，無効と判定された菌は**耐性**である．

　拡散法：寒天平板培地の全面に被験菌を塗る．この培地の上に抗菌薬をしみ込ませた小さな円形の濾紙を置き培養する．菌は培地の全面で増殖してくるが，濾紙の周辺では菌の増殖が認められない．この菌の増殖が認められない円形の部分を**阻止円**と呼ぶ（図2-43）．阻止円の直径が大きいほど，この薬の被験菌に対する抗菌力は大きいと推定できる．

　希釈法：さまざまな濃度に希釈された抗菌薬を含む培地を作製し，この培地に被験菌を接種

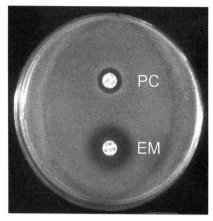

図2-43　拡散法による薬剤感受性試験
　抗菌薬（PC：ペニシリン，EM：エリスロマイシン）をしみ込ませた濾紙の周囲に菌の増殖が認められない部分（阻止円）が認められる．
（日本細菌学会：細菌学教育映像素材集，第2版，2006より許諾を得て転載）

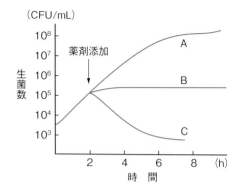

図2-44　化学療法薬の静菌的・殺菌的作用
　A：薬剤未添加菌の増殖曲線．
　B：薬剤添加後の生菌数（静菌的作用）．
　C：薬剤添加後の生菌数（殺菌的作用）．
　CFU：colony forming unit，コロニー形成単位．
（土屋友房：化学療法と細菌感染症の治療，シンプル微生物学，第5版，南江堂，p.63，2011より許諾を得て転載）

し培養する．薬を多く含む培地では菌は増殖できないが，薬を少ししか含まない培地では菌は増殖できる．菌の増殖が阻止されている最小の薬剤濃度を判定する．この濃度を**最小発育阻止濃度**（MIC：minimum inhibitory concentration）と呼ぶ．さらに，菌が死滅している最小の薬剤濃度も判定する．この濃度を**最小殺菌濃度**（MBC：minimum bactericidal concentration）と呼ぶ．MICやMBCが小さいほど，この薬の被験菌に対する抗菌力は大きいと推定できる．

5．抗菌薬の抗菌作用モード

　抗菌薬の中には**静菌的**なものと**殺菌的**なものがある．静菌的な薬は対象とする微生物の増殖を抑制するのみだが，殺菌的な薬は対象とする微生物を殺していく（**図2-44**）．

6．抗菌薬の併用

　異なる抗菌薬を併用した時に，併用した薬の抗菌力を単純に足した効果と比べて，より強い効果が得られる場合を**相乗作用**，同程度の効果しか得られない場合を**相加作用**，劣る効果しか得られない場合を**拮抗作用**という．

E 抗　菌　薬

　抗菌薬は細菌の細胞にはあるがヒトの細胞にはない構造や代謝に作用することで，選択毒性を示す．この作用ポイントの違いによって抗菌薬は分類される．

1．細胞壁合成阻害薬

　細菌の細胞は細胞壁によって覆われているが，ヒトの細胞には細胞壁がない．したがって，

細胞壁の合成を阻害することによって，選択的に細菌のみに毒性を示す.

β-ラクタム系薬：β-ラクタム環を持つ抗菌薬の総称であり，多くの薬剤が開発されている. ペニシリン系薬(ペニシリンG，メチシリンなど)とセフェム系薬(セファロチンなど)が代表である. その他，モノバクタム系薬，カルバペネム系薬などがある. ペニシリン結合タンパク質(penicillin-binding protein：PBP)は細胞壁の合成を行う酵素である. β-ラクタム系薬がPBPに結合すると，PBPの機能が阻害され，細胞壁を合成することができなくなる. 副作用は少ないが，まれにアレルギー性ショックを起こすことがある. 安全性は高く，多くの細菌感染症の第一選択薬となっている. 小児や妊婦にも投与可能である.

その他の細胞壁合成阻害薬：β-ラクタム系薬以外の細胞壁合成阻害薬としては，ホスホマイシンとバンコマイシンがある. ホスホマイシンは赤痢や腸管出血性大腸菌などの腸管感染症の治療に使われる. バンコマイシンは腸管で吸収されないので，MRSA(メチシリン耐性黄色ブドウ球菌)感染の治療には注射薬が用いられる. ディフィシル菌による偽膜性大腸炎などには経口薬が用いられる.

2. タンパク質合成阻害薬

ヒトも細菌もタンパク質を合成するのはリボソームである. リボソームは大小二つのサブユニットから構成され，それぞれのサブユニットは遠心力をかけた時の沈降速度によって名称がつけられている. 沈降速度の単位がSである. ヒトと細菌ではリボソームを構成するサブユニットが異なる. ヒトのリボソームが40Sと60Sのサブユニットから構成されるのに対し，細菌のリボソームは30Sと50Sのサブユニットから構成される. この違いを利用して細菌のタンパク質合成のみを阻害することで，選択的に細菌のみに毒性を示す.

アミノグリコシド系薬：代表的なものはストレプトマイシン，カナマイシンである. 細菌のリボソームの30Sサブユニットに結合し，タンパク質合成を阻害する. 腸管でほとんど吸収されないので，経口薬ではなく注射薬として用いられる. ただし，腸管感染症に対しては経口薬を用いることがある. 嫌気性菌には無効である. 主要な副作用は聴覚障害，平衡感覚障害，腎毒性である. このため，第一選択薬となることは少なく，他の抗菌薬と併用される

テトラサイクリン系薬：代表的なものはテトラサイクリン，ミノサイクリンである. 細菌のリボソームの30Sサブユニットに結合し，タンパク質合成を阻害する. 広域の抗菌範囲を持つが，耐性菌が増えてしまったため，第一選択薬となることは少ない. ただし，クラミジア，リケッチア，マイコプラズマ，レプトスピラによる感染症には使用されている. 副作用として骨形成不全や歯牙形成不全を起こすので，妊婦や小児に投与してはいけない.

マクロライド系薬：代表的なものはエリスロマイシン，クラリスロマイシン，アジスロマイシンである. 細菌リボソームの50Sサブユニットに結合し，タンパク質合成を阻害する. グラム陽性菌に対して強い抗菌力を示す. グラム陰性菌の中にも有効なものがある. 耐性菌は増えている. 妊婦や小児への安全性は高く，小児に多く使用されている. マクロライド系薬は細胞内によく移行するので，レジオネラ菌などの細胞内寄生菌にも有効である.

3. 核酸代謝阻害薬

サルファ薬：葉酸はDNAの合成に必須の物質である. 細菌は自分で葉酸を合成するが，ヒ

トは食品から葉酸を得る．したがって，葉酸合成を阻害すれば，細菌のDNA合成のみを選択的に阻害できる．サルファ薬は戦前から使用されている葉酸合成阻害薬であり，耐性菌が増えてしまったため，現在はほとんど使用されていない．しかし，同じく葉酸合成阻害薬であるトリメトプリムと併用すると強い相乗効果が得られるため，両者を組み合わせた**ST合剤**が使用されている．

キノロン系薬：代表的なものはシプロフロキサシン，レボフロキサシンである．DNAジャイレースはDNAの二重らせんの巻き方を調節する酵素である．キノロン系薬は細菌のDNAジャイレースの働きを阻害する．近年開発されたフルオロキノロン系薬は広域の抗菌範囲を示すが，耐性菌も増えてきている．副作用が起きる頻度は高くないが，光線過敏症や横紋筋融解症が起きることがあるので，注意を要する．原則として，小児には使用できない．経口薬も注射薬もあるが，重症感染症に対しては，血中の高濃度が得られやすい静脈内投与が行われる．

ニトロイミダゾール系薬：代表的なものはメトロニダゾールである．細菌のDNAに傷害を与えることで抗菌活性を示す．原虫や嫌気性菌に有効である．

リファンピシン：細菌のRNAの合成を阻害することで抗菌活性を示す．多くの細菌に抗菌活性を示すが，特に結核菌やライ菌に有効である．

4．細胞膜傷害薬

環状ペプチド系薬：代表的なものはポリミキシンB，コリスチンである．グラム陰性菌の外膜にあるリポ多糖(LPS)に結合し，膜を破壊する．グラム陰性菌に対して強い抗菌力を示す．多剤耐性の緑膿菌やアシネトバクターにも有効である．しかし，腎毒性が強く，その使用には注意を要する．

F　耐　性　菌

ある菌種がある薬剤にもともと耐性であることがある．これを**自然耐性**と呼ぶ．また，元来は感受性であった菌種から耐性の株が生じたとき，これを**獲得耐性**と呼ぶ．抗菌薬に対して耐性を示す菌は確実に増加しており，感染症治療における大きな問題となっている．耐性菌出現の歴史をまとめたものが**図2-45**である．細菌の抗菌薬耐性の機構を大きく分類すると，① 抗菌薬の不活化，② 抗菌薬の作用部位の変異，③ 抗菌薬の細胞内流入の低下の三つがある．

1．抗菌薬の不活化による耐性

抗菌薬を分解もしくは修飾することで不活化する酵素を獲得することによって耐性となる．その酵素の代表がβ-ラクタマーゼである．この酵素はβ-ラクタム環を開裂することでβ-ラクタム系薬を不活化する．β-ラクタマーゼにはさまざまな種類があり，種類によって不活化できる薬が異なる．β-ラクタマーゼ産生菌に対抗して，β-ラクタマーゼ阻害薬をβ-ラクタム系薬に配合した薬剤が市販されている．その他，アミノグリコシド系薬を不活化するアミノグリコシド修飾酵素などがある．

2．抗菌薬の作用部位の変異による耐性

抗菌薬の作用部位を変異させ，抗菌薬が結合できないようにすることで耐性となる．たとえ

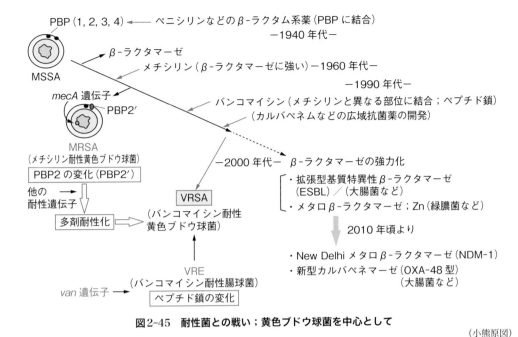

図2-45 耐性菌との戦い；黄色ブドウ球菌を中心として

(小熊原図)

ば，マクロライド耐性菌では抗菌薬の作用部位である50Sリボソーム中のRNAがメチル化され，薬が結合できなくなっている．また，キノロン耐性菌ではDNAジャイレースの変異が起きている．

3. 抗菌薬の細胞内流入の低下による耐性

外膜の親水性物質透過を担っているポーリンタンパク質の変異などにより，抗菌薬の細胞内流入が低下することによって耐性となる．また，いったん細胞内に流入した薬を積極的にくみ出すことによる耐性がテトラサイクリン系薬やキノロン系薬で知られている．

4. 耐性遺伝子とその伝達

上述した耐性機構を担っているタンパク質およびそれに関連するタンパク質をコードしている遺伝子が耐性遺伝子である．耐性遺伝子は染色体に存在していることも，プラスミドに存在していることもある．さらに，耐性遺伝子は耐性菌から感受性菌へと伝達されることがある．その詳細は"変異と遺伝情報の伝達"の項(p19)を参照されたい．

5. 重要な抗菌薬耐性菌

メチシリン耐性黄色ブドウ球菌：メチシリンは黄色ブドウ球菌の産生するβ-ラクタマーゼに分解されない半合成ペニシリンとして開発された．これに対しても耐性を示すのがメチシリン耐性黄色ブドウ球菌(**MRSA**：methicillin-resistant *Staphylococcus aureus*)である．MRSAはβ-ラクタム系薬全体に対して耐性を示す．さらに，MRSAはβ-ラクタム系薬以外の抗菌薬に対する耐性も獲得しており，有効な抗菌薬が限られる．MRSAは院内感染の原因菌

として最も重要である．MRSAに対して，通常のメチシリン感受性黄色ブドウ球菌をMSSAと呼ぶ．MRSA感染症の治療には，バンコマイシン，テイコプラニン，リネゾリド，ダプトマイシンが使用される．現在，バンコマイシンに対する低感受性株が問題となっている．さらに，米国では明らかなバンコマイシン耐性株も見つかっている．

バンコマイシン耐性腸球菌：腸球菌（*Enterococcus faecium*, *E. faecalis*）はヒト腸管内の常在菌であり，病原性は低い．しかし，易感染者（免疫抵抗力減弱者）に日和見感染を起こす．腸球菌はβ-ラクタム系薬などに耐性であるため，その感染症の治療にはバンコマイシンが使用されてきた．しかし，バンコマイシン耐性腸球菌（VRE：vancomycin-resistant *Enterococcus*）が出現し，問題となっている．VREは院内感染の原因菌として重要である．VRE感染の治療には，シナシッドやリネゾリドが使用される．

ペニシリン耐性肺炎球菌：肺炎球菌感染症の治療にはペニシリンが有効であった．しかし，ペニシリン耐性肺炎球菌（PRSP：penicillin-resistant *Streptococcus pneumoniae*）が出現し，問題となっている，現在，小児から分離される肺炎球菌の半数以上がPRSPである．ただし，PRSPはβ-ラクタム系薬のすべてに耐性ではない．

拡張型基質特異性β-ラクタマーゼ産生菌：β-ラクタマーゼには多くの種類があるが，各酵素が分解できるβ-ラクタム系薬は限られている．しかし，遺伝子の変異により分解できる薬の範囲が広がったものが拡張型基質特異性β-ラクタマーゼ（ESBL：extended spectrum-β-lactamase）である．ESBL産生菌は多くのβ-ラクタム系薬に耐性であり，院内感染の原因菌として重要である．大腸菌，クレブシエラ，プロテウス，エンテロバクター，セラチア，プロテウスといった腸内細菌科の細菌がESBLを産生する．ESBLの遺伝子はプラスミドに存在しており，菌から菌へ伝達される．したがって，ESBL産生菌は今後増加していく危険性が高く，注意が必要である．

メタロβ-ラクタマーゼ産生菌：β-ラクタマーゼの多くは分解できる薬が限られるが，メタロβ-ラクタマーゼはカルバペネム系薬を含むほとんどのβ-ラクタム系薬を分解する．したがって，メタロβ-ラクタマーゼ産生菌はβ-ラクタム系薬のほとんどに耐性となる．緑膿菌やアシネトバクターがメタロβ-ラクタマーゼを産生する．

ニューデリー・メタロβ-ラクタマーゼ1産生菌：従来のものとは異なる新しいメタロβ-ラクタマーゼがインドのニューデリーで発見された．これがニューデリー・メタロβ-ラクタマーゼ1（NDM-1：New Delhi metallo-β-lactamase-1）である．従来のメタロβ-ラクタマーゼが緑膿菌のような病原性の低い菌によって産生されるのに対し，NDM-1は大腸菌やクレブシエラといった病原性の高い菌によって産生される．わが国でもNDM-1産生菌は見つかっており，警戒を要する．

β-ラクタマーゼ非産生アンピシリン耐性インフルエンザ菌：インフルエンザ菌に対してはアンピシリンなど広域ペニシリンが使用されてきたが，アンピシリン耐性株が近年増加している．この耐性株の多くはβ-ラクタマーゼを産生しないため，β-ラクタマーゼ非産生アンピシリン耐性（BLNAR：β-lactamase-negative ampicillin-resistant）インフルエンザ菌と呼ばれる．この菌は細胞壁合成に必要な酵素であるPBP3に変異が起きることによって耐性になっている．

多剤耐性緑膿菌：緑膿菌は薬剤排出機構が発達しており，もともと多くの抗菌薬に自然耐性

MRSA の耐性機序

　通常の黄色ブドウ球菌は四つのペニシリン結合タンパク質 (PBP1〜4) を産生している．これらは細胞壁を合成するのに必要な酵素である．*β*-ラクタム系薬がこの PBP1〜4 に結合すると，ブドウ球菌は細胞壁を合成することができなくなる．しかし，MRSA は PBP1〜4 の他に PBP2′ を産生している．メチシリンを含む *β*-ラクタム系薬は PBP2′ に対して結合が弱く，細胞壁の合成を阻害できない．その結果，MRSA は *β*-ラクタム系薬全体に対して耐性を示す．PBP2′ の遺伝子が *mecA* であり，その産生は *mecI* や *mecR1* の制御系により調節されている．

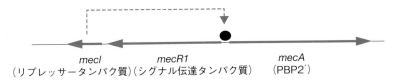

mecI　　　　　　*mecR1*　　　　　　　*mecA*
(リプレッサータンパク質)(シグナル伝達タンパク質)　　(PBP2′)

図1　mec領域の構成

mecI 産物 (図中黒丸) が *mecA* のオペレーター領域に結合し，転写を抑制している．*β*-ラクタム系薬が存在すると膜タンパク質である *mecR1* 産物から情報が伝達され，*mecI* 産物の結合が解除される．すると mecA が転写され，PBP2′ が産出される．ただし，mecI が脱落・変異した株も多く，このような株では恒常的に PBP2′ が産出されている．

VRE の耐性機序と分類

　細胞壁の構成成分であるペプチドグリカンは，グリカン鎖がペプチドによって架橋された格子状の構造になっている．バンコマイシンはこのペプチドの末端アミノ酸の D-alanine に結合し，ペプチドによる架橋を阻害する．その結果，細胞壁の合成が阻害され，菌は死に至る．しかし，VRE ではペプチドの末端アミノ酸が D-alanine から D-lactate もしくは D-serine へ変化しており，バンコマイシンはペプチドの末端に結合することができない．その結果，VRE はバンコマイシンに耐性となる．

　VRE は末端アミノ酸の変化とバンコマイシンやテイコプラニンへの感受性などから数タイプに分類される．臨床において重要なのは VanA と VanB で，特に VanA が問題である．わが国でも VanA と VanB タイプの VRE は検出されており，病院内でアウトブレイクが起きた事例もある．

表1　VREのタイプと特徴

タイプ	VCM耐性 (μg/ml)	TEIC耐性 (μg/ml)	遺伝子の部位	伝達性	末端アミノ酸
VanA	高度 (64-1,000以上)	高度 (16-512)	プラスミド	○	D-Lac
VanB	軽度-高度 (4-1,000)	感受性 (0.5-1)	プラスミド	○	D-Lac
VanC	軽度 (2-32)	感受性 (0.5-1)	染色体	×	D-Ser

タイプにはこのほかに VanD，VanE，VanG がある．臨床上重要なのは VanA と VanB である．各タイプに属する菌種は VanA と VanB は *E. faecium*，*E. faecalis*，VanC は *E. gallimarum* など．

である．近年，カルバペネム系薬，フルオロキノロン系薬，アミノグリコシド系薬のすべてに耐性の緑膿菌が現れた．このような菌を多剤耐性緑膿菌（**MDRP**：multiple drug-resistant *Pseudomonas aeruginosa*）という．現在使用可能な抗菌薬でMDRPを除菌することは難しい．

多剤耐性アシネトバクター：カルバペネム系薬，フルオロキノロン系薬，アミノグリコシド系薬のすべてに耐性を示すアシネトバクターを多剤耐性アシネトバクター（**MDRA**：multiple drug-resistant *Acinetobacter*）という．その多くは*A. baumannii*である．現在使用可能な抗菌薬でMDRAを除菌することは難しい．

多剤耐性および高度多剤耐性結核菌：結核の第一選択薬であるリファンピシンやイソニコチン酸ヒドラジドに耐性の株による結核を多剤耐性結核（**MDR-TB**：multi-drug resistant tuberculosis）という．さらに，キノロン系薬やアミノグリコシド系薬にも耐性になった株による結核を高度多剤耐性結核（**XDR-TB**：extensively drug-resistant tuberculosis）という．

マクロライド耐性肺炎マイコプラズマ：マイコプラズマは細胞壁を持たないため，マクロライド系薬が第一選択である．しかし，マクロライドの作用点であるリボソームに変異をきたし耐性となったものがある．わが国における肺炎マイコプラズマのマクロライド耐性率はすでに無視できない高さとなっている．

G 菌交代症

　抗菌薬の投与によってヒトの体内の常在細菌フローラのバランスが崩れることがある．その結果，病原菌の過剰増殖が起き，疾患が起きることがある．これを**菌交代症**という．代表的な菌交代症としては，ディフィシル菌関連下痢症や腟カンジダ症があげられる．

3 ウイルス

① ウイルス発見の概要

19世紀後半，数多くの病原細菌の発見に引き続き，細菌濾過器を通過する濾過性病原体（filterable virus；現在のウイルス virus）の存在が示された．1930年代に，孔径の小さい濾過膜，超遠心機，電子顕微鏡が開発され，ウイルスの実体が明らかにされた．その結果，タンパク質と核酸から構成されていることが示された．さらに，動物，発育鶏卵によってウイルスの増殖法が開発され，さまざまな病原ウイルスが分離されたことで，その実体が明らかとなった（表3-1）．このように，ウイルスは細菌等の病原体と比較し小さく，さらに，細菌とは異なり，その増殖に宿主細胞を必要とする寄生体（これを偏性細胞内寄生体と呼ぶ）であるという大きな特徴を持つことが明らかになった．

表3-1 ウイルス発見・同定の歴史

年	事項
1892〜98	タバコモザイクウイルス（濾過性病原体）の発見（イワノフスキー D. I. Ivanowski，ベイエルリンク M. W. Beijerinck）
1901	黄熱ウイルスの発見（リード W. Reed，キャロル J. Carroll）
1908〜11	ニワトリ白血病ウイルス，ニワトリ肉腫ウイルスの発見（ラウス P. Rous ら）
1915	バクテリオファージの発見
1930〜31	マウス脳内接種や孵化鶏卵によるウイルスの分離・増殖
1935	タバコモザイクウイルスの結晶化（ウェンデル スタンリー）
1939	電子顕微鏡によるウイルス粒子の可視化
1949	培養細胞を用いたポリオウイルスの培養（エンダース J. F. Enders）
1950〜69	アデノウイルス，麻疹ウイルス，EB ウイルス，B型肝炎ウイルス（HBV），ラッサウイルス等の分離・同定
1977	エボラウイルスの発見
1980〜83	ヒトレトロウイルス（HTLV-1，HIV）の発見
1989	C型肝炎ウイルス（HCV）の発見
1990〜99	南米出血熱ウイルス，H5N1 インフルエンザウイルスによるヒト感染症例の発見
2011	重症熱性血小板減少症候群（SFTS）の患者より SFTS ウイルスを同定

② ウイルスの形態・構造と分類

　ウイルスは他の微生物とは大きく異なり，細胞壁，細胞膜，細胞質，核という構造体を持たない小さな微生物である．大きさは20〜300nmで，多くは100nm前後である．光学顕微鏡の分解能が0.2 μm（200 nm）であるため，光学顕微鏡でウイルスを観察することはできず，形態の観察には電子顕微鏡が必要である．

　ウイルスは遺伝子の核酸（DNAかRNAのいずれか一方のみ）を中心にして，その周囲がタンパク質の殻（カプシドcapsid）で包まれた構造（ヌクレオカプシドnucleocapsid）が基本となっている．その外形は，正20面体型（**図3-1a**），らせん型（棒状，紐状，**図3-1c**），これらヌクレオカプシドが脂質と糖タンパク質から成る被膜（エンベロープenvelope）で包まれた型（球形〜不定形，**図3-1b，d**），複雑な内部構造から成るレンガ型（**図3-1e**），さらにはオタマジャクシ型（**図3-1f**）などがある．

　ウイルスはゲノムの種類によって，大きくDNAウイルスとRNAウイルスに分けられる．さらに，それらの核酸が1本鎖または2本鎖，その極性がポジティブ（プラス；＋）鎖またはネガティブ（マイナス；−）鎖，線状または環状，いくつかの断片に分かれた分節性または非分節性などの違いによって細分される．また，ゲノムの大きさ，ゲノムを構成する遺伝子（gene）の数や遺伝子産物の違いによって，ウイルス粒子の構造，物理化学的性状や感染・増殖様式も異なる．粒子構造でエンベロープを持つか持たないかも大きな違いである．基本的にはゲノムの違いに基づいてウイルスの分類がなされている．**表3-2**に代表的なウイルス科名と，ヒトに病原性を示す主なウイルスおよびそれらの特徴をまとめる．

③ ウイルスの増殖と培養

Ａ ウイルスの増殖

　ウイルスは核酸とそれを包むカプシドを基本とする構造で，細胞構造を持たないことはすでに述べた．したがって，生きた細胞内に入り込んだときのみ，自らの核酸の遺伝情報に基づいて，細胞の代謝酵素や成分，タンパク質合成の場のリボソームを利用して自己成分を合成し，

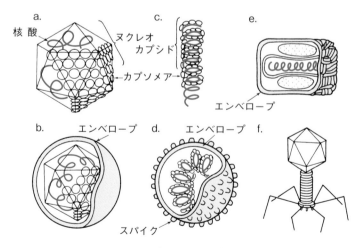

図3-1　ウイルスの基本構造

表3-2　動物ウイルスの分類

核酸の種類	ウイルス科	代表的ヒトウイルス種	ウイルス粒子		
			大きさ (nm)	カプシド構造など	核酸の性状
DNA	パルボウイルス *Parvoviridae*	ヒトパルボウイルス（B19）ヒトボカウイルス	18～26	正20面体	1本鎖
	パピローマウイルス *Papillomaviridae*	ヒトパピローマウイルス	50～55	正20面体	2本鎖
	ポリオーマウイルス *Polyomaviridae*	JCポリオーマウイルス メルケル細胞ポリオーマウイルス	40～45	正20面体	2本鎖
	アデノウイルス *Adenoviridae*	ヒトアデノウイルスA～F	70～80	正20面体	2本鎖
	ヘルペスウイルス *Herpesviridae*	単純ヘルペスウイルス 水痘-帯状ヘルペスウイルス EBウイルス サイトメガロウイルス ヒトヘルペスウイルス6,7,8	150～200	正20面体 +エンベロープ	2本鎖
	ポックスウイルス *Poxviridae*	痘瘡ウイルス ワクシニアウイルス	200×300	複雑な内容 +エンベロープ	2本鎖
	ヘパドナウイルス *Hepadnaviridae*	B型肝炎ウイルス	42	複雑な内容 +エンベロープ	2本鎖 （一部1本鎖）
RNA	ピコルナウイルス *Picornaviridae*	ポリオウイルス コクサッキーウイルス エコーウイルス ライノウイルス A型肝炎ウイルス	20～30	正20面体	1本鎖
	カリシウイルス *Caliciviridae*	ノーウォークウイルス（ノロウイルス属） サッポロウイルス（サポウイルス属）	27～40	正20面体	1本鎖
	ヘペウイルス *Hepeviridae*	E型肝炎ウイルス	20～38	正20面体	1本鎖
	レオウイルス *Reoviridae*	ヒトレオウイルス ヒトロタウイルス	19～20	正20面体	2本鎖 （10～12分節）
	トガウイルス *Togaviridae*	東部ウマ脳炎ウイルス 風疹ウイルス チクングニアウイルス	60～70	正20面体 +エンベロープ	1本鎖
	フラビウイルス *Flaviviridae*	黄熱ウイルス 日本脳炎ウイルス デングウイルス C型肝炎ウイルス ウエストナイルウイルス ジカウイルス	40～60	正20面体 +エンベロープ	1本鎖
	コロナウイルス *Coronaviridae*	ヒトコロナウイルス SARSコロナウイルス MERSコロナウイルス	120～160	らせん対称 +エンベロープ	1本鎖
	オルソミクソウイルス *Orthomyxoviridae*	インフルエンザウイルス	80～120	らせん対称 +エンベロープ	1本鎖（8分節）
	パラミクソウイルス *Paramyxoviridae*	パラインフルエンザウイルス 麻疹ウイルス ムンプスウイルス RSウイルス メタニューモウイルス ヘンドラウイルス ニパウイルス	150～300	らせん対称 +エンベロープ	1本鎖
	ラブドウイルス *Rhabdoviridae*	狂犬病ウイルス	70～80 ×180	らせん対称 +エンベロープ	1本鎖
	フィロウイルス *Filoviridae*	エボラウイルス マールブグウイルス	80×500 ～1,000	らせん対称（?） +エンベロープ	1本鎖
	アレナウイルス *Arenaviridae*	ラッサウイルス	50～300	複雑な内容 +エンベロープ	1本鎖（2分節）
	ブニヤウイルス *Bunyaviridae*	腎症候性出血熱ウイルス 重症熱性血小板減少症候群ウイルス SFTSウイルス	80～120	らせん対称 +エンベロープ	1本鎖（3分節）
	レトロウイルス *Retroviridae*	ヒト免疫不全ウイルス ヒトT細胞白血病ウイルス	80～100	複雑な内容 +エンベロープ	1本鎖（2分子）
	未分類	デルタ（D型）肝炎ウイルス		+エンベロープ	1本鎖

増殖する**偏性細胞内寄生体**である．細胞への感染様式，細胞内での自己複製様式はウイルスによって異なるが，この増殖過程は次の6段階に要約できる（**図3-2**）．

a. 吸　　着

ウイルス粒子が細胞膜の特定の受容体（レセプターreceptor）に付着する．

b. 侵　　入

ウイルス粒子が細胞の食作用によって細胞内に取り込まれるか，あるいはウイルス粒子表面のエンベロープと細胞膜が融合してヌクレオカプシドが細胞質内に入る．

c. 脱　　殻

ヌクレオカプシドからタンパク質が外れて裸の核酸となる．

d. 素材の合成

ウイルス核酸の遺伝情報がメッセンジャーRNA（mRNA）に転写され，mRNAが細胞のリボソームと結合して，ここでウイルスタンパク質が合成される．一方では，細胞内に入った核酸を鋳型にして，自己核酸が複製される．

e. 粒子の形成

生合成された核酸とタンパク質が組み合わされ，ウイルス粒子ができる．

f. 細胞外への放出

細胞の破壊によって，あるいはエンベロープを持つウイルスの場合は，ウイルスタンパク質が入り込んだ細胞膜を被って（出芽），細胞外に放出される．

1個のウイルス粒子が1個の細胞に感染して，上述の過程で増殖する時間はおよそ10～20時間であり，できあがって細胞から放出される子孫ウイルスの数は数百～数千個である．

このように，ウイルスが細胞内で増殖すると，多くの場合，細胞は破壊し死滅する．この細胞の変化を，**細胞変性効果**（cytopathic effect：CPE）という（**図3-3**）．これがウイルスの病原性に結びつく．ウイルスの種類によって，増殖できる細胞と増殖できない細胞がある．

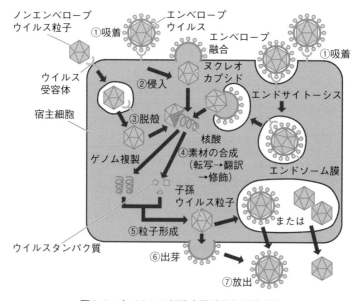

図3-2　ウイルスの細胞内増殖過程の模式図

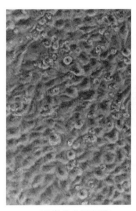
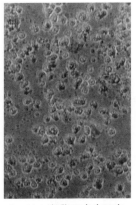
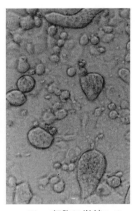

a. 正常サル腎細胞
（Vero細胞）

b. Vero細胞に水疱口内
炎ウイルスを感染さ
せたときのCPE

c. Vero細胞に単純ヘル
ペスウイルスを感染
させたときのCPE

図3-3　ウイルスが感染した培養細胞の細胞変性効果（CPE）

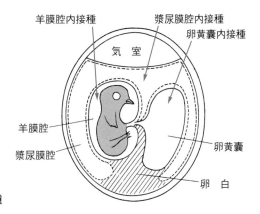

図3-4　孵化鶏卵へのウイルス接種

B ウイルスの培養

　ウイルスは前述のように人工培地での増殖は不可能で，したがってウイルスの培養には生きた細胞が必要であり，次のものが用いられる．

a. 動　物

　マウス，ウサギ，ハムスター，フェレット，サルなどが用いられるが，ウイルスの種類によって，動物種と接種方法がそれぞれ異なる．たとえば，インフルエンザウイルスはマウスあるいはフェレットに経鼻接種，日本脳炎ウイルスは乳のみマウスの脳内接種，単純ヘルペスウイルスはマウス皮内接種や角膜接種が行われる．

b. 孵化鶏卵

　受精卵を37℃の孵卵器内で発育させた10〜11日卵が，主としてインフルエンザウイルスの培養に用いられる．卵殻に小孔をあけて，注射器で希釈ウイルス液を漿尿膜腔内，羊膜腔内に接種して数日培養すると，漿尿膜細胞，羊膜細胞，胎児細胞内で増えたウイルスが漿尿液，羊水中に出てくる（**図3-4**）．

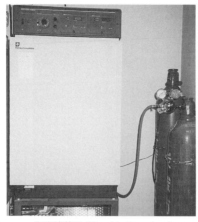

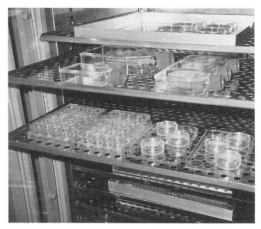

a.　細胞培養用CO_2インキュベーター

b.　CO_2インキュベーターでの細胞培養

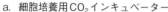

図3-5　細胞培養

c.　培養細胞

　ヒトや動物から取り出した組織や臓器を細切し，トリプシン(タンパク質分解酵素)やコラーゲン分解酵素などでばらばらの細胞にして，培養液を用いて培養瓶，試験管内で37℃で培養する(**図3-5**)．細胞はプラスチック壁に付着して増殖する．この培養細胞にウイルスを接種すると，ウイルスは細胞内で増えて培養液中に出てくる．

④　ウイルスの遺伝と変異

Ａ　ウイルスの遺伝子

　ウイルスはDNAかRNAのいずれかがタンパク質の殻で包まれた基本構造でできている．自然界の生物の遺伝子はDNAであるが，ウイルスの遺伝子はDNAウイルスではDNA，RNAウイルスではRNAそのものである．このDNAあるいはRNAに，子孫ウイルスを作るためのタンパク質の情報を担う遺伝子が存在する．遺伝子の数はウイルスによって異なる．

Ｂ　ウイルスの変異

　ウイルス遺伝子は，ウイルスが感染した細胞内で正確に複製され，子孫ウイルス粒子内に取り込まれ，子孫に伝えられる．しかし，ウイルスの遺伝子も他の生物と同様に，その複製の過程で10^{-5}〜10^{-8}の頻度で突然変異(点変異—塩基の欠失，置換あるいは新しい塩基の挿入，細菌の"変異と遺伝情報の伝達"の項，p19参照)が起こり，あるいは同種ウイルス間で遺伝子の組換えが起こり，性質の変わった変異ウイルスが生じる．ウイルスには次のような変異がある．

a.　宿主域変異

　元のウイルス(野生株という)とは異なった動物や培養細胞に感染し増殖するようになったり，逆に野生株が増殖できる場で増殖できなくなったりする変異である．

b.　弱毒変異

　宿主域変異ウイルスの病原性がある宿主に対して低くなることを弱毒変異という．例えばサル腎細胞培養で継代培養したポリオウイルスは野生株と異なり，ヒト，チンパンジーの脊髄前

角細胞への感染ができなくなる．このような変異株は，**弱毒生ウイルスワクチン**として利用できる．その他にも麻疹（はしか）生ワクチン，風疹生ワクチン，ムンプス（おたふくかぜ）生ワクチン，水痘（みずぼうそう）生ワクチンなどが現在予防に用いられている．なお，わが国においては，ポリオ生ワクチンは副作用の面から現在（2012年9月以降）では使用されていない（p184参照）．

c. 抗原変異

突然変異，あるいは同種ウイルス間における遺伝子の組換えによって，ウイルス粒子表面の抗原性が変わることを抗原変異という．たとえば，インフルエンザウイルスA型の赤血球凝集素は，年々突然変異によって少しずつ抗原性が変化しており（これを**抗原連続変異**または**小変異**という），またときにヒトインフルエンザウイルスの遺伝子とトリインフルエンザウイルスの遺伝子との間で組換え（遺伝子再集合）が起こって抗原性が大きく変化する（これを**抗原不連続変異**または**大変異**という）．この現象が，ワクチン接種による予防において，ワクチン株と流行株の抗原性の違いとなり，ワクチン接種による予防効果が十分発揮されない現象に結びついている．

d. 薬剤耐性変異

近年，ウイルス増殖を抑える化学療法薬がいくつか開発され，ウイルス感染症の治療に用いられているが，一方，これらの薬剤に耐性を示すウイルスも出現している．現在用いられている薬剤はウイルスの酵素に親和性を持つものが多いが，ウイルス遺伝子の変異で酵素が変化すると，その薬剤は酵素に対する親和性を失い効かなくなる．

⑤ ウイルスによる感染

Ａ ウイルスの伝播

ウイルスの増殖の項で述べたように，ウイルスの感染は，細胞膜表面に存在するレセプターへの吸着に始まる．患者あるいは感染動物から排泄されたウイルスがヒトの体表面（皮膚，口腔粘膜，腸管粘膜，気道粘膜，眼結膜・角膜，泌尿生殖器粘膜）に至る経路（**伝播経路**）と，吸着，侵入する体表面部位（**侵入門戸**）はウイルスによって異なる．

伝播経路には，接吻，性交などによる**接触伝播**，咳，くしゃみなどで飛び出した飛沫による**飛沫伝播**（以上を**直接伝播**という），飛沫が塵埃と合わさって水分が蒸発してできた飛沫核による**飛沫核伝播**，汚染した手や器物あるいは飲食物，および昆虫，動物，医療器具，医療行為による伝播（以上を**間接伝播**という）がある．

ウイルスが患者あるいは感染動物から排泄され，伝播して侵入門戸に至る過程を**表3-3**にまとめた．

また，個体から個体への伝播を**水平伝播**といい，母体から胎盤を経て胎児に伝播する**経胎盤伝播**を**垂直伝播**という．出生時における母体産道での新生児への伝播や，母乳を介した新生児への伝播は母子感染と呼ばれ，垂直感染と同義に取り扱われることが多い．

ヒトに病原性を示すウイルスは，その自然界における伝播の様式から，次の三つのグループに分けることができる．①ヒトが本来の宿主であって，ヒト-ヒト間で伝播するウイルス（**表3-4A**）．この様式には，急性感染型（A-1），慢性・潜伏感染型（A-2），一部動物媒介型（A-3）がある．②ヒト以外の動物が本来の宿主であって，その動物間における伝播サイクルからヒ

表3-3　各種疾患の原因ウイルスの排出・伝播・侵入門戸

疾患	ウイルス	排　出	伝　播	侵入門戸
呼吸器系	インフルエンザウイルス	鼻汁，唾液，喀痰	接触，飛沫	上気道粘膜
	パラインフルエンザウイルス	鼻汁，唾液	接触，飛沫，飛沫核	上気道粘膜
	麻疹ウイルス	鼻汁，唾液	接触，飛沫	上気道粘膜
	ムンプスウイルス	鼻汁，唾液	接触，飛沫	上気道粘膜
	RSウイルス	鼻汁，唾液，喀痰	接触，飛沫	上気道粘膜
	ライノウイルス	鼻汁，唾液	接触，飛沫	上気道粘膜
	エコーウイルスの一部	鼻汁，唾液	接触，飛沫	上気道粘膜
	コクサッキーウイルスの一部	鼻汁，唾液	接触，飛沫	上気道粘膜
	コロナウイルス	鼻汁，唾液	接触，飛沫	上気道粘膜
	風疹ウイルス	鼻汁，唾液	接触，飛沫	上気道粘膜
	アデノウイルス	鼻汁，唾液	接触，飛沫	上気道粘膜
	サイトメガロウイルス	鼻汁，唾液	接触，飛沫	上気道粘膜
消化器系	ポリオウイルス	糞便，吐物	手，器物，飲食物	腸管粘膜，咽頭粘膜
	エコーウイルス	糞便	手，器物，飲食物	腸管粘膜，咽頭粘膜
	コクサッキーウイルス	糞便	手，器物，飲食物	腸管粘膜，咽頭粘膜
	A型肝炎ウイルス	糞便，吐物	手，器物，飲食物	腸管粘膜
	E型肝炎ウイルス	糞便，吐物	手，器物，飲食物	腸管粘膜
	ロタウイルス	糞便，吐物	手，器物，飲食物	腸管粘膜
	ノロウイルス	糞便，吐物	手，器物，飲食物	腸管粘膜
	B型肝炎ウイルス	血液，体液	輸血，医療ミス	皮膚，粘膜，血管
	C型肝炎ウイルス	血液	輸血，医療ミス	皮膚，血管
	D型肝炎ウイルス	血液	輸血，医療ミス	皮膚，血管
	黄熱ウイルス	血液	蚊	皮膚
皮膚粘膜系	単純ヘルペスウイルス	水疱液	接触	口腔・咽頭粘膜，性器粘膜
	ヒトヘルペスウイルス6,7,8	唾液	接触	?
	水痘-帯状ヘルペスウイルス	水疱液	接触，飛沫　飛沫核	口腔
	ヒトパピローマウイルス	粘膜	接触(性交)	性器粘膜，喉頭粘膜
	伝染性軟疣腫ウイルス	皮膚	接触	皮膚
	ヒトパルボウイルス	?	?	?
	麻疹ウイルス	唾液(咽頭粘液)	飛沫	咽頭粘膜
	コクサッキーウイルスの一部	粘膜分泌，糞便	接触，手，飲食物	咽頭粘膜，腸管粘膜
	エコーウイルスの一部	粘膜分泌，糞便	接触，手，飲食物	咽頭粘膜，腸管粘膜
	エンテロウイルス	粘膜分泌，糞便	接触，手，飲食物	咽頭粘膜，腸管粘膜
	風疹ウイルス	唾液(咽頭粘液)	飛沫	咽頭粘膜
神経系	単純ヘルペスウイルス	水疱液	接触	口腔・咽頭粘膜，性器粘膜
	水痘-帯状ヘルペスウイルス	水疱液	接触，飛沫	口腔・咽頭粘膜
	JCポリオーマウイルス	?	?	?
	ポリオウイルス	糞便	手，器物，飲食物	咽頭粘膜，腸管粘膜
	コクサッキーウイルスの一部	糞便	手，器物，飲食物	咽頭粘膜，腸管粘膜
	エコーウイルスの一部	糞便	手，器物，飲食物	咽頭粘膜，腸管粘膜
	日本脳炎ウイルス	血液	蚊	皮膚
	アルファウイルス属のウイルス	血液	蚊	皮膚
	狂犬病ウイルス	唾液(動物)	咬傷	皮膚
	麻疹ウイルス	唾液(咽頭粘液)	飛沫	咽頭・上気道粘膜
	ムンプスウイルス	唾液	飛沫	咽頭・上気道粘膜
眼科系	単純ヘルペスウイルス	水疱液	接触	角結膜
	ヒトアデノウイルス	唾液，結膜分泌液	接触	角結膜
	コクサッキーウイルスの一部	唾液，結膜分泌液	接触	角結膜
	エンテロウイルス70型	唾液，結膜分泌液	接触	角結膜
泌尿生殖器系	単純ヘルペスウイルス	水疱液	接触(性交)	性器粘膜
	ヒトパピローマウイルス	粘膜分泌物	接触(性交)	性器粘膜
	ヒトアデノウイルス	粘膜分泌物	接触(性交)	泌尿器(膀胱)粘膜
血液系	ヒトT細胞白血病ウイルス	血液，精液，母乳	輸血，性交，授乳	皮膚，性器粘膜，口腔の傷口
	ヒト免疫不全ウイルス	血液，精液，母乳	輸血，性交，授乳	皮膚，性器粘膜，口腔の傷口
	ヒトヘルペスウイルス6,7,8	?	?	?
	EBウイルス	血液，唾液		

(つづく)

表3-3　（つづき）

疾患	ウイルス	排　出	伝　播	侵入門戸
全身出血熱系	ラッサウイルス	尿, 唾液（げっ歯類）	飛沫, 接触	上気道粘膜, 口腔・咽頭粘膜
	タカリベウイルス群ウイルス	尿, 唾液（げっ歯類）	飛沫, 接触	上気道粘膜, 口腔・咽頭粘膜
	エボラウイルス	血液, 体液	飛沫	上気道粘膜
	マールブルグウイルス	血液, 体液	飛沫	上気道粘膜
	クリミア・コンゴ出血熱ウイルス	血液（ヒツジ, ヤギ, ウシ）	ダニ	皮膚
	腎症候性出血熱ウイルス	尿, 唾液（げっ歯類）	飛沫, 接触	上気道粘膜, 口腔・咽頭粘膜
	デングウイルス	血液	蚊	皮膚

トへ感染するウイルス（**表3-4B**）．この様式には，ヒト社会に入ってヒト-ヒト間の伝播サイクルを持つ型（B-1），動物間のサイクルからヒトへ伝播するが，ヒトは**終末宿主**である型（**袋小路感染**という．B-2，B-3）がある．③伝播に節足動物媒介を必要とするウイルス（**表3-4C**）．動物-節足動物間の伝播サイクルと，ヒト-節足動物間の伝播サイクル，さらに両サイクルが合わさった伝播様式がある．

B ウイルスの感染様式

　生体内に侵入したウイルスは**第一次標的組織**（あるいは臓器）で増殖し，血行，リンパ行を介して**第二次標的組織**（臓器）へと広がり発症する．この感染の成立を左右するのは，ウイルスの毒力，感染量，臓器特異性と，生体側の感受性，素因，防御反応の強弱とのバランスにある．このバランスの差が，次のような感染様式となって現れる（**図3-6**，このほかの感染の種類についてはp23，第2章**4**項参照）．

a. 顕性感染

　ウイルスが標的組織で増殖した結果，その組織が傷害され，生体反応としての種々の症状が現れる（発症）．この感染様式を顕性感染という．ウイルスの侵入から発症までの期間が**潜伏期**であり，ウイルスと生体との攻め合いのときである．この感染経過においては，そのウイルスに対する抗体の上昇が証明される．

b. 不顕性感染

　ウイルスが第一次標的組織で増殖しても，必ずしも症状として現れずにウイルスが生体から排除されてしまう場合がある．これを不顕性感染という．特にポリオウイルス，日本脳炎ウイルスの感染では1,000～2,000人に1人の発症率で，多くは不顕性感染で終わる．不顕性感染では，特有の症状は認められないが，血中にはそのウイルスに対する抗体の上昇が認められ，不顕性感染を知ることができる．

c. 潜伏感染

　顕性感染から，あるいは不顕性感染に続いて，ウイルスが標的臓器の細胞内に潜伏し，細胞を破壊することなく無症状のまま長期にわたって存続することがある．これを潜伏感染という．生体の抵抗性が低下したとき，あるいは何らかの刺激によってウイルスは活性化し，顕性感染に移行する．これを**回帰発症**（回帰感染）といい，繰り返して起こることが多い．単純ヘルペスウイルス1型，2型，水痘-帯状ヘルペスウイルス，サイトメガロウイルス，EBウイルスなどがこの感染様式をとることが多い．

表3-4　ヒトに病原性を示すウイルスの自然界における存続

A. ヒトが本来の宿主の場合	
A-1 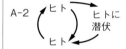	例：痘瘡ウイルス（ポックスウイルス科） アデノウイルス（アデノウイルス科） ポリオウイルス，コクサッキーウイルス，エコーウイルス，ライノウイルス，A型肝炎ウイルス（ピコルナウイルス科） B型，C型インフルエンザウイルス（オルソミクソウイルス科） 麻疹ウイルス，ムンプスウイルス，パラインフルエンザウイルス（パラミクソウイルス科） 風疹ウイルス（トガウイルス科） ヒトコロナウイルス（コロナウイルス科） ヒトレオウイルス，ヒトロタウイルス（レオウイルス科） カリシウイルス（カリシウイルス科） E型肝炎ウイルス（ヘペウイルス科）
A-2 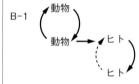	例：単純ヘルペスウイルス，水痘-帯状疱疹ウイルス，サイトメガロウイルス，EBウイルス（ヘルペスウイルス科） B型肝炎ウイルス（ヘパドナウイルス科） C型肝炎ウイルス（フラビウイルス科） D型肝炎ウイルス（ウイルス科は未分類） ヒト免疫不全ウイルス，ヒトT細胞白血病ウイルス1型（レトロウイルス科）
A-3 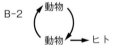	例：A型ヒトインフルエンザウイルス

B. 動物が本来の宿主の場合	
B-1 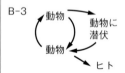	例：ラッサウイルス，フニンウイルス，マチュポウイルス（アレナウイルス科） マールブルグウイルス*，エボラウイルス（フィロウイルス科） サルポックスウイルス（ポックスウイルス科）
B-2	例：Bウイルス（ヘルペスウイルス科） リンパ球性脈絡髄膜炎ウイルス（アレナウイルス科） 腎症候性出血熱ウイルス（ブニヤウイルス科）
B-3	例：狂犬病ウイルス（ラブドウイルス科）

C. ウイルスの伝播に節足動物媒介を必要とする場合	
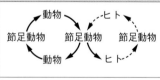	例：日本脳炎ウイルス，デングウイルス，黄熱ウイルス（フラビウイルス科） ベネズエラウマ脳炎ウイルス，東部ウマ脳炎ウイルス，西部ウマ脳炎ウイルス（トガウイルス科） クリミア・コンゴ出血熱ウイルス（ブニヤウイルス科）

*宿主動物が不明，----▶まれな場合
（東　匡伸：病原因子としてのウイルス．髙田賢藏編：医科ウイルス学 改訂第3版，南江堂，2009を参考に著者作成）

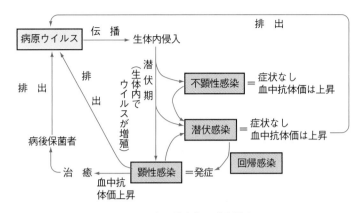

図3-6　病原微生物の感染様式

　長い潜伏期のあとに，あるいは潜伏感染の活性化によって徐々に発病し，次第に悪化して多くは数〜十数年後に死亡する感染様式を**遅発性ウイルス感染**という．麻疹ウイルスによる亜急性硬化性全脳炎，JCウイルスによる進行性多巣性白質脳症，ヒト免疫不全ウイルスによる後天性免疫不全症（AIDS），B型，C型肝炎ウイルスによる慢性ウイルス性肝炎などがこの感染様式をとる疾患である．

C　ウイルス感染による発症機構

　前項にて，ウイルスの伝播，感染様式を述べた．本項では，ウイルス感染による疾患発症機構について解説する．

a.　ウイルス感染による細胞死

　ウイルスが感染した宿主細胞内で，子孫ウイルスが大量に産生されるとき，宿主細胞の各種高分子合成系はウイルス遺伝子の発現のために動員され，宿主の遺伝子発現は抑制・停止される．この現象はシャットオフ（shut off）と呼ばれるが，その結果，宿主細胞は最終的に死滅する．これらは，通常は融解性感染（lytic infection），あるいは細胞融解性感染（cytolytic infection）と呼ばれる．この過程で，ウイルスに感染した宿主細胞は特徴的な形態変化を起こす．これを細胞変性効果（cytopathic effect：CPE）と呼ぶ．培養細胞にウイルスを加えて培養を継続し，生きたまま位相差顕微鏡（光の位相差を利用して無染色の試料をコントラストよく観察できる顕微鏡）などで観察を続けると，ウイルスの種類によって，細胞の円形化（cell rounding）あるいは細胞融合（cell fusion）などのCPEが出現してくる（**図3-7**）．細胞融合の結果，多核巨細胞が形成される．これは合胞体（syncytium）とも呼ばれ，パラミクソウイルス科のRSウイルス（respiratory syncytial virus）はこれにちなんだ命名である．

b.　ウイルス感染症における組織傷害

　ウイルス感染症において現れるさまざまな症状は，ウイルス感染によって誘導された免疫系を含む生体因子の作用によるものが多い．たとえば，インフルエンザウイルス感染症における激しい発熱や倦怠感は，ウイルス感染によって誘発された内因性発熱因子としてのインターフェロンの過剰作用（サイトカインストーム cytokine storm）であり，肝炎ウイルス感染症においては，細胞傷害性T細胞などの免疫系因子がウイルス感染肝細胞を攻撃した結果として，

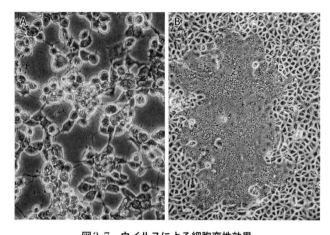

図3-7　ウイルスによる細胞変性効果
A：細胞の円形化，B：細胞融合（中央部に多核巨細胞を認める）.
（山田雅夫：シンプル微生物学，改訂第6版，小熊惠二ほか編，p.246,
2018より許諾を得て転載）

AST（GOT）やALT（GPT）などの肝細胞由来の酵素の遊離と肝機能の低下を起こす．日本脳炎ウイルス感染では，脳内に誘導されたサイトカインによって血液-脳関門の破壊が引き起こされる．また，ウイルスによる持続感染や慢性感染では抗体が持続的に産生されるが，多量のウイルス抗原に対しては感染抑制効果を示せず，逆に免疫複合体が形成される．この免疫複合体が腎臓や血管において沈着し，その場で炎症反応を惹起し，組織傷害を起こす．このように，ウイルス感染症における個体の病態には，ウイルスによる直接の細胞傷害ではなく，生体側因子の作用が大きく関わっていると考えられている．また，スーパー抗原は黄色ブドウ球菌で有名であるが，ウイルスにおいても，特定のT細胞受容体のVβ鎖（TCRVβ）を有するT細胞群を一斉に活性化し，細胞数の増加，各種サイトカインの過剰産生を通して組織・細胞傷害や免疫系の調節不全をもたらす．

c. ウイルス感染症による免疫不全

ウイルス感染において，免疫機構が障害される場合がある．たとえば，麻疹ウイルス感染や風疹ウイルス感染では，細胞性免疫が低下し，ツベルクリン反応の陰性化が観察される場合がある（続発性免疫不全）．麻疹ウイルスの場合は，麻疹ウイルスがリンパ球などに感染し，IL-12の産生阻害と血中リンパ球の減少が起こり，細胞性免疫の活性化が抑制される．また，ヒト免疫不全ウイルス（HIV）では，主にCD4$^+$Tリンパ球にHIVが感染するために，持続的にCD4$^+$Tリンパ球が減少し，同時に全身のリンパ組織の構造的な破壊が継続して起こることにより二次リンパ組織でのリンパ球の成熟などが妨げられ，最終的に免疫系の機能不全を呈する．また，ウイルス感染により誘導されるサイトカインのなかに免疫担当細胞の活性を抑制する作用を有するものが存在する．ウイルス感染時の細菌などによる二次感染の成立は，こうしたウイルス感染による免疫機構の抑制にその一因がある．

d. ウイルス発がん

ある種のウイルスは感染することによって動物に腫瘍を作る．このようなウイルスを**腫瘍（がん）ウイルス**という．現在認められているヒトの腫瘍ウイルスを**表3-5**に示す．

表3-5　ヒトの腫瘍（がん）ウイルス

ウイルス	腫　瘍
DNA腫瘍ウイルス	
パピローマウイルス科：ヒトパピローマウイルス	子宮頸がん，陰茎がん
ヘルペスウイルス科：EBウイルス	バーキットリンパ腫，上咽頭がん，胃がん
ヒトヘルペスウイルス8	カポジ肉腫
ヘパドナウイルス科：B型肝炎ウイルス	肝がん
ポリオーマウイルス科：メルケル細胞ポリオーマウイルス	メルケル細胞がん（皮膚がん）
RNA腫瘍ウイルス	
レトロウイルス科：ヒトT細胞白血病ウイルス	成人T細胞白血病
フラビウイルス科：C型肝炎ウイルス	肝がん

　正常の細胞には，細胞の増殖を促進的に調節する遺伝子（**がん原遺伝子**または細胞性がん遺伝子という）と，細胞の増殖を抑制する遺伝子（**がん抑制遺伝子**という）が存在し，正常細胞の増殖はこれらの遺伝子の働きのバランスで成り立っている．一方，腫瘍ウイルスには，**表3-5**に示すように**DNA腫瘍ウイルス**と**RNA腫瘍ウイルス**がある．RNA腫瘍ウイルスには，動物細胞のがん原遺伝子から由来したがん遺伝子を持っているウイルスと，がん遺伝子を持っていないウイルスがある．DNA腫瘍ウイルスのがん遺伝子は細胞由来ではなく，ウイルスそのものの遺伝子で，そのウイルスの増殖に必須の遺伝子である．このような腫瘍ウイルスによる細胞のがん化は，次のようなメカニズムで起こる．

　① **DNA腫瘍ウイルス**が細胞に感染すると，ウイルスDNAのがん遺伝子からタンパク質が合成される．このタンパク質が，細胞のがん抑制遺伝子から合成されるがん抑制タンパク質と結合して不活化するため，細胞はがん化する．

 エマージング・ウイルスとリエマージング・ウイルス

　従来からヒト社会に存在し，ヒトに感染して猛威をふるうウイルスのほかに，新しくヒト社会に出現し，病原性を発揮するウイルスがある．これを**エマージング・ウイルス**（emerging virus；**新興ウイルス**）という．このウイルスによって起こる疾患を**エマージング・ディジーズ**（emerging disease；**新興感染症**）という．新型インフルエンザウイルスによるインフルエンザ，ヒト免疫不全ウイルスによるエイズ（acquired immunodeficiency syndrome：AIDS），ラッサウイルスによるラッサ熱，マールブルグウイルスによるマールブルグ病，エボラウイルスによるエボラ出血熱，SARSコロナウイルスによる重症急性呼吸器症候群（SARS）などがある．

　また，かつてヒト社会に存在したウイルスが，いったん姿をかくしたのち再び出現した場合を**リエマージング・ウイルス**（reemerging virus；**再興ウイルス**），それによる疾患を**リエマージング・ディジーズ**（reemerging disease；**再興感染症**）という．インフルエンザにその例がある．

　ヒト社会に新しいウイルスが出現する機序には，① 新しい変異ウイルスの出現による場合（たとえばインフルエンザウイルスの大変異），② 動物のウイルスが開発に伴う動物とヒトとの接触によりヒト社会へ侵入してきた場合（たとえばヒト免疫不全ウイルス，マールブルグウイルス，エボラウイルス），③ ヒト社会に限られた地域に存在していたウイルスが地域の開発によるヒトの交流の増加によって広がった場合（たとえばヒト免疫不全ウイルス，エボラウイルス）などが考えられている．

②**RNA腫瘍ウイルス**でがん遺伝子を持っている場合，そのウイルスRNAは自己の**逆転写酵素**によってDNAとなり，細胞の染色体DNAの中に組み込まれる．このウイルスDNA（プロウイルスと呼ばれる）のがん遺伝子からタンパク質が作られ，このタンパク質の作用で細胞の異常な増殖が起こる．この場合のがん化の効率は高い．

③**RNA腫瘍ウイルス**でがん遺伝子を持っていない場合，**逆転写酵素**によってDNAとなったウイルス遺伝子が，細胞のがん遺伝子の近くに組み込まれ，細胞がん遺伝子の活性を高めるために，細胞はがん化する．この場合は，たまたま，細胞がん遺伝子の傍にウイルス遺伝子が組み込まれたときに，その細胞のがん化が起こるので，がん化の効率は低い．

⑥ ウイルスの病原性

ウイルスの病原性は，先に述べたように，① 生体内への**侵入門戸**（主として粘膜）から侵入，粘膜細胞内で増殖してその周辺組織へ広がり（**局所感染**），② 次いでウイルスは所属のリンパ節を経て血中に入り，全身の標的臓器に運ばれてその臓器細胞内で増殖し（**全身感染**），臓器機能を障害する能力である．その侵入門戸と標的臓器は，各ウイルスに特異的である．

以下，主なウイルスの病原性について記述する．

Ａ ポックスウイルス科

1. 痘瘡ウイルス

痘瘡（天然痘）の病原ウイルスで，ヒトにのみ感染する．患者の膿疱内容，痂皮の微細片に存在するウイルスが上気道粘膜より侵入し，局所リンパ節で増殖した後，血中に入って全身の皮膚に広がり，発疹（水疱～膿疱）を生ずる．全身皮膚，粘膜の出血を起こして死亡することが多い．

1798年にJenner（ジェンナー，1749～1823）が牛痘ウイルスによる予防法（種痘という）を確立して以来，予防に大きな効果がもたらされた．その後，1959年からのWHOの痘瘡撲滅計画により，1977年10月のソマリアにおける痘瘡患者を最後として，**地球上から痘瘡ウイルスは根絶した**．この撲滅成功の理由は，痘瘡ウイルスがヒトにのみ感染すること，ウイルス排出期間が比較的短い急性・顕性感染症であって潜伏感染症にならないこと，ウイルスの抗原変異がなく，種痘（弱毒生ワクチン）の効果が大きいことにある．しかし，最近の生物テロに使われる可能性から，「感染症法」において一種病原体等に分類され，疾病分類は1類感染症である（第8章参照）．

2. 伝染性軟属腫ウイルス

特に小児の皮膚に局所的に感染し，表皮細胞の異常増殖を起こして，軟らかい伝染性いぼが生じる（**口絵23**参照）．直接接触伝播やタオルなどの物を介する間接伝播で広がる．

Ｂ ヘルペスウイルス科

正20面体の外側にエンベロープを有する大型ウイルスで，患者の皮膚，粘膜に水疱など疱疹（ヘルペスherpes）を作るので，このウイルス名が付けられた．ヒトヘルペスウイルスの分類を**表3-6**に示す．

表3-6　ヒトヘルペスウイルスの種類

ウイルス種
単純ヘルペスウイルス1型（ヒトヘルペスウイルス1；HHV-1） 単純ヘルペスウイルス2型（ヒトヘルペスウイルス2；HHV-2） 水痘-帯状ヘルペスウイルス（ヒトヘルペスウイルス3；HHV-3） EB（Epstein-Barr）ウイルス（ヒトヘルペスウイルス4；HHV-4） サイトメガロウイルス（ヒトヘルペスウイルス5；HHV-5） ヒトヘルペスウイルス6（HHV-6） ヒトヘルペスウイルス7（HHV-7） ヒトヘルペスウイルス8（HHV-8）

1．単純疱疹（ヘルペス）ウイルス

　単純ヘルペスウイルスには1型と2型があり，両型の間には共通抗原がある．1型と2型では感染経過にそれぞれ特徴がある．

a．単純ヘルペスウイルス1型

　初感染は主として口内炎で，その後ウイルスは**三叉神経**を上行して**三叉神経節**に**潜伏感染**する．潜伏感染したウイルスは長期にわたって神経細胞内に潜み，発熱，疲労，老化などによる抵抗力低下時，あるいは強い日光に長時間曝されたとき，活性化して神経末端から皮膚，粘膜表面に現れ，水疱を形成する．その部位で**口唇ヘルペス**（**口絵24**参照），**眼瞼ヘルペス**，**角膜ヘルペス**と呼び，生涯に何回も発症する．これを**回帰感染**という．水疱中にはウイルスが存在し，接触あるいは物を介して伝播する．水疱は知覚神経末端部にできるので強い痛みを伴うことが多い．

b．単純ヘルペスウイルス2型

　主として**性器ヘルペス**を起こす．性交により，外陰部，腟，亀頭粘膜に感染して外陰炎，亀頭炎となり，症状が治まっても，ウイルスは**仙骨神経節**に潜伏感染する．その後回帰感染として，性器ヘルペスを繰り返す．

2．水痘-帯状疱疹（ヘルペス）ウイルス

　水痘（みずぼうそう，**口絵25**参照）と**帯状ヘルペス**という異なる臨床像を示す疾患の原因ウイルスである．

　ほとんどのヒトは幼児期に水痘に罹患する．不顕性感染は少ない．ウイルスは上気道粘膜より侵入し，局所リンパ節で増えた後，全身の皮膚に発疹を作る．発疹は丘疹→水疱→浅い潰瘍→痂皮形成となり治癒する．一般にさまざまな時期の発疹が混在して生じる．ウイルスはこの初感染後に**脊髄後根神経節**（知覚神経）に潜伏し，重い疾患に罹患したとき，あるいは疲労，老化などによる抵抗力低下時に活性化し，その知覚神経支配領域の皮膚に，知覚神経の走行に一致して帯状に疱疹を生じる（**口絵26**参照）．これを帯状ヘルペスという．知覚神経末端が刺激されるので激痛を伴い，治癒後も痛みが残ることがある．これを**帯状疱疹後神経痛**という．水痘ウイルスの伝播には小児間の水平伝播と，老人の帯状疱疹→孫への水平伝播もある．

3．EB（Epstein-Barr）ウイルス

　健康成人の多くがこのウイルスに潜伏感染しており，唾液中にも排泄されている．乳児期に

母親から感染するが，無症状で過ごす．思春期以後に初感染を受けると，発熱，咽頭痛，リンパ節腫脹，肝・脾の腫大，異型リンパ球増多を示す**伝染性単核症**となるが，1〜数週で完全に回復する良性疾患である．ウイルス保有者のうちで，まれに悪性の**バーキット (Burkitt) リンパ腫**や**上咽頭がん**となる．バーキットリンパ腫はアフリカの赤道地帯に，上咽頭がんは東南アジア，中国南部，台湾に多く，遺伝的背景，食生活，生活環境が関与していると考えられている．また，一部の胃がんにも関係している．

4. サイトメガロウイルス

通常，ウイルスは成人の生体内の腺組織に潜伏感染しており，女子は妊娠末期になると子宮頸管粘液中にウイルスを排出し，出産時に児に産道感染する．新生児はその後生涯，無症状でウイルスを保有するようになる．まれに胎児が経胎盤感染を受けると，新生児は**先天性巨細胞封入体症**(肺炎，肝・脾の腫大)となり，ときに奇形児となる．

宿主が免疫能低下をきたすと(たとえばエイズ，臓器移植時の免疫抑制薬投与など)，ウイルスは活性化して，肺炎，肝炎，網膜炎なども起こす．ウイルスによる**日和見感染**の代表例である．

5. ヒトヘルペスウイルス6, 7

HHV (human herpesvirus)-6，HHV-7と呼ばれ，1986年にHHV-6が分離されて以来，次々と見出された．Bリンパ球，Tリンパ球(CD4$^+$)，あるいはマクロファージに感染している．HHV-6とHHV-7は，乳幼児期に感染して，数日間の発熱後，解熱とともに全身に発疹が現れる**突発性発疹**の原因ウイルスである．

6. ヒトヘルペスウイルス8

HHV-8と呼ばれ，主に皮膚，粘膜に発生する**カポジ (Kaposi) 肉腫**の原因ウイルスである．カポジ肉腫はエイズ患者やその他の免疫不全患者に好発する．

C アデノウイルス科

1. アデノウイルス

1953年にヒトのアデノイドから分離されたのでこの名がある．アデノウイルスの形態を**図3-8**に示す．ヒトに感染するアデノウイルスは41型に分けられており，型によって多彩な疾患を起こす．動物に腫瘍を作る型もあるが，ヒトには腫瘍を作らない．通常は，水平伝播による咽頭，上気道，結膜，小腸，膀胱などの粘膜の局所感染である．

1) **急性熱性咽頭炎**　かぜ症状を示し，広く飛沫伝播する．
2) **咽頭結膜熱**　夏季にプールの水を介して伝播し集団発生する．プール熱とも呼ばれる．
3) **流行性角結膜炎**　手指，タオルなどを介して伝播し，保育園，小学校などで集団感染する例がある．医師や看護師の手指，医療器具による例も多い．
4) **急性胃腸炎**　幼児のかぜ症状を伴う胃腸炎(腹痛，嘔吐，下痢)である．
5) **急性出血性膀胱炎**　幼児〜学童期に，かぜ症状に続き血尿，頻尿を症状として起こす．そのほかに肺炎，髄膜炎などの原因ともなる．

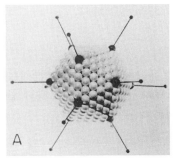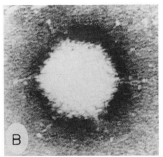

図3-8　アデノウイルスの電子顕微鏡像と模式図
(William & Fisher：An Electron Micrographic Atlas of Viruses, Charles C. Thomas, 1974 より引用)

D　パピローマウイルス科

1．ヒトパピローマウイルス

　ヒトパピローマウイルスも良性腫瘍（いぼ），悪性腫瘍（**子宮頸がん**）の原因ウイルスである．現在，100以上の型があり，今後さらに増える可能性がある．型によって多彩な腫瘍の原因となる．

　足底疣贅（いぼ；1，4型），手指の尋常性疣贅（2，4型）（**口絵27参照**），顔面の扁平疣贅（3，5，10型），喉頭乳頭腫（6，11型），疣贅状表皮発育異常症（3，5，17，20型など多数），性器の皮膚粘膜移行部に生じる尖圭コンジローマ（6，11型），子宮頸がん（16，18型）がある．5，17，20型による疣贅状表皮発育異常症は高率（約50％）に皮膚がんに移行するとされている．これらのウイルスは手指，器物，性交を介した接触伝播によって広がる．

　ヒトパピローマウイルスによる腫瘍原性の機構については分子レベルにて解明されている．ウイルスのもつE6タンパク質が，E6APと複合体を形成することによって，がん抑制遺伝子産物であるp53を分解し，それによって腫瘍原性を持つことが明らかになっている．

E　ポリオーマウイルス科

1．JCポリオーマウイルス

　遅発性ウイルス感染症（p118参照）の一つである**進行性多巣性白質脳症**（PML）の原因ウイルスと考えられている**JCウイルス**がある．このウイルスがある条件下（不明）で脳に達し，神経のミエリン鞘の形成に関与するオリゴデンドログリアに感染して破壊するため，脱髄が生じ，言語障害，視力障害，精神異常が徐々に現れる．その後，知覚・運動障害を示し，発病後6ヵ月以内に死亡する．

2．メルケル細胞ポリオーマウイルス

　2008年にメルケル細胞がんから発見された新たなポリオーマウイルスであり，腫瘍原性を特徴とする．メルケル細胞がんは，皮膚に発生する神経内分泌系のがんであり，白人の顔面，頭部に出現する．約80％のメルケル細胞がんにウイルスDNAが組み込まれていると報告されている．

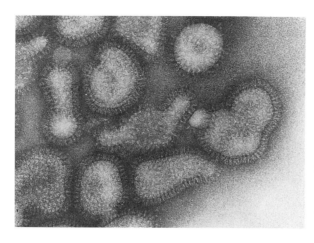

図3-9　インフルエンザウイルス粒子の電子顕微鏡像
(William & Fisher : An Electron Micrographic Atlas of Viruses, Charles C. Thomas, 1974 より引用)

F パルボウイルス科

1. パルボウイルスB19

　伝染性紅斑(俗称リンゴ病)の原因ウイルスで，5〜15歳の小児に，軽度の発熱，頬の紅斑，続いて上下肢，前胸部の紅斑をきたし，1週間程度で消失する良性の疾患である．感染経路は不明であるが，幼稚園，小学校で小流行する．妊婦が感染すると，経胎盤感染によって胎児水腫を引き起こし，流産となることが報告されている．ときに造血機能障害，関節炎の原因ともなる．

G ヘパドナウイルス科

1. B型肝炎ウイルス

　ヘパドナウイルス(Hepadnavirus)の名称はhepa(肝の意)，dna(DNA)の合成から成る．B型肝炎ウイルスが属する．詳しくは肝炎ウイルスの項(p116参照)で述べる．

H オルソミクソウイルス科

1. インフルエンザウイルス(図3-9)

　インフルエンザウイルスには，核タンパク質の抗原性の違いによるA型，B型，C型の3つの型がある．A型はヒト，トリ，ウマ，ブタなど多くの動物に感染するが，B型とC型はヒトにのみ感染する．A型には，ウイルス表面の糖タンパク質突起(スパイク)である**赤血球凝集素**(HA)と**ノイラミニダーゼ**(NA)の抗原性(HAはH1〜H18の18種類，NAはN1〜N11の11種類)によってH1N1，N2N2，H3N2，H5N1，H9N2など多くの亜型ウイルスが自然界に存在する．H18N11亜型は，近年，コウモリから見出された．B型とC型には一つの亜型しかない．A型は世界的大流行を起こすが，B型の流行はやや狭く，C型は地域的に散発する．

　遺伝子は，担っているタンパク質情報ごとに分節したRNA(分節遺伝子)で，A型とB型は8本，C型は7本の分節が粒子内に存在する．

　A型インフルエンザウイルスによる世界的大流行(**パンデミック**pandemic)は，ヒトと動物のA型インフルエンザウイルスが同時に動物に感染して，両者の分節遺伝子が**遺伝子再集合**を起こしてできたリアソータントウイルス(新亜型)の出現によるものである．このようなウイ

表3-7 ヒトにおけるA型インフルエンザウイルスの流行

流行年	流行ウイルス株の表面突起の抗原性	世界的大流行の呼び名
1918～57*	H1N1*	スペインかぜ
1958～67	H2N2	アジアかぜ
1968～現在**	H3N2**	ホンコンかぜ
1978～現在	H1N1	ソ連かぜ
2009～現在	H1N1pdm09	(ブタ由来)

* この流行年間にもH1N1の小変異があり、1918～34年のスペインかぜに対して、1934～45年の大流行はプエルトリコかぜ、1945～57年の大流行はイタリアかぜと呼ばれた.

** H3N2のホンコンかぜウイルスも小変異を繰り返しながら現在に至っている.

表3-8 パラミクソウイルス科のウイルスの種類

属	ヒトに病原性を示すウイルス種
レスピロウイルス属	ヒトパラインフルエンザウイルス1型, 3型
ルブラウイルス属	ヒトパラインフルエンザウイルス2型, 4型
	ムンプスウイルス
モルビリウイルス属	麻疹ウイルス
ニューモウイルス属	RSウイルス
メタニューモウイルス属	ヒトメタニューモウイルス
ヘニパウイルス属	ヘンドラウイルス
	ニパウイルス

ルスの変化を**抗原不連続変異**（または**大変異**）という．A型インフルエンザの世界的流行を**表3-7**にまとめた．

　一方，ウイルス遺伝子の変異は**遺伝子塩基配列**の点変異によっても起きる．毎冬期に流行するインフルエンザウイルスは，同一亜型内で**点突然変異**によって少しずつ抗原性が変化して，ヒト社会の免疫の網の目をくぐり抜けたウイルスである．これを**抗原連続変異**（または**小変異**）という．

　B型とC型インフルエンザウイルスはヒト以外の自然宿主を持たないので，不連続変異は起こらない．

　インフルエンザウイルスは飛沫伝播によって上気道粘膜から侵入し，粘膜上皮細胞で増殖して上気道炎を起こす．2～4日の潜伏期の後に，高熱，頭痛，咳，全身の筋肉痛などの全身症状を現す．B型による感染はA型と同様の症状を起こす．C型による感染は，軽い発熱，鼻汁，咳を主とし，重症感はないが，症状の持続時間が長く，数週間に及ぶことがある．

I パラミクソウイルス科

　オルソミクソウイルスよりやや大きく，形態は似ているが，遺伝子は非分節である．パラミクソウイルス科の分類を**表3-8**に示す．

1. パラインフルエンザウイルス

　インフルエンザウイルスと同様に，飛沫伝播によって上気道粘膜に感染し，上気道炎を起こすウイルスで，1～4型に分類されている．症状は軽い発熱と咳で軽症である．乳幼児では**クループ**（croup；急性閉塞性気管支炎）の症状を現し，呼吸困難となることもあり，細気管支炎

や肺炎に進展することもある．特に2型，3型による．

2．ムンプス（流行性耳下腺炎）ウイルス

　流行性耳下腺炎（おたふくかぜ）の原因ウイルスで，患者の飛沫による飛沫伝播で広がる．ウイルスは上気道粘膜から侵入し，粘膜細胞や局所のリンパ節で増殖し，ウイルス血症を起こして唾液腺，髄膜，睾丸，卵巣，膵臓などの臓器に広がり，全身感染を起こす．この間，2〜3週の潜伏期で，発熱，片側または両側の耳下腺の腫脹と疼痛をもって発症するので流行性耳下腺炎と呼ばれているが，全身感染症の一つである．特に成人では睾丸炎，卵巣炎を伴い，不妊の原因となる．また，無菌性髄膜炎が主症状のこともある．春から夏にかけて多発する．

3．麻疹ウイルス

　麻疹（はしか）の原因ウイルスで，伝染力が強く，免疫のないヒトに感染すると例外なく発症する．ウイルスは患者の鼻咽腔分泌物の飛沫核伝播により広がる．春から夏にかけて幼児から低学年の子供に大流行するのが一般的であったが，近年は生ワクチン接種が広く行われているので，大流行はなくなった．しかし，ワクチン未接種者の存在や，ワクチン既接種者でもその後の抗体価の低下のため，10代〜20代になってから麻疹に罹患することもある（p101，コラム「成人麻疹」参照）．

　ウイルスは上気道粘膜から侵入し，粘膜上皮細胞で増殖し，10日前後の潜伏期を経て，発熱と気道や結膜のカタル症状をもって発症する（カタル期）．この時期の上気道分泌液や涙液中にウイルスが多数存在し，飛沫伝播の源となる．数日後，下がりかけた熱が再び上昇するのと一致して全身に発疹が現れる（発疹期，**口絵28**参照）．その後，1週程度で回復する．健康児にとっては予後はよいが，白血病患児など免疫力の低下した小児にとっては致命的であり，肺炎の合併，麻疹脳炎などもみられる．

　麻疹に罹患後，ウイルスが脳神経細胞に潜伏し，数年後に徐々に脳神経細胞が障害され，知能低下，間代性筋痙攣，意識消失を現し，数年後に死亡する**亜急性硬化性全脳炎**（SSPE）が，麻疹患者10万人に数人の割合で現れる．

4．RSウイルス

　乳幼児における急性気道感染症の病因としてもっとも多いのが，このRS（respiratory syncytial）ウイルスである．感染細胞が大きな融合細胞（syncytium）を形成することから，この名が付けられた．

　ウイルスは気道分泌物の飛沫伝播で広がる．年長児や成人では，上気道粘膜細胞に限局してウイルスが増殖し，1〜3日の潜伏期を経て軽度の発熱，咳を発症し，いわゆるかぜ症状で済むが，生後6ヵ月以内の乳児では，**細気管支炎**や**肺炎**に進展する重症例が多い．秋から春にかけて毎年流行し，病後免疫は低いため，再感染を繰り返すことも多い．小児科病棟や乳児院では，流行時にスタッフも感染し，乳幼児への感染源となるので，職場管理も重要である．

5．ヒトメタニューモウイルス

　ヒトメタニューモウイルスは，RSウイルスと同様の臨床症状を引き起こす新しいウイルス

成人麻疹

　麻疹は，通常小児の病気であるが，麻疹ワクチンの普及に伴って，自然に感染する機会が減っている．一方，麻疹ワクチン接種率が80％以下にとどまっていた時期もあり，ワクチンを接種していない人も多数存在する．そのため，麻疹に罹患することなく成長し，成人になって感染する例が増加してきた．また，乳幼児期にワクチン接種を受けていても，その後に麻疹ウイルスにさらされることがまったくなければ，その感染予防効果は長年のうちに減弱し，成人に達する頃にはほとんど失われてしまう例も観察されている．そのような人は成人になってから，麻疹に感染してしまうことになり，多くは10代から20代の若者である．15歳以上の者が麻疹に罹患した場合を「成人麻疹」と呼び，通常の小児（15歳未満）の麻疹と区別する．

　2006年4月からは，麻疹ワクチン接種をそれまでの1回接種から2回接種（1回目は生後12ヵ月から24ヵ月までの間，2回目は小学校入学1年前から入学までの間）へと移行し，より確実な免疫の獲得を図っている．

として，2001年に発見された．わが国でも2003年に，その存在が確認された．呼吸器感染症の5〜10％（冬〜春の流行期には5〜40％以上）を占める．乳幼児期に初感染を受け，その後何度も再感染を繰り返す．鼻かぜ程度の軽い上気道炎から，喘息様気管支炎，細気管支炎や肺炎などさまざまな病状を引き起こす．RSウイルスと重感染して，より重症化することもある．

6．ヘンドラウイルス

　1990年代の半ばにオーストラリアで，ウマとヒトに肺炎や脳炎を起こす人獣共通新興ウイルスとして見出された．血管系の病変を中心とした全身感染症を起こし，出血性肺炎や脳炎，髄膜炎で死亡することもある．オオコウモリが自然宿主である．

7．ニパウイルス

　1999年マレーシアで，ヘンドラウイルス類似の脳炎ウイルスとして見出された人獣共通新興ウイルスである．ヒトでは急性脳炎を起こし，致死率は約40％と高い．流行地ではブタ（呼吸器系症状が主）に高率に感染を起こし，ヒトへの感染源となる．自然宿主はオオコウモリである．

Ｊ ラブドウイルス科

　ラブド（rhabdo）とは，棒状という意味で，このウイルスは弾丸状のため，この名が付けられた（**図3-10**）．

1．狂犬病ウイルス

　このウイルスは，古くから**人獣共通感染症**として知られる狂犬病の原因ウイルスである．現在，日本，英国，オーストラリア，ニュージーランドなどの島国では発生の報告はない．ヨーロッパ，アジア，米国，アフリカなどの大陸では**森林型狂犬病**として存続し，コウモリ，キツネ，オオカミ，スカンク，アライグマなどが宿主になっている．特にコウモリは無症候ウイルス保有動物（**リザーバー** reservoir）となっており，重視されている．ヒトは**終末宿主**である．

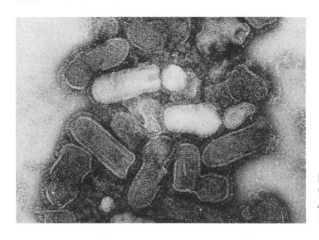

図3-10　ラブドウイルス科のウイルス形態
(William & Fisher：An Electron Micrographic Atlas of Viruses, Charles C. Thomas, 1974より引用)

表3-9　トガウイルス科のウイルスの種類

属	ヒトに病原性を示すウイルス種
アルファウイルス属 （節足動物媒介性）	チクングニア（Chikungunya）ウイルス 東部ウマ脳炎ウイルス 西部ウマ脳炎ウイルス ベネズエラウマ脳炎ウイルス
ルビウイルス属	風疹ウイルス

　狂犬病ウイルスに感染した動物に咬まれると，唾液中のウイルスが咬傷から侵入し，神経末端から上向性に中枢神経に到達してそこで増え，脳炎を起こす．発症までの潜伏期は咬傷部位と脳との距離，咬傷の程度，侵入するウイルス量によって異なり，短いと1〜2週，長いと6ヵ月〜1年以上となることもある．潜伏期が長いので，病獣に咬まれた後でも，ワクチン接種で発症を抑えることができる．

K　トガウイルス科

　トガ（Toga）はマントという意味で，正20面体の外側にエンベロープを有することから，このウイルスの名が付けられた．**節足動物媒介性ウイルス**（arthropod-borne virus, 略して**アルボウイルス** arbovirus）である脳炎ウイルスの多くのものと，節足動物媒介性ではない風疹ウイルスがこの科に属する．分類を**表3-9**に示す．

1．チクングニアウイルス

　1952年のタンザニアにて分離された．現在，アフリカ，南アジア，東南アジアにて流行しており，蚊によって媒介され，チクングニア熱を引き起こす．わが国においても少数ではあるが報告がある．チクングニア熱は，急性熱性疾患であり，発熱，関節痛は必発とされている．しかしながら，予後は良好である．ウイルスはアフリカミドリザル由来のVero細胞によって分離することができる．感染症法によって，4類感染症に指定されており，診断した医師は，すべての感染症患者について，ただちに最寄りの保健所に届けなければならない．

表3-10　フラビウイルス科のウイルスの種類

属	ヒトに病原性を示すウイルス種
フラビウイルス属 （節足動物媒介性）	黄熱ウイルス デングウイルス 日本脳炎ウイルス ウエストナイルウイルス ジカウイルス
ヘパシウイルス属	C型肝炎ウイルス

2．風疹ウイルス

　風疹（**三日はしか**）は麻疹より軽い症状を示すが，妊婦が感染すると胎盤を経て胎児に感染し，重い先天性奇形を起こすので，注意しなければならない．

　ウイルスは患者の飛沫を介して上気道粘膜から侵入し，粘膜上皮細胞次いで所属リンパ節で増殖し，血行に入って全身に広がる．2～3週間の潜伏期を経て，中等度の発熱，発疹，リンパ節腫脹を呈する．発疹は2～3日で消えるが，リンパ節腫脹は2～3週間続く．

　妊婦が風疹ウイルスの感染を受けると，ウイルスは胎児に**経胎盤感染**を起こし，全身の臓器を侵し，死産，流産をきたし，また出産しても**奇形（先天性風疹症候群）**となることが多い．奇形は器官形成期との関係から妊娠初期に高率となる．妊娠1ヵ月以内での感染で約60%，2ヵ月で30%，3ヵ月で15%，4ヵ月で7%以下とされている．奇形は白内障，内耳性難聴，心奇形（心室・心房中隔欠損，動脈管開存など）を三主徴とし，ほかに骨形成異常，低体重，知能発育不全，肝・脾腫大などがみられる．

L　フラビウイルス科

　フラビ（flavi）はyellow（黄色）という意味で，黄熱ウイルスに由来する．**節足動物媒介性ウイルス（アルボウイルス）**と節足動物媒介性ではないC型肝炎ウイルスを含む．分類を**表3-10**に示す．

1．黄熱ウイルス

　蚊（主にネッタイシマカ，ヤブカ）によって媒介されるウイルスで，ヒト-蚊-ヒト-蚊の感染環を持つ**都市型黄熱**と，サル-蚊-サル-蚊の**森林型黄熱**があるが，ウイルスは1種である．最近都市型は少ない．赤道下アフリカと中南米に流行している．流行地へ渡航するときはワクチン接種が義務付けられている．

　ウイルス保有蚊の吸血で侵入したウイルスは，局所のリンパ節で増え，次いで血行性に全身に広がり，肝，腎，消化管を侵して黄疸，タンパク尿，無尿，吐血，下血が現れ，3～4日で死亡することが多い．致死率は25～30%といわれる．

2．デングウイルス

　デングウイルス（dengue virus）は，ネッタイシマカとヒトスジシマカによってヒト-蚊-ヒト-蚊の感染環を持つウイルスで，1～5型がある（5型は2013年に報告された）．東南アジア，中

南米，アフリカ中部に存在するデング熱の原因ウイルスである．2002年1〜5月，ブラジルで317,000名の患者を出す大流行がみられた．

　ウイルス保有蚊の刺咬(しこう)により侵入し，血行に入り全身に広がる．潜伏期は5〜8日で，二峰性の発熱，頭痛，関節痛，筋肉痛が現れる．症状が強い割に予後はよく，致死率は0.1%程度である．ときに出血傾向の強い**デング出血熱**，または**デングショック症候群**になることがあり，その致死率は2%以上になる．これは型の異なるデングウイルスの再感染によるアレルギー反応や，非中和性抗体による感染促進現象が関与している．

3．日本脳炎ウイルス

　コガタアカイエカによってブタ-蚊-ブタ-蚊の感染環を持つウイルスで，ウイルスはブタで増幅し，吸血した蚊からヒトあるいはウマに伝播する．ヒトやウマは**終末宿主**であり，ブタはウイルス血症を起こしても発症しない**増幅動物**である．

　日本脳炎ウイルスはわが国，朝鮮半島，中国の東アジアから，東南アジア(タイ，ベトナム，フィリピン)，さらに最近は南アジア(インド，スリランカ)にも広がって存在している．一方，わが国ではワクチンが定期接種化されており，最近の患者発生は年間数名程度である．

　ウイルス保有蚊の刺咬により侵入し，血管内皮細胞や所属リンパ節で増殖し，ウイルス血症を起こして中枢神経(特に中脳，間脳，ときに脊髄)を侵す．多くは不顕性感染で，発症率は1,000人に1〜3名である．1〜3週の潜伏期で突然高熱を発し，頭痛，嘔吐，項部強直などの髄膜刺激症状，次いで意識障害，痙攣，昏睡など脳炎症状が現れ，発症者の1/3が死亡する．また1/3に麻痺，知能低下，性格異常などの重い後遺症を残し，完治するのは残りの1/3である．

4．ウエストナイルウイルス

　ウエストナイルウイルス(West Nile virus)は1937年にウガンダのウエストナイル地方で，脳炎患者から初めて分離された．アフリカ，地中海沿岸，インド西部など，広い地域に存在する．トリ-蚊-トリ-蚊の感染環を持ち，ウイルス保有蚊の刺咬によりヒトに感染する．媒介蚊はイエカ種，シマカ種，ヤブカ種の多種にわたる．多くは(80%)不顕性感染に終わる．

　感染後2〜6日の潜伏期で高熱，頭痛，全身痛を呈する．多くは1〜2週間で回復するが，感染者の約1%は脳脊髄膜炎を示し，致死率は重症患者の3〜5%である．

　1999年夏にニューヨークで発生し，次第に米国全土に広がり，2003年5月までに4,156名の患者と284名の死者を出した．いったん，終息に向かったが同年夏から再び拡大し，2004年1月7日の米国疾病予防管理センター(CDC)の報告では，2003年の1年間に8,977名の患者と218名の死者が記録されている．

5．ジカウイルス

　ジカウイルスは，1947年にウガンダにて分離され，ジカ熱の原因ウイルスである．2016年までの報告によると，中央および南アメリカ大陸，カリブ海地域にて流行しているとされている．わが国ではポリネシアからの輸入感染症例があったとのことである．蚊によって媒介され，わが国に生息するヒトスジシマカも媒介可能であるとされている．ブラジルでの流行で

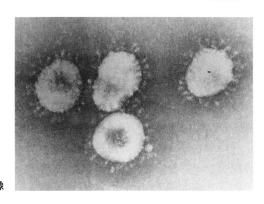

図3-11　コロナウイルスの電子顕微鏡像

は，ギラン-バレー症候群などの神経症状を認める患者が報告され，さらに，妊婦の感染により**小頭症**が多発した．したがって，妊婦の感染流行地への渡航は避けなければならない．また，性行為による伝播も認められていることから，感染流行地から帰国した男性は，日本国内での性行為に注意する必要がある．ジカウイルス感染症は，感染症法によって，4類感染症に指定されており，診断した医師は，すべての感染症患者について，ただちに最寄りの保健所に届けなければならない．

6．C型肝炎ウイルス

　2000年のウイルス分類国際委員会で，フラビウイルス科ヘパシウイルス属に入れられた．このウイルスについては，肝炎ウイルスの項(p116参照)で詳述する．

M　コロナウイルス科

　ウイルス表面のエンベロープに杓子状の突起を有し，電子顕微鏡で太陽のコロナに似ていることから，コロナウイルス(Coronavirus)の名が付けられた(**図3-11**)．ヒト以外に，ウシ，ブタ，トリ，イヌ，ネコなど多くの動物からも分離されている．アルファコロナウイルス属，ベータコロナウイルス属，ガンマコロナウイルス属に分けられる．

1．ヒトコロナウイルス

　"かぜ"の病原ウイルスとして重要である．年齢に関係なく罹患する．冬に多い．潜伏期は2～4日で，鼻汁，鼻閉，くしゃみ，ときに咽喉頭痛を呈するが，発熱のないことが多い．免疫は弱く，しばしば再感染する．

2．SARSコロナウイルス

　SARSコロナウイルスは，2003年に**重症急性呼吸器症候群**(severe acute respiratory syndrome：SARS)の患者から分離された．遺伝子解析の結果，従来のヒト，ブタ，トリ，ウシ，ネコ，イヌ，ラット，マウスから分離されたウイルスのいずれとも相同性が低く，新種のコロナウイルスであることが分かった．ベータコロナウイルス属に属する．自然宿主はオオコウモリで，他の野生動物にも感染する．

　感染経路は患者の気道分泌物による飛沫感染がもっとも重要であると考えられているが，飛沫核（空気）感染，手指や物を介した接触感染，便からの糞口感染も考えられる．気道分泌液や便へのウイルスの排出は，発症直後は少ないが，発症10日目頃に最大になる．2〜7日間の潜伏期を経て38℃以上の発熱，咳，呼吸困難で始まり，頭痛，全身倦怠感，下痢，嘔吐，意識混濁などの症状を示す．発症後徐々に症状が憎悪し，10日ほどでピークに達する．致死率は10〜15%で，高齢者ほど予後が悪い．2類感染症に分類されている．

3．中東呼吸器症候群コロナウイルス（MERSコロナウイルス）

　2012年に中東諸国に渡航歴のある重症肺炎（中東呼吸器症候群Middle East respiratory syndrome：MERS）患者から発見された新種のコロナウイルス．ベータコロナウイルス属に属する．2〜15日の潜伏期を経て，重症の肺炎，下痢，腎障害などを引き起こす．致死率は約40%である．ヒトコブラクダが保有宿主（感染源動物）といわれている．

4．新型コロナウイルス（SARS-CoV-2）

　本ウイルスも，ベータコロナウイルス属に属する新種のコロナウイルスである．本ウイルスによる感染症は，COVID-19と命名され，2019年12月，中華人民共和国湖北省武漢市において確認され，2020年3月にパンデミックの状態となった．わが国では，2020年2月1日に指定感染症となった．2020年の12月末の時点で，全世界にて約8千万人の感染者，約180万人の死者を出すに至っている．わが国では，約24万人の感染者，約3,500人の死者となっている．新型コロナウイルス（SARS-CoV-2）は高齢者に致死的肺炎を引き起こす．2020年7月の時点では，日本国内において80歳以上の致死率は30%であるとの報告もある．新型コロナウイルスでは，症状が明らかになる前から，感染が広がるとの指摘や研究結果が示されていることから，常にヒトとヒトとの距離をとる，いわゆる，Social distancingが拡大防止に重要とされている．

Ⓝ アレナウイルス科

　2分節のRNAを持つウイルスで，細胞のリボソームがウイルス粒子内に含まれ，電子顕微鏡で砂粒状（arenous＝砂）に見られることから名付けられた．自然宿主のげっ歯類に何ら症状を示すことなく**持続感染**しており，子ネズミにも垂直伝播し，終生ウイルスを尿，唾液，糞便に排出してヒトに水平伝播する．ヒトに伝播すると，以下で述べる致死率のきわめて高い疾患を引き起こす．

1．ラッサウイルス

　1969年 ナイジェリアのラッサ（Lassa）において，伝道看護師が原因不明の重篤な出血熱に罹患し，それを看護した看護者も罹患して死亡した．さらに検査に従事した米国エール大学の研究者も5名発病し，3名が死亡した．この出血熱を**ラッサ熱**と名付け，分離された原因ウイルスに**ラッサウイルス**（Lassa virus）の名が冠された．その後，ナイジェリアばかりではなく，シエラレオネ，リベリアなどの西アフリカ諸国でも300名を超す患者と30〜60%の致死率が確認されている．現在，ラッサ熱は**1類感染症**に指定され，**WHOのバイオセーフティ指針に**

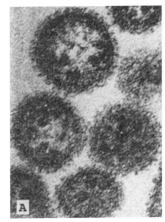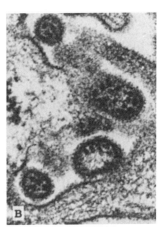

図3-12　ラッサウイルス粒子の超薄切片電子顕微鏡像
　A：ウイルス粒子（103,000倍）.
　B：細胞から出芽しているウイルス粒子（103,000倍）.
（Speir, R.W. et al.：Am. J. Trop. Med. & Hyg, 19：692-694, 1970より引用）

おける**リスク群4***の病原体に分類されている．ラッサウイルス粒子の形態を**図3-12**に示す.

　ラッサウイルスは，西アフリカの野ネズミ（マストミス*Mastomys*）が自然宿主で，持続感染しており，この野ネズミの排出する尿，糞便，唾液中にウイルスは存在し，ヒトへの感染源となる．ヒト-ヒトへの接触伝播も起こる．発病は，3〜17日の潜伏期の後，全身倦怠，頭痛，筋肉痛などのインフルエンザ様症状で始まり，次いで咳，悪心，嘔吐，腹痛，下痢を現す．徐々に発熱し，40℃以上が持続し，心不全，腎不全，全身の出血で死亡する.

2. タカリベウイルス群

　この群に属する**フニンウイルス**（Junin virus）によって**アルゼンチン出血熱**が，また**マチュポウイルス**（Machupo virus）によって**ボリビア出血熱**が引き起こされる（これらの南米で起こる出血熱を総称して**南米出血熱**という．**参考資料表1**参照）．いずれも1類感染症に指定され，病原体はリスク群4に分類されている．持続感染している野ネズミ（カロミス*Calomys*）の排泄物からヒトに伝播する.

Ｏ　フィロウイルス科

　0.5〜14 μmの異常に長い糸状（filum）の形態を示すことから，ウイルスを**フィロウイルス**（filovirus）と名付け，科名となった.

1. マールブルグウイルス

　1967年 ドイツのマールブルグとユーゴスラビアのベオグラードで，アフリカのウガンダから輸入したサル腎細胞培養を行った研究者31名が，原因不明の出血熱に罹患し7名が死亡した．**マールブルグ**（Marburg）**病**と名付けられ，その後分離されたウイルスを**マールブルグウイルス**（Marburg virus）と命名した.

---

* 病原微生物は，人体と地域社会に危害を及ぼす程度により，リスク群1（低レベル：人体および地域社会に対するリスクが低い）からリスク群4（人体および地域社会に対するリスクが高い）にWHOによって分類されている．リスク群4のウイルスは，水，空気まで完全に外界と隔離した密閉型安全設備（バイオセーフティ・レベル4）の中で取り扱わなければならず，患者の収容，隔離，治療，検査もすべてバイオセーフティ・レベル4（最高安全度）の設備を完備した施設で行うことになっている.

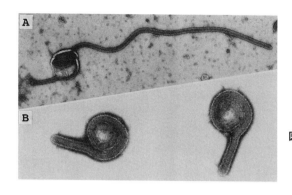

図3-13　エボラウイルスの電子顕微鏡像
A：14 μm の長い粒子（28,000倍）.
B：特徴的 "6字型" 粒子（66,000倍）.
（Dr. F. A. Murphy 提供）

　人獣共通感染症と考えられ，事故の経緯からサルから感染したと推測される．自然宿主はオオコウモリと考えられている．
　ラッサ熱と同様の重篤な出血性の疾患で，1類感染症に指定され，病原体はリスク群4に分類されている．

2. エボラウイルス

　1976年 スーダン南部とザイール北東部の地方に重篤な出血熱が流行し，約600名の患者のうち430名が死亡した．原因ウイルスが分離され，ザイールの流行地を流れる川の名をとって**エボラウイルス**（Ebola virus）と名付けられ，疾患を**エボラ出血熱**と命名した．エボラウイルスの形態を**図3-13**に示す．マールブルグウイルスとは共通抗原性がない．自然宿主はオオコウモリと考えられている．1類感染症に指定され，病原体はリスク群4に分類されている．現在も患者の発生がみられ，2013年末から西アフリカで大きな流行が発生し，2014年8月に世界保健機関（WHO）が「国際的に懸念される公衆衛生上の緊急事態」であると宣言した．

P ブニヤウイルス科

　アフリカのウガンダにあるブニヤンベラ地方で，最初に分離されたウイルスにブニヤウイルス（Bunyavirus）と名付け，科名となった．

1. 腎症候性出血熱ウイルス（ハンターンウイルス）

　中国東北部，韓国（ハンターンHantaanは地名）に分布するセスジネズミ，また東欧，スカンジナビア半島に分布するヤチネズミが**自然宿主**として，無症候でこのウイルスを保有しており，尿，唾液中にウイルスを排出している．これに汚染した塵埃を吸入したり，汚染物との接触でヒトに感染し，**腎症候性出血熱**を発症する．2～3週の潜伏期を経て，突然の高熱，頭痛，皮膚の点状出血が現れ，次いで血圧低下，タンパク尿，乏尿を呈し，ショック症状となる．致死率は5～18%と高いが，北欧型は軽症で出血症状はほとんどなく，致死率も0.5%以下である．
　わが国においても，1960年から約10年間に大阪市梅田で119名の患者が発生し，2名が死亡している．また1970年以後，各地の医学研究機関の動物実験施設において，研究者と飼育技術者の間から126名の患者が発生し，1名が死亡している．実験動物のラットが感染しており，これからヒトへ伝播したものである．

表3-11　主なウイルス性出血熱と国際伝染病

疾患名	流行地	ウイルス科（ウイルス種）	自然宿主と伝播経路
ラッサ熱*	西アフリカ	アレナウイルス科（ラッサウイルス）	ネズミ（マストミス）→尿，唾液→ヒト→ヒト
アルゼンチン出血熱*	南米	アレナウイルス科（フニンウイルス）	ネズミ（カロミス）→尿，唾液→ヒト→ヒト
ボリビア出血熱*	南米	アレナウイルス科（マチュポウイルス）	ネズミ（カロミス）→尿，唾液→ヒト→ヒト
エボラ出血熱*	中央アフリカ	フィロウイルス科（エボラウイルス）	オオコウモリ→ヒト→ヒト
マールブルグ病*	アフリカ	フィロウイルス科（マールブルグウイルス）	不明
クリミア・コンゴ出血熱*	中央アジア，アフリカ	ブニヤウイルス科（クリミア・コンゴ出血熱ウイルス）	ヒツジ，ヤギ，ウシ→マダニ→ヒト
腎症候性出血熱	極東アジア，北欧	ブニヤウイルス科（ハンターンウイルス）	セスジネズミ，ヤチネズミ→尿，唾液→ヒト
デング熱	東南アジア，中南米	フラビウイルス科（デングウイルス）	ネッタイシマカ→ヒト
黄熱	アフリカ，中南米	フラビウイルス科（黄熱ウイルス）	ネッタイシマカ→ヒト

*1類感染症

　1993年5月に，米国南西部（ニューメキシコ，アリゾナ，ユタ，コロラド州の隣接4州）において，**ハンタウイルス肺症候群**と呼ばれる発熱と全身の筋肉痛，急速な呼吸不全を呈する患者が多発し，50％を超える致死率を示した．肺病変が主体で，腎病変を欠く疾患である．自然宿主はシカシロアシネズミである．

2.　クリミア・コンゴ出血熱ウイルス

　ウクライナのクリミア地方で最初に出血熱の患者から分離され，後にアフリカのコンゴの出血熱患者から分離されたウイルスが同一のものであったことから，**クリミア・コンゴ出血熱ウイルス**と名付けられた．中国西部から東欧，中近東，アフリカ全土に分布している．ヒツジ，ヤギなどの家畜からマダニを介して感染し，ヒト-ヒトの伝播もある．全身の激しい出血を起こし，ショック症状，肺水腫で死亡する．致死率は50％に達し，1類感染症に指定され，病原体はリスク群4に分類されている．

3.　重症熱性血小板減少症候群ウイルス（SFTSウイルス）

　2007年頃から中国で流行し，わが国では2013年1月にはじめて感染が確認された重症熱性血小板減少症候群（severe fever with thrombocytopenia syndrome：SFTS）の原因ウイルスである．ダニによって媒介される．潜伏期は6〜14日で，発熱，消化器症状（嘔気，嘔吐，下痢，腹痛）を引き起こす．ときに咳，出血傾向，意識障害，痙攣を起こすこともある．致死率は10〜30％．検査所見は血小板減少，白血球減少などが認められる．本ウイルスは三種病原体等，SFTSは4類感染症に分類されている．

　主なウイルス性出血熱について**表3-11**にまとめた．

表3-12　ピコルナウイルス科のウイルスの種類

属	ヒトに病原性を示すウイルス種（血清型）
エンテロウイルス属	ポリオウイルス（1〜3型） コクサッキーウイルスA群（1〜24型；ただし23型欠） コクサッキーウイルスB群（1〜6型） エコーウイルス（1〜34型；ただし8型，10型と28型欠） エンテロウイルス（68〜71型）
ライノウイルス属	ライノウイルス（1〜150型以上）
ヘパトウイルス属	A型肝炎ウイルス
パレコウイルス属	ヒトパレコウイルス（1型，2型）

表3-13　ピコルナウイルス科エンテロウイルス属のウイルスによる疾患

疾患	ポリオウイルス	コクサッキーウイルス A群	コクサッキーウイルス B群	エコーウイルス	エンテロウイルス
急性灰白髄炎，麻痺	1〜3型	7型			70，71型
無菌性髄膜炎	1〜3型	7，9型	1〜5型	4，6，9，11，16，30型	
ヘルパンギーナ		1〜10型			
上部気道炎（かぜ）	1〜3型	21，29型		11，20型	
急性出血性結膜炎		24型			70型
手足口病		10，16型			71型
心筋炎			1〜6型		
流行性筋痛症			1〜6型		
丘疹状発疹症		4，6，9，16型		2，4，6，9，11，16型	

Q ピコルナウイルス科

　ウイルスの中でもっとも小さいので，pico（小さい）rna（RNA）を合成してpicornavirusと名付けられた．正20面体の粒子で，直径25〜30 nmである．ピコルナウイルス科の分類を**表3-12**に，またこの科のエンテロウイルス属の主な疾患を**表3-13**に示す．

1．ポリオウイルス

　脊髄前角細胞（運動神経）が壊され弛緩性麻痺が起こる**急性灰白髄炎（ポリオ polio）**の原因ウイルスである．抗原性の異なる三つの型がある．ポリオウイルス粒子の形態を**図3-14**に示す．

　ウイルスは経口伝播で咽頭粘膜，腸管粘膜に感染し，局所粘膜細胞で増殖した後，扁桃，パイエル板に入って増殖し，血中に入る（第一次ウイルス血症）．全身の感受性臓器に広がって増殖した後，再び血中に入り（第二次ウイルス血症），中枢神経系（脊髄前角，延髄，大脳皮質運動領）に感染して，神経細胞を破壊する．しかし多くの場合は，第二次ウイルス血症までは至らない．ウイルスは糞便中に存在し，感染源となる．

　ポリオウイルス感染者の99％以上は不顕性感染に終わり，症状を示す場合も，多くはかぜ

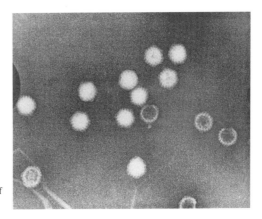

図3-14　ポリオウイルスの電子顕微鏡像
中央が黒い粒子は，中のRNAが抜け出した欠陥粒子
(William & Fisher: An Electron Micrographic Atlas of
Viruses, Charles C. Thomas, 1974より引用)

症状で終わる(**不全型ポリオ**)．少数例に無菌性髄膜炎症状(頭痛，項部硬直，嘔吐)を示す(**非麻痺型ポリオ**)．第二次ウイルス血症に至る例が少ないことと関連して，弛緩性筋麻痺(**麻痺型ポリオ**)をきたす例はきわめて少ない．

2. コクサッキーウイルス

　1948年に，ニューヨーク州のコクサッキー(Coxsackie)で，ポリオウイルス検索中に下痢症患児の糞便から分離したのでこの名がある．乳のみマウスに接種したときの病原性の差からA群とB群に分け，抗原性の違いから，A群は1〜24型(23型は欠)，B群は1〜6型に分類されている．型によって多彩な症状を現す一方，不顕性感染が多く，健康人糞便からも分離される．感染経過はポリオウイルスと同様である．

　1)　無菌性髄膜炎　激しい頭痛，項部硬直，嘔吐などの髄膜刺激症状を示す．髄液中に細菌は存在しない．A7，A9型が多い．ときにポリオウイルスの場合と区別できない麻痺をきたす．

　2)　ヘルパンギーナ　乳幼児の口腔咽頭粘膜に小水疱とその破れた浅い潰瘍ができ，発熱とかぜ症状を伴う．A群全般に認められる．

　3)　手足口病　小児に軽度の発熱と，口腔粘膜，手掌，足底に水疱を形成する(**口絵30**参照)．保育園などで流行することがある．通常は軽い疾患であるが，ときに髄膜炎を合併することもある．A10型，A16型およびエンテロウイルス71型(後述)による．

　4)　発疹症　全身に麻疹様発疹を呈するが，軽い発熱を伴うのみで，軽症である．主にA4，A6，A9，A16型による．

　5)　新生児心筋症　心筋障害を呈し，致死率が高い．B群のウイルスによる．

3. エコーウイルス

　このウイルスもポリオウイルスの検索中に糞便中から見出されたもので，当初は病原性が不明であったので，enteric cytopathogenic human orphan virus(腸管の細胞病原性みなし児ウイルス)の名が付けられ，後にその頭文字から**エコー**(echo)**ウイルス**とされた．1〜34型(8，10，28型を欠く)の抗原性の異なるウイルスから成る．コクサッキーウイルスと同様に，健康者糞便からも分離され，不顕性感染として広く分布しているが，ときに病原性を示す．ポリオ様麻痺，無菌性髄膜炎，上気道炎(かぜ症状)，肺炎，夏季下痢症など多彩である．

4.　エンテロウイルス

コクサッキーウイルス，エコーウイルスの多くの型が次々と見出されたが，この分類の基準が絶対的なものではないので，この区分を中止し，1968年以降に見出された腸管系のウイルスはエンテロウイルス(enterovirus)として分類することとし，それまでの型の合計67型に続けて68型〜とすることとした．現時点で，少なくとも71型までが同定されている．

a.　エンテロウイルス70型

1969年にガーナで，さらに1970〜73年に全世界で急性出血性結膜炎が大流行し，この原因ウイルスとして分離された．このウイルスは結膜からのみ分離され，咽頭や糞便からは分離されない．潜伏期は24時間ときわめて短く，ときに脊髄炎や麻痺をきたすこともある．このウイルスの流行した1969年は，アポロ11号が月面着陸に成功した年で，アポロ病という俗称が付けられた．

b.　エンテロウイルス71型

1973年以前には，コクサッキーウイルスA16型による手足口病(hand-foot-and-mouth disease)が流行していたが，1973年に新たなウイルスが分離され，エンテロウイルス71型とされた．その後，コクサッキーウイルスA10型による手足口病が出現し，現在，上記3種のウイルスが，手足口病の病原ウイルスとされている．

5.　ライノウイルス

かぜのもっとも重要な病原ウイルスで，ヒトライノウイルスには150種類以上の血清型が存在する．ヒトのみに感染し，飛沫伝播によって鼻粘膜，上気道粘膜上皮細胞に感染して増殖し，鼻かぜとなる．不顕性感染は少なく，感染するとほとんどが発症する．100型があり，かつ同一地域に複数の血清型のウイルスが混じって流行すること，免疫能が低いことから，ヒトは繰り返してこのウイルスに感染する．

6.　A型肝炎ウイルス

ピコルナウイルス科ヘパトウイルス属に分類されている急性肝炎の原因ウイルスである．肝炎ウイルスの項(p116参照)で詳述する．

R　レオウイルス科

1953年に小児の糞便から見出され，その後，気道や腸管から繰り返し分離されたが，ヒトへの病原性が明らかでなかった．それゆえに，respiratory enteric orphan virus(気道や腸管に存在するみなし児ウイルス)と称し，その頭文字をとって**レオウイルス**(reovirus)と名付けられた．**2本鎖の**RNAで，10〜12の分節に分かれた特異な遺伝子を持つウイルス群である．

1.　ヒトレオウイルス

咽頭，腸管から分離され，成人のほとんどが抗体を持っていることから，不顕性感染が成立していると考えられる．病原性は不明である．

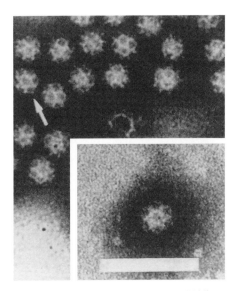

図3-16　**カリシウイルスの電子顕微鏡像**
（千葉俊三博士ら：J. Infect. Dis. 142, 247-249,
1980より引用）

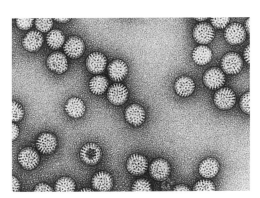

図3-15　**ロタウイルスの電子顕微鏡像（87,500倍）**
（谷口孝喜博士提供）

2. ヒトロタウイルス

　1973年に小児の下痢症患児より見出され，電子顕微鏡像が車輪状の形態を示していたことから，ロタ（rota；車輪の意のラテン語）ウイルスと名付けられた．ロタウイルス粒子の形態を**図3-15**に示す．生後6ヵ月〜2歳の幼児に流行がみられる．ウイルスは経口的に侵入し，小腸絨毛上皮細胞で増殖し，上皮細胞の変性脱落を起こす．1〜3日の潜伏期を経て，嘔吐と激しい下痢，ときに**米のとぎ汁様白色下痢（仮性小児コレラ**と呼ばれていた）が現れ，脱水症状がみられる．ロタウイルス下痢症は冬季に多発し，冬季の2歳以下の小児下痢症の60〜90％を占めていたが，近年は，弱毒生ウイルスワクチンの使用により，患者発生が減少している．発展途上国におけるロタウイルス下痢症は乳幼児の重要な死因（年間約500万人といわれる）の一つである．

S カリシウイルス科

1. ノロウイルス

　直径40 nmほどの正20面体構造のウイルスであるが，電子顕微鏡像でカプシドが花の萼（ラテン語でcalix，英語でcalyx）の形をしているところから，カリシ（Calici）ウイルス科の科名が付けられた．カリシウイルス科ウイルス粒子の形態を**図3-16**に示す．乳幼児，学童，成人（高齢者を含む）の幅広い年齢層の下痢症の原因ウイルスとして重要である．特に，ウイルス性食中毒のほとんどがノロウイルスによるものであり，食中毒以外に，ヒト-ヒト感染もある．

　1968年に米国オハイオ州ノーウォークの小学校で集団発生した下痢症患児からウイルスが分離され，**ノーウォークウイルス**（Norwalk virus）と名付けられた．そのほかに，わが国を含め世界各地の集団発生下痢症患者の糞便から，ウイルス様粒子が電子顕微鏡で見出されており，**小型球形ウイルス**（SRSV）と呼ばれていたが，2002年8月の第12回国際ウイルス学会で，

ノロウイルスは強靱

　ノロウイルスは1,000〜100個以下の少ない個数で感染するといわれている．通常は生の二枚貝（後述するように多くはカキ）を食べて感染する．主症状は下痢，悪心，嘔吐で，便や吐物にウイルスが含まれているので，患者さんを看護している人に二次感染（伝播）を起こしやすい．これは腸管出血性大腸菌（EHEC）と類似しているが，経口感染のほか，EHECでは認められない吐物による気道感染（飛沫感染）も起こす．さらには，汚染物が乾燥などにより小さくなり，飛沫核のような状態になったものからの感染もあると考えられている．したがって，幼児や老人が多い所では大きな中毒となりやすい．

　カキが原因となる理由は以下のように説明されている．ウイルスは強靱であるため，下水処理場から生きて海に達するものがいる．その数は非常に少ないのであるが，カキは成長のため1日に2トンもの海水を取り込み，プランクトンを中腸腺に残して排水している．このとき，ウイルスも中腸腺に濃縮されるので，カキ（の中腸腺）を生で食べると発症するのである．同じ二枚貝のアサリやハマグリ，赤貝では中腸腺を生で食べることはしないので，また，サザエやアワビなどの巻貝*では，海藻を餌としており海水を大量に吸引しないので，これらによる中毒は少ないとのことである．

　ウイルスは強靱であり，エタノールの効果は期待出来ないので，患者さんの便や吐物は0.5％程の次亜塩素酸ナトリウム液で処理する．手指の消毒が問題であるが，流水での洗浄と擦式消毒などを組み合わせるしかないと思われる（下水の問題は残るが……）．筆者は中毒を予防する為に，生のカキを食べないこと（特に医療関係者は！）といつもいっている．また，EHECのときと同様に，生のカキを処理したまな板，包丁などの取り扱いにも注意して欲しい．感染予防の基本は同じであり，相手が強靱なほど，その徹底が重要である． （小熊）

*まれにサザエやアワビでは（特に春先のアワビ），中腸腺に海藻由来のもの（クロロフィル分解物など）がたまり，これを摂食後，日光に当たり1〜2日すると顔面，手などに腫脹，発赤，疼痛などが出現することがある（光過敏症）．

　これらはカリシウイルス科のノロウイルス属（代表種はノーウォークウイルス）とサポウイルス属（代表種はサッポロウイルス）に分類された．経口伝播で広がり，多くは2〜3日の潜伏期を経て，下痢，悪心，嘔吐，頭痛などの症状を呈する．一般的に軽症であるが，高齢者では死亡することもある．

T ヘペウイルス科

1．E型肝炎ウイルス

　ウイルス性肝炎の原因ウイルスの一つであるE型肝炎ウイルスは，当初カリシウイルス科に分類されていたが，現在はヘペ（Hepe）ウイルス科に分類されている．Hepは肝臓，eはE型肝炎に由来している（詳細は肝炎ウイルスの項，p116参照）．

U レトロウイルス科

　自己の1本鎖RNAを鋳型としてDNAを合成する**逆転写酵素**を持つウイルスで，レトロウイルス（retrovirus；retro＝後方へ，逆にの意）と名付けられた．感染細胞内で合成されたこの自己RNAと相補的なDNAは，細胞の染色体DNAに組み込まれて**プロウイルス**（provirus）と

表3-14 レトロウイルス科のウイルスの種類

属	ヒトに病原性を示すウイルス種
デルタレトロウイルス属	ヒトT細胞白血病ウイルス(HTLV-1, 2)
レンチウイルス属	ヒト免疫不全ウイルス(HIV-1, 2)

なり，細胞をがん化させたり，プロウイルスから再び自己RNAを複製して増殖し，細胞を破壊する．レトロウイルス科に含まれるヒトのウイルスを**表3-14**に示した．

1. ヒトT細胞白血病ウイルス1型，2型 (HTLV-1, 2)

　デルタレトロウイルス属のこのウイルスは，九州，沖縄，米国，アフリカ，中南米に多発する**成人T細胞白血病**の原因ウイルスである．現在，わが国には約100万人の感染者が存在する．母乳を介して母子間，精液を介して配偶者間，あるいは輸血によって伝播する．このウイルスはT細胞などに感染し，長い潜伏期 (30〜40年あるいはそれ以上) をもってT細胞をがん化して白血病となる．長い潜伏期は**無症候キャリア**(carrier) で，ときに脊髄障害 (HTLV-1関連脊髄症；HAM) や関節障害 (HTLV-1関連関節症；HAAP)，また肺炎，ブドウ膜炎などを起こすこともある．

　発がんの機序については，ウイルス発がんの項 (p92参照) で述べた．

2. ヒト免疫不全ウイルス (HIV)

　ヒト免疫不全ウイルス (human immunodeficiency virus：HIV) は**エイズ** (acquired immuno deficiency syndrome：AIDS) の原因ウイルスである．エイズウイルスはこの俗称である．HIV粒子の形態を**図3-17**に示す．米国ロサンゼルスにおいて，若い同性愛者や麻薬常習者の間でニューモシスチス肺炎患者 (健康人には非病原性の真菌ニューモシスチス・イロベチイ *Pneumocystis jirovecii* による肺炎) やカポジ肉腫 (Kaposi's sarcoma) の患者が相次いで現れ，AIDSと命名された．1983年にフランスのパスツール研究所のMontagnierらによって，AIDSの原因ウイルスとして本ウイルスが患者血液から見出された．現在，HIV-1とHIV-2の2種が存在する．

　HIVは体内でヘルパーTリンパ球やマクロファージ系細胞に感染し，徐々に増殖して細胞を破壊する．ウイルスの伝播は，ウイルスが感染したTリンパ球，あるいは遊離したウイルスが存在する血液，精液，腟分泌物，母乳を介して，性交 (同性間，異性間のいずれも)，輸血 (血液製剤を含む)*，麻薬の同一注射器を用いた回し打ち，出産時の出血あるいは授乳で起こる．

　感染後1〜2週でかぜ様の症状 (発熱，咽頭痛，リンパ節軽度腫脹) が現れ，1〜2週で消退する．その後4〜5年間は無症状で経過する (**無症候キャリア** asymptomatic carrier：AC)．血中のHIVに対する抗体は感染後6〜8週で陽性となる．次第にヘルパーTリンパ球が減少し，免疫力が低下する．そして，ニューモシスチス肺炎などの真菌症，カンジダなどによる真菌症やヘルペスウイルス感染症などの**日和見感染**およびカポジ肉腫，リンパ腫などの日和見腫瘍を

---

* 現在は輸血用血液の厳密な検査が行われており，また加熱した血液製剤が用いられているので問題は少ない．しかし，発展途上国では検査体制が十分ではなく，問題を抱えている．

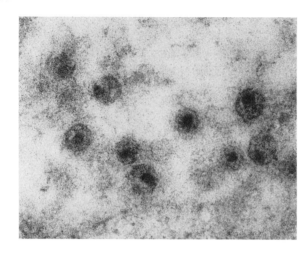

図3-17　HIV-1の電子顕微鏡像
(伊藤正彦博士提供)

表3-15　肝炎ウイルスの性状比較

	A型	B型	C型	D型	E型
分類(科名)	ピコルナウイルス	ヘパドナウイルス	フラビウイルス	未分類	ヘペウイルス
粒子の直径(nm)	27	42	60	35	30
核酸	1本鎖RNA	2本鎖DNA(一部1本鎖)	1本鎖RNA	1本鎖RNA	1本鎖RNA
伝播様式	経口(糞便)	非経口(血液)	非経口(血液)	非経口(血液)	経口(糞便)
感染様式 急性	有	有	有	有	有
慢性持続	無	有	有	有	無
肝がんとの関連性	無	有	有	?	無
ワクチン	有(不活化)	有(HBsコンポーネント)	無		無
抗ウイルス薬	無	有	有	無	無
その他	衛生環境で流行は左右される	母→新生児間の感染防止が重要(キャリア撲滅)	成人が感染してもキャリアとなる	B型との重感染→重症化	衛生環境で流行は左右される

併発しやすくなる．これらはAIDS指標疾患と呼ばれ，この状態が後天性免疫不全症候群(エイズAIDS)である．

Ⅴ　肝炎ウイルス

　分類上異なるが，肝細胞を標的として慢性および急性の肝炎を起こすウイルスを総称して肝炎ウイルスという．

　肝炎ウイルスには，**A型肝炎ウイルス**(ピコルナウイルス科)，**B型肝炎ウイルス**(ヘパドナウイルス科)，**C型肝炎ウイルス**(フラビウイルス科)，**D型肝炎ウイルス**(未分類)，**E型肝炎ウイルス**(ヘペウイルス科)が明らかにされている(**表3-15**)．

1. A型肝炎ウイルス

　ピコルナウイルス科(p110参照)のヘパトウイルス属に分類されている．

　汚染した食物や飲料水を介して経口的に感染し，肝細胞で増殖して急性肝炎を起こす．これを**A型肝炎**という．ウイルスは肝から胆管を経て腸管に出て，糞便中に排泄される．ここに**糞口感染**による散発あるいは流行が起こる．その発生状況は衛生環境に左右される．発展途上国は本ウイルスの高浸淫地域であるが，ほとんどの場合幼少期に感染し，不顕性感染になるため，A型肝炎の発症はまれである．

　潜伏期は2〜6週で，高熱をもって発症し，全身倦怠感，食欲不振，悪心，嘔吐を示し，黄疸が現れる．一般的には4〜6週間で完全に治癒し，慢性化はしない．

2．B型肝炎ウイルス

　ヘパドナウイルス科(p98参照)に分類されている．B型肝炎ウイルス(HBV)は，環状2本鎖DNAの遺伝子(一部は1本鎖)を有するコア(core)の外側に，HBs抗原と呼ばれるタンパク質を含む脂質二重層のエンベロープに覆われた粒子である．患者血清中には，完全な感染性粒子(**Dane粒子**という)と，HBs抗原のみから成る大小の球状〜桿状粒子が存在する．

　感染は血液や体液を介して起こり，輸血(現在は厳密な検査により汚染血液は除かれているのできわめてまれ)，医療事故，性交，出産時の母子感染による．免疫能の未熟な新生児が，出産時母親の血液を介して感染すると**免疫寛容**となり，長期間ウイルスを保有する**HBVキャリア**となる．その多くは，無症候キャリアである．最近は，HBVキャリアの母親から生まれた新生児には，生後ただちに，および2ヵ月後に高力価抗HBsヒト免疫グロブリンを注射し，2〜3ヵ月後からHBsワクチンを1〜2ヵ月間隔で3回接種して，HBVキャリアとなるのを防いでいる．また，医療従事者へのHBsワクチン接種によって，医療事故による感染を防いでいる．2016年10月より，すべての乳児を対象に，HBsワクチンが定期接種されている．

　成人の感染は，通常1〜6ヵ月の潜伏期の後に，倦怠感，食欲不振，悪心，嘔吐，黄疸などの症状を示す急性肝炎であり，2〜3ヵ月で治癒し，慢性のキャリアとなることはまれである．新生児期に母子感染し，キャリアとなって20〜30年後に，免疫寛容が解除されて免疫応答が生じ，細胞傷害性Tリンパ球によるウイルス感染肝細胞の破壊が起こることがある．**慢性活動性肝炎**がこれである．この状態が続くと**肝硬変**，さらに**肝がん**に移行することが多い．

3．C型肝炎ウイルス

　A型，B型肝炎ウイルス以外に未知の肝炎ウイルスが存在することが想定されていたが，その実体は長い間不明であった．未知の肝炎ウイルスは**非A非B型肝炎ウイルス**と呼ばれていた．1989年に非A非B型肝炎患者の血清を接種して肝炎となったチンパンジーの血液中から，未知ウイルスのRNA遺伝子が遺伝子工学の手法で見出され，**C型肝炎ウイルス**(HCV)と名付けられた．フラビウイルス科(p103参照)のヘパシウイルス属に分類されている．HCVの発見と詳細なウイルス学的研究成果に対して，2020年ノーベル生理学・医学賞が授与された．

　感染は主として血液を介して起こる．輸血(B型肝炎ウイルスの場合と同様に，厳密な検査で汚染血液は除かれているので，現在はまれである)，過去の医療行為のミスが主な感染経路であり，母子間，家族内感染の頻度は低いと考えられている．日本人の抗体陽性率は約1％で，その約60％は過去に輸血歴がある．

　感染後1〜4ヵ月の潜伏期を経て，急性肝炎症状を示すが，軽症である．B型肝炎ウイルス

の場合と異なって，免疫能が正常な成人が感染した後，多くが**HCVキャリア**となり，その一部は**慢性活動性肝炎**に移行する．さらに，このC型慢性肝炎から約20年後に**肝硬変**，**肝がん**に進展する．

4. D型肝炎ウイルス

D型肝炎ウイルス (HDV) は，粒子表面がB型肝炎ウイルスのHBs抗原で覆われ，内部に環状1本鎖RNAと**デルタ抗原**(HD抗原) を有する球状ウイルスである．単独では増殖できず，**ヘルパーウイルス**としてのB型肝炎ウイルスと共存するときにのみ，その助けを借りて増殖する．したがって，D型肝炎は，B型とD型肝炎ウイルスによる同時の初感染か，B型キャリアに重複感染して起こる．

B型肝炎ウイルスとD型肝炎ウイルスとの同時感染，あるいは重複感染のいずれの場合も，肝炎は重症化しやすく，劇症肝炎になりやすい．

5. E型肝炎ウイルス

1950年代から東南アジアで流行していた経口感染による肝炎が，ウイルス診断でA型肝炎ウイルスとは異なるウイルスによるものであることから，**非A非B型肝炎ウイルス**の一つとして知られていた．しかし，その本体については長い間不明であった．1990年に，この未知ウイルスのRNA遺伝子が遺伝子工学の手法で見出され，E型肝炎ウイルスと名付けられた．現在，ヘペウイルス科 (p94参照) に分類されている．わが国には，発展途上国からの渡航者による**輸入感染症**として散発していたが，最近，わが国のシカ，イノシシなど野生動物も保有していることが報告されており，**人獣共通感染症**でもある．

A型肝炎ウイルスと同様に，汚染飲食物などにより経口感染し，門脈を経て肝臓へ至り肝細胞で増殖する．約1ヵ月の潜伏期で発熱，倦怠感，食欲不振，悪心，嘔吐，黄疸の急性肝炎症状を示し，ほぼ1ヵ月の経過で治癒する．キャリアとなることはない．ウイルスは肝臓から胆汁によって糞便中に出て，**糞口感染**の源となる．

W 遅発性ウイルス感染症とプリオン病

数年の長い潜伏期を経て徐々に発症し，症状が次第に悪化して死の転帰をとるウイルス感染症を総称して，**遅発性ウイルス感染症** (slow virus infection) という．このような遅発性疾患を引き起こす病原体として，通常のDNA系あるいはRNA系のウイルス (通常ウイルス) と，通常ウイルスとはまったく異なった性状を示し，ウイルス形態をもたない病原因子 (プリオン) とがある (**表3-16**)．通常ウイルスについては，各ウイルスの項を参照のこと．

1. プリオン

以前に，非通常ウイルスと呼ばれていた病原因子は，現在，プリオン (proteinaceous infectious particle：prion．タンパク質性感染性粒子の頭文字から合成した名称) と呼ばれる，核酸を含まないタンパク質のみから成る因子である．正常細胞に存在するプリオンタンパク質が異常なタンパク質に変化したもので，この異常プリオンタンパク質が脳組織に蓄積して神経細胞が変性脱落し，プリオン病が起こる．

表3-16　ヒトの遅発性ウイルス感染症とプリオン病

感染症	病原因子
通常性（既知）ウイルス感染症	
亜急性硬化性全脳炎（SSPE）	麻疹ウイルス
進行性多巣性白質脳症（PML）	JCポリオーマウイルス（JCウイルス）
後天性免疫不全症候群（AIDS）	ヒト免疫不全ウイルス（HIV）
成人T細胞白血病（ATL）	ヒトT細胞白血病ウイルス1型（HTLV-1）
プリオン病	
クロイツフェルト-ヤコブ病（CJD）	プリオン
ゲルストマン-ストロイスラー-シャインカー病（GSS）	プリオン
致死性家族性不眠症（FFI）	プリオン
クールー（kuru）	プリオン

2.　プリオン病

ヒトのプリオン病について以下に述べる.

1）クロイツフェルト-ヤコブ病 Creutzfeldt-Jakob disease（CJD）　40～70歳の100万人に1人の頻度で発生する.痴呆とミオクローヌスを主徴とし，1年以内に死亡する.散発性であるが，地域あるいは人種（ヒツジ脳を生で食べる慣習の人種）に集積性に発生したり，ときに家族性に多発することもある.最近，角膜移植，硬膜移植，あるいはヒト下垂体から精製した成長ホルモンの投与など医原性発症も報告されている.1994年2月から1995年10月に集中して英国において，臨床像が異なる若年性CJDが多発し，ウシに流行しているウシ海綿状脳症（俗名：狂牛病）からヒトに伝播したものであることが明らかになった.現在，わが国においては生後48ヵ月以上の肉牛について検査が義務づけられており，食肉の安全確保が図られている.

2）ゲルストマン-ストロイスラー-シャインカー病 Gerstmann-Sträussler-Scheinker disease（GSS）　痴呆と進行性の小脳失調症を主徴とし，ミオクローヌスはまれな疾患である.優性遺伝性に家族内（20～60歳）に現れ，プリオン遺伝子の点突然変異によるものである.

3）致死性家族性不眠症　頑固な不眠と興奮状態が進行性に現れ，多くは40～50歳代にみられる.プリオン遺伝子の点突然変異が原因である.

4）クールーkuru　パプアニューギニアのFore族にみられた疾患で，kuruは原地語で"震え"を意味する.Fore族では死者の脳を食べる風習があり，特に女性が解剖に携わって子供と食べるので，女性と子供が多く発病した.頭痛，倦怠感，小脳失調（ふるえ，歩行障害）を呈する.人食いの風習が廃止された現在は，ほとんどみられない.

7　ウイルス感染症の検査室内診断

感染症の診断は，① 患者の症状，発病前の状況，さらに既往を参考にして診断（**臨床診断**）するばかりではなく，② 患者から採取した材料（喀痰，咽頭ぬぐい液，尿，糞便，血液，髄液，病巣切除組織など）について，検査室内で検査した結果による診断（**検査室内診断**または**実験室内診断**），③ 感染症のその時点における流行状況による診断（**疫学診断**）に基づいて総合的に行われる.しかし，検査室内診断の結果は，後で述べるように検査結果を得るまでに日時を要するため，急性期には診断が間に合わない場合が多い.その改善策として，最近では検査室内診

プリオン

　古くから知られていたヒツジとヤギのスクレイピー (scrapie；ヒツジは体が痒くなるため柵に体をこすり付ける (scrape) から由来した病名)，ヒトのクールー (kuru)，クロイツフェルト-ヤコブ病 (Creutzfeldt-Jakob disease：CJD) などは，起立・歩行障害，ミオクローヌス (筋肉の間代性痙攣)，痴呆化などの症状を示して数ヵ月～1年で死亡する疾患である．脳組織では神経細胞の変性，脱落をきたし，大小の空胞ができて海綿状になる．伝播性海綿状脳症と総称されていたが，その病原体は長い間不明であった．

　1982年に S. B. Prusiner らは，スクレイピーの病原体は分子量 27,000～30,000 の糖タンパク質 (図1) であることを示し，プリオン (prion) と名付けた．その後，正常な細胞の染色体 (第20番染色体短腕) の遺伝子から正常なプリオンタンパク質 (PrP^C) が作られていること，この PrP^C は細胞内で作られても，機能を発揮した後すぐに細胞内で分解されることが明らかになった．一方，スクレイピーの脳から取り出したプリオンタンパク質 (PrP^{Sc}) は，重合してアミロイド線維を形成し，タンパク質分解酵素でも壊されない異常なタンパク質である．この PrP^{Sc} は PrP^C と合うと，PrP^C の構造を異常な PrP^{Sc} の構造に変化させる．したがって，異常な PrP^{Sc} が経口的，経皮的に感染すると，脳神経細胞に達して，神経細胞内の PrP^C を異常な PrP^{Sc} に変えるため，細胞内に異常 PrP^{Sc} が蓄積し，神経細胞が変性し脱落すると考えられている (図2)．また，異常な PrP^{Sc} は，プリオン遺伝子の点突然変異によっても生じ，遺伝することが知られている．

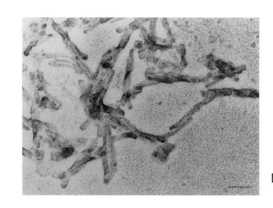

図1　プリオンタンパク質の電子顕微鏡像
(品川森一博士提供)

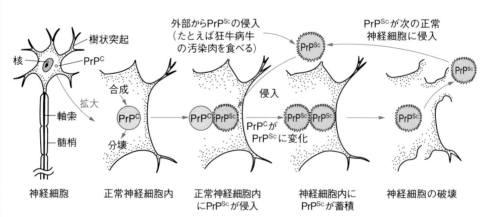

図2　異常プリオンタンパク質が神経細胞内で増える機構
PrP^C；正常プリオンタンパク質，PrP^{Sc}；異常プリオンタンパク質

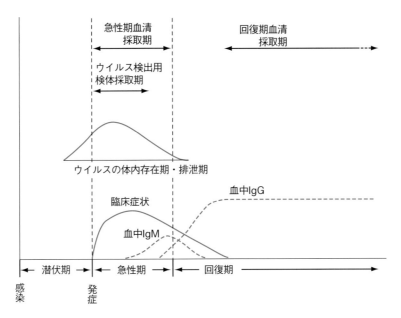

急性期血清
採取期

回復期血清
採取期

ウイルス検出用
検体採取期

ウイルスの体内存在期・排泄期

血中IgG

臨床症状

血中IgM

潜伏期　　　急性期　　　回復期

感
染

発
症

図3-18　急性ウイルス感染症の臨床経過と検体の採取時期

断法を簡略化して，ベッドサイドで使用できる簡易迅速診断キットの開発が進められている．

　検査室内診断には，① 検査材料から原因ウイルスまたはその遺伝子（核酸）を分離して同定する方法（**病原診断**）と，② 患者の血清中のそのウイルスに対する抗体価を測定する方法（**血清診断**）とがある．それぞれの場合に用いられる材料は，その患者の病期に合わせて採取する必要がある（**図3-18**）．

A 病原診断

　病原診断に用いる検査材料は，多くの場合，臨床症状の現れている急性期に採取する．検査材料中に存在すると考えられる，疑わしいウイルスに感受性のある培養細胞，孵化鶏卵，動物に接種してウイルスを増やし，疑わしいウイルスに対する標準血清を用いて，ウイルスの中和試験で同定する．この方法の欠点は，ウイルスに感受性を示す培養細胞などを準備しておかなければならないこと，ウイルスを増やして中和試験の結果を得るまでに数〜十数日を要することである．最近は，検体中のウイルス抗原を蛍光抗体法，酵素抗体法で検出するか，検体中のウイルス核酸をポリメラーゼ連鎖反応（PCR）で増幅して検出する迅速診断法が広く応用されている．さらに近年では，簡便なイムノクロマト法による検査法が保険診療にて実施されている（**表3-17**）．

B 血清診断

　血清診断に用いる患者の血清は，急性期と回復期に採取し，このペア血清（pair serum）について，疑わしいウイルスに対する抗体価が上昇（4倍以上）しているかどうかで診断する．しかしながら，ペア血清は急性期の診断には使用することができない．したがって，急性期におけるIgM抗体の抗体価にて診断する．中和試験，赤血球凝集抑制試験，補体結合試験，蛍光

表3-17　病原診断法

検査方法	原理	特徴
酵素抗体法 (enzyme-linked immunosorbent assay：ELISA)	ウイルス抗原と特異抗体を抗原抗体反応によって結合させ，酵素反応により検出する．直接吸着法，競合法，サンドイッチ法などがある．	高感度で広く応用ができる．
免疫蛍光抗体法 (immunofluorescence test：IF)	ウイルス抗原と特異抗体を抗原抗体反応によって結合させ，抗体に標識した蛍光色素の反応により検出する．	特異性が高い．
イムノクロマト法 (immunochromatography：IC)	標識抗体とウイルス抗原を反応させ，生成された抗原抗体複合体が毛細管現象により移動し，濾紙上で固相化した捕捉抗体と反応させる．これを呈色することで，目視により判定する．	操作が簡便であり，迅速診断が可能である．
PCR法	耐熱性DNAポリメラーゼと標的ウイルスDNAを用いて，熱変性，アニーリング，伸長反応の3ステップを繰り返すことによりウイルス核酸を増幅する．	高感度で特異性が高い．

抗体法，酵素抗体法などが用いられる．

8　ウイルス感染症の治療

　感染症の治療は，原因微生物の増殖を抑え（原因療法），患者の症状を軽減すること（対症療法）にあるが，ウイルス感染症の治療においても違いはない．しかし，ウイルスは宿主細胞内で宿主の代謝の場を借りて増殖することから，ウイルスの増殖のみを特異的に抑える選択毒性の高い**抗ウイルス薬**はいまだ少ない．一方，ウイルス感染によって生体細胞が産生し，ウイルスの増殖を抑制する物質が，1954年長野らによって見出され，1957年にA.Isaacsらによって**インターフェロン**（interferon）と名付けられた．インターフェロンも，現在，抗ウイルス薬としていくつかのウイルス感染症の治療に用いられている．

A 抗ウイルス薬

　最近，ウイルス独自の酵素，タンパク質合成過程，あるいは核酸合成過程が明らかにされ，この知見をもとに，ウイルス増殖を特異的に阻害する抗ウイルス薬が開発され，臨床応用がなされている（**表3-18**）．その多くは，ウイルスの核酸合成に関わるウイルス独自の酵素（チミジンキナーゼ，DNAポリメラーゼ，RNAポリメラーゼ，逆転写酵素）に親和性を持つヌクレオシド誘導体である．また，ヒト免疫不全ウイルスやC型肝炎ウイルスのタンパク質の成熟に働くウイルスタンパク質分解酵素（プロテアーゼ）の阻害薬，およびインフルエンザウイルスの粒子放出に働くノイラミニダーゼ阻害薬が，わが国でも認可使用されている．

B インターフェロン interferon (IFN)

1. インターフェロンとは

　インターフェロンは次のような性状を有する物質である．

　① 生体，あるいは培養細胞に誘発物質（ウイルス，細菌あるいはその構成成分，サイトカインなど）が与えられると，細胞のインターフェロン遺伝子が発現して産生される糖タンパク質

表3-18　現在わが国で許可使用されている抗ウイルス薬

作用機序	一般化学名	商品名	適応性
ウイルスDNA合成阻害	ビダラビン	アラセナ-A，ほか	単純ヘルペス脳炎 帯状疱疹
	アシクロビル	ゾビラックス，ほか	単純ヘルペスウイルス感染症 帯状疱疹
	バラシクロビル	バルトレックス	単純ヘルペス 帯状疱疹
	アメナメビル	アメナリーフ	単純ヘルペス 帯状疱疹
	ガンシクロビル	デノシン	サイトメガロウイルス感染症
	バルガンシクロビル	バリキサ	サイトメガロウイルス感染症
	ホスカルネット	ホスカビル	サイトメガロウイルス網膜炎
ウイルス逆転写酵素阻害（核酸系）	エンテカビル	バラクルード	B型肝炎ウイルス感染症
	アデホビル	ヘプセラ	
	ラミブジン	ゼフィックス エピビル	B型肝炎ウイルス感染症 ヒト免疫不全ウイルス感染症
	ジドブジン （アジドチミジン）	レトロビル	ヒト免疫不全ウイルス感染症
	ザルシタビン	ハイビッド	
	ジダノシン	ヴァイデックス	
	サニルブジン	ゼリット	
	アバカビル	ザイアジェン	
	テノホビル	ビリアード	
	エムトリシタビン	エムトリバ	
ウイルス逆転写酵素阻害（非核酸系）	ネビラピン	ビラミューン	
	デラビルジン	レスクリプター	
	エファビレンツ	ストックリン	
	エトラビリン	インテレンス	
	リルピビリン	エデュラント	
ウイルスインテグラーゼ阻害	ラルテグランビル	アイセントレス	ヒト免疫不全ウイルス感染症
	ドルテグラビル	テビケイ	
ウイルスプロテアーゼ阻害	サキナビル	インビラーゼ，ほか	ヒト免疫不全ウイルス感染症
	インジナビル	クリキシバン	
	リトナビル	ノービア	
	ネルフィナビル	ビラセプト	
	アンプレナビル	プローゼ	
	アタザナビル	レイアタッツ	
	ホスアンプレナビル	レクシヴァ	
	ロピナビル	カレトラ	
	テラプレビル	テラビック	C型肝炎ウイルス感染症
	シメプレビル	ソブリアード	
	アスナプレビル	スンベプラ	
	バニプレビル	バニフェップ	
ウイルスRNA合成阻害，ほか	リバビリン	レベトール	C型肝炎ウイルス感染症 SSPEウイルス感染症 ラッサウイルス感染症
	ダクラタスビル	ダクルインザ	C型肝炎ウイルス感染症
	ソホスブビル	ソバルディ	
	ファビピラビル	アビガン	インフルエンザウイルス感染症
ウイルスのノイラミニダーゼ阻害	オセルタミビル	タミフル	A型およびB型インフルエンザウイルス感染症
	ザナミビル	リレンザ	
	ラニナミビル	イナビル	
	ペラミビル	ラピアクタ	

表3-19　インターフェロン(IFN)の種類と特徴

	I型		II型
	IFN-α	IFN-β	IFN-γ
主な産生細胞	白血球, 樹状細胞, マクロファージ	線維芽細胞, ウイルス感染細胞	T細胞, NK細胞
誘発因子	ウイルス	ウイルス	抗原刺激, マイトジェン, サイトカイン
受容体	IFN-α/β受容体	IFN-α/β受容体	IFN-γ受容体
主な作用	抗ウイルス効果, 抗腫瘍効果	抗ウイルス効果, 抗腫瘍効果	免疫調節作用, 抗腫瘍効果, 抗ウイルス効果

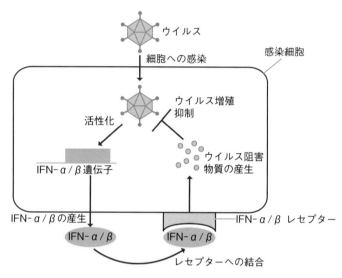

図3-19　インターフェロン(IFN)の産生および作用機序

である. 生体では血液中に, 細胞培養では培養液中に放出される.

　②インターフェロンは抗体とは異なって, 直接ウイルスを不活化しない. インターフェロンは細胞膜上のインターフェロン受容体に結合して, 細胞内にウイルスの増殖を抑制する新たなタンパク質を作らせ, 細胞を抗ウイルス状態にする. このためウイルスは細胞内で増殖できず, 細胞(生体)をウイルス感染から守る.

　③インターフェロンを投与する場合, ヒトにはヒト型インターフェロンでなければ, 抗ウイルス作用は弱いか作用を示さない(種特異性).

　④細胞を抗ウイルス状態にするばかりではなく, マクロファージ, Tリンパ球, Bリンパ球に働いて免疫応答を強めたり, 腫瘍細胞の増殖を抑えたりする多面的生物活性を有する.

　⑤インターフェロンにはIFN-α, IFN-β, IFN-γなどがあり, 白血球, 線維芽細胞, Tリンパ球, NK細胞, 樹状細胞などが産生する. 近年, インターフェロン遺伝子を大腸菌に組み込んで, 菌体内でインターフェロンを作らせ, 精製した組換え型(リコンビナント recombinant)インターフェロンも開発されている.

　インターフェロンの種類と特徴を表3-19, 産生および作用機序を図3-19に示す.

2．インターフェロンの臨床応用

インターフェロンは非特異的に各種のウイルス増殖を抑制するが，現在，抗ウイルス薬として認可されている適応疾患は，B型慢性活動性肝炎とC型慢性活動性肝炎である．一方，腎がん，多発性骨髄腫，慢性骨髄性白血病，成人T細胞白血病，皮膚悪性黒色腫，脳腫瘍(膠芽腫，髄芽腫，星状細胞腫)などの腫瘍の治療に用いられている．

4 真　菌

① 真菌とは

　真菌(fungus，複数はfungi)の特徴をまとめると以下のようになる．

①真核細胞である．

　ⓐ細胞の大きさは細菌より大きく，動物より小さい．

　ⓑ核，ミトコンドリアなどの小器官を持つ．

　ⓒ核膜に包まれた核を持つ．核は通常1個であり，染色体は複数である．減数分裂，有糸分裂を行う．

②細胞壁の構成は細菌，植物と異なり，多糖体(グルカン，マンナン，キチンなど．これらはそれぞれグルコース，マンノース，N-アセチルグルコサミンのポリマーである)が主成分であり，これにタンパク質，脂質が含まれる．

③細胞膜を構成するステロールはエルゴステロールである(動物の場合はコレステロールである)．

④光合成能を欠き(葉緑素なし)，根，茎，葉の分化なし．

⑤運動性はない．

⑥特有の細胞形態(菌糸型と酵母型)と生活環を持つ．胞子を作り拡散する．

　真菌は10万種以上存在するが，その中でヒトに病原性を示すものはそのごく一部である．逆に，発酵食品や医薬品の製造などに利用されるものもある．

② 形態と増殖

Ⓐ 菌糸型真菌と酵母型真菌

　多様な形態をとるものが多いが，**菌糸型真菌**(糸状菌mold or filamentous fungus)と**酵母型真菌**(酵母yeast or yeastlike fungus)とに分かれる．菌糸(hypha)は1個の細長い細胞であるが，通常は菌糸が集合し，菌糸体(mycelium)を形成している(このため，肉眼でみえる)．このとき，隔壁を有する**有隔菌糸**と形成しない**無隔菌糸**がある(**図4-1**)．酵母は菌糸が3〜5 μmの球状形になったものと考えられるが，単独で存在する．条件により菌糸型と酵母型の両形態をとるものを二形(相)性真菌というが，これは病原真菌に多い．菌糸は先端発育と分岐(枝)により発育する．菌糸には培地(栄養物)上に伸びる栄養菌糸と，空中に伸びその先端に胞子(spore)を形成する気中(生殖)菌糸がある．形成された胞子は散布され，発芽・増殖し子孫を増やす．酵母は多くの場合，分芽(出芽)胞子を形成して増える(これを出芽という)．分芽胞子が長形となり，かつ，鎖状に連なったものを**仮性(偽)菌糸**という(**図4-1**)．

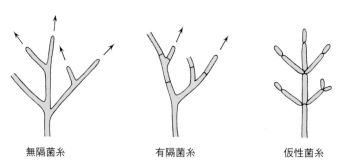

無隔菌糸　　　　　　　　有隔菌糸　　　　　　　　仮性菌糸

図4-1　無隔菌糸，有隔菌糸，ならびに仮性菌糸

　　菌糸は先端部位で矢印の方向に発育し，その伸長の過程で隔壁を作る
ものと作らないものがある．前者を有隔菌糸，後者を無隔菌糸という．
　　仮性菌糸（偽菌糸）は分芽胞子が鎖状に連なり，菌糸のようにみえる
のでこの名前がある．カンジダ（*Candida*）属によく認められる（**図4-6**
参照）．

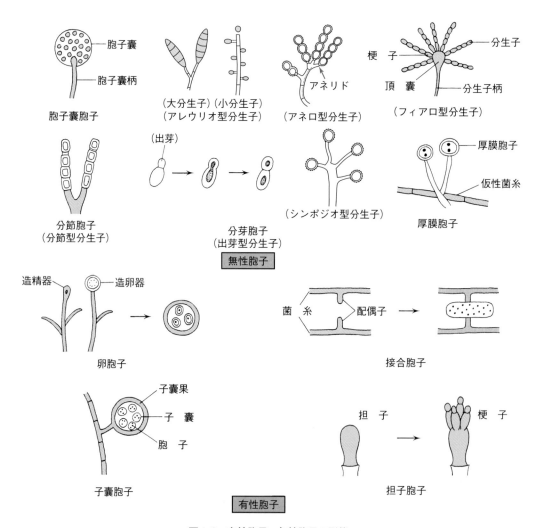

図4-2　有性胞子，無性胞子の形態

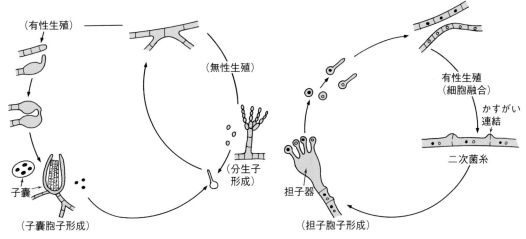

a. 子嚢菌
　雄，雌菌の合体により子嚢胞子が形成されるが，子嚢胞子およびこれを包んでいる子嚢の形態は菌により異なる．無性生殖の分生子の形態も種々のものがある．図はフィアロ型分生子である．

b. 担子菌
　菌糸が融合し二次（または2核）菌糸を形成する（多くはかすがい連結をしている）．二次菌糸の先端が肥大し，担子器となる過程で，減数分裂が起き，担子胞子が形成される．担子器が集合し肉眼的大きさのものが"キノコ"であり，無性胞子は通常形成されない．

図4-3　真菌の生活環

B 胞子形成による増殖と生活環

　胞子はその形成様式により**有性胞子**（sexual spore）と**無性胞子**（asexual spore）に分類される．有性胞子は雌雄二つの菌糸が合体して形成されるものであり，接合胞子（zygospore），子嚢胞子（ascospore），担子胞子（basidiospore）に分類される（**図4-2**）．無性胞子は菌糸の合体なしに形成されるもので，胞子嚢胞子（sporangiospore）と分生子（conidium）がある．分生子は形成様式によって7種類に分けられる．出芽による場合は狭義の出芽型分生子（blastoconidium），シンポジオ型分生子（sympodioconidium），フィアロ型分生子（phialoconidium），アネロ型分生子（annelloconidium），ポロ型分生子（poroconidium）があり，新生菌糸の分化によるものとしてアレウリオ型分生子（aleurioconidium）と分節型分生子（arthroconidium）がある（**図4-2**）．その他，厚膜胞子（chlamydospore）があるが，厚膜胞子は厚い膜（細胞壁）を持つ耐久型細胞であり，正確には繁殖体ではない．同一菌株が大小2種類の分生子を形成する場合は，それぞれ大分生子（多細胞性），小分生子（単細胞性）という．

　通常真菌は無性胞子を形成して増殖するが，ときに有性胞子を形成する（ただし担子菌類は，通常，有性生殖のみである）．代表的な例を**図4-3**に示した．

3 分　　類

　真菌の分類も種々変遷している．有性生殖の形態により，① ツボカビ門，② 接合菌門，③ 子嚢菌門，④ 担子菌門，⑤ 不完全菌門に分類される．ツボカビ門にはヒトへの病原性が確立されたものはまだない．接合，子嚢，担子の各菌は，それぞれ同名の有性胞子を形成する．

カビの新たなる恐怖

　カビの代謝産物（マイコトキシンなど）や，胞子や菌体に対するアレルギーが原因で病気になることが多いことも判明してきた．以前から，カビの胞子などに対するアレルギー疾患として，農作業（特にサイロ内での乾燥した牧草の処理など）後に発症する「農夫肺」が知られていた．同様にキノコ栽培者にも喘息や肺炎が認められることがある．またわが国には，*Tricosporon asahii*（トリコスポロン・アサヒ）などによる「（夏型）過敏性肺臓炎」も認められるとのこと．2004年の中越地震の際，崩壊家屋などを処理していた人達に，発熱，乾咳，全身倦怠，呼吸困難などが起こる「肺マイコトキシン症 pulmonary mycotoxicosis (organic dust toxic syndrome)」が発症した．これは一度に多数の菌体や胞子を吸入したため，マイコトキシンや酵素，その他の代謝産物などにより，多核白血球を中心とした炎症が起きたものと考えられている．近年多くなってきたアレルギー喘息の原因も，花粉よりはハウスダスト中のダニやカビが重要と，さらに，カビはダニの餌にもなり，カビの産生する揮発性有機化合物も悪さをしているとも報告されている（シックハウス症候群の一原因）．密閉した家屋が多くなるに従い，カビの影響も増加してきたようだ．カビの恐怖を除くため，部屋の掃除と適宜の換気，日光の利用などを心がけたい．（小熊）

これまで有性胞子形成が発見されていないものが，便宜上不完全菌門に入れられている．有性生殖の存在が明らかになると，不完全門の菌名とは異なる名称が付けられる．真菌学では両者の名称は，不完全世代（相），完全世代（相）の名称として，両方とも使用される．各門は，次いで綱，目，科，属，種に細分されるが，不完全菌門の糸状菌類は分生子の形成様式により分類される．

④ 病 原 性

　真菌による疾患には大きく，①感染症，②胞子などに対するアレルギー症，③産生された毒素によるマイコトキシン症，の3種類がある．感染症は臓器が侵される全身性または**深部（深在性）真菌症**（systemic or deep mycosis），皮下を中心に侵される**皮下真菌症**（subcutaneous mycosis），表皮のみ侵される**表在性真菌症**（superficial mycosis）に三分される（**表4-1**）．

　深部真菌症には健康人にも感染するもの（原発性感染型）と，抵抗性の減弱した宿主に日和見感染するもの（日和見感染型）がある．前者のタイプはわが国には少ないが，ときには輸入感染症として認められる．日和見感染型のものは近年わが国でも増加している．

　表在性真菌症は病変が角質層および髪に限局しているものをいうが，これには組織反応，自覚症状のみられないものと，両反応が強く認められるものがある．前者には皮膚に色素斑，脱色素斑を形成する癜風や黒癬，毛幹に白色や黒色の小結節を作る白（黒）色砂毛がある．後者には皮膚糸状菌症，皮膚カンジダ症などがある．

⑤ 検 査 法

　皮膚片，爪，毛髪などに10〜20％ KOHを滴下し，カバーグラスをかけ数分後に鏡検するのが**KOH法**である．クリプトコッカスが疑われているときは，**墨汁染色**をする（**図4-4**）．培養をするときは，通常他の雑菌の増殖を抑えるため，pHを低く糖濃度を高くした**サブロー寒天培地**を用いる．菌糸の状態を観察するには「スライド培養法」がよく用いられる（**図4-5**）．

　患者血清中の真菌由来の抗原や，それらに対する抗体を検出する方法も診断に利用されてい

表4-1　真菌による主な疾患

疾患名	原因菌	主病変, 症状など
A. 深部真菌症		
1. 原発性感染型のもの[*1]		
ブラストミセス症 (*B. dermatitidis*), コクシジオイデス症 (*C. immitis*), ヒストプラズマ症 (*H. capsulatum*), パラコクシジオイデス症 (*P. brasiliensis*) などがある.		
2. 日和見感染型のもの		
a. カンジダ症	*C. albicans, C. tropicalis* など	常在菌[*3] →口腔, 外陰部, 皮膚, 腸管, 肺
b. クリプトコッカス症[*2]	*C. neoformans*	トリの糞など→ヒト, 吸入により肺 肺より血流を介して脳, 髄膜, 皮膚, 内臓
c. アスペルギルス症	*A. fumigatus, A. flavus, A. niger* など	食品より肝, 空中より気管支, 肺, 外耳道, 副鼻腔
d. ペニシリウム症	*Penicillium* 属の菌	土壌, 空中より脾, 肺, 爪, 耳, 尿路
e. ムコール症	*Mucor, Rhizopus, Absidia* の3属の菌	空中より眼窩部, 副鼻腔, 脳, 肺, 腸管
f. ゲオトリクム症	*G. candidum*	常在菌[*3]→肺, 口腔, 皮膚, 腸管
g. ニューモシスチス肺炎	*P. jirovecii*	吸入により肺
B. 皮下真菌症		
a. スポロトリックス症	*S. schenckii*	外傷より, 顔面, 上肢に結節, 潰瘍, 下疳
b. 黒色真菌症	*Cladosporium trichoides* *Exophiala dermatitidis* *Fonsecaea pedrosoi* *Phialophora verrucosa* など	外傷より 疣状皮膚炎→潰瘍, 膿瘍, 臓器へ
c. その他 　菌腫, 角膜真菌症など		
C. 表在性真菌症		
1. 組織反応, 自覚症状のないもの 癜風, 黒癬, 白色および黒色砂毛など		
2. 組織反応, 自覚症状の強いもの		
a. 皮膚糸状菌症		
① 白癬	*Trichophyton. Microsporum Epidermophyton* の各属の菌	足, 体幹, 陰股部, 毛幹
② 黄癬	*T. schoenleinii*	
③ 渦状癬	*T. concentricum*	
b. 皮膚カンジダ症	*C. albicans*	
D. アレルギー疾患	*Candida, Aspergillus, Trichophyton, Penicillium, Cladosporium* など	気管支喘息, 農夫肺, 白癬疹
E. マイコトキシン症[*4]		
アフラトキシン	*Aspergillus flavus*	肝炎→肝硬変, 肝がん (?) 急性脳症 (Reye症候群)
グリオトキシン	*A. fumigatus* など	好中球やマクロファージにアポトーシスを起こす
フザレノンX ニバレノール T-2トキシン	*Fusarium tricinctum, F. nivale* など}	赤かび中毒症 (嘔吐, 下痢, 骨髄障害)
スポロフザリン	*F. sporotrichoides*	食中毒性無白血球症 (ATA)
シトリニン	*Penicillum citrinum*	腎障害 (黄変米)
リゼルグ酸の誘導体	*Claviceps purpurea*	麦角中毒
ファロイジン, アマニチン	*Amanita phalloides* (タマゴテングタケ) などのキノコ	キノコ中毒
F. pulmonary mycotoxicosis (organic dust toxic syndrome)[*5]	*Thermoactinomyces* 属, *Aspergillus* 属, *Penicillium* 属などの菌体や胞子	発熱, 乾咳, 全身倦怠, 呼吸困難

[*1]　ここに掲げたものはすべて二形性菌である.
[*2]　クリプトコッカス症は原発性感染型に分類されることもある.
[*3]　カンジダ, ゲオトリクムなどは常在菌であるので, これらによる疾患は内因性真菌症 (endogenous mycosis) と呼ばれる.
[*4]　米, 麦, トウモロコシなどで増え中毒をきたす.
[*5]　p130コラム参照.

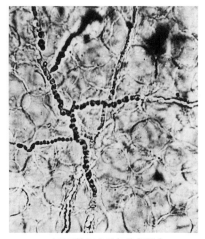

a. KOH法による無染色標本

ヒトの角質がKOHで溶解し，菌糸が明瞭に観察される．

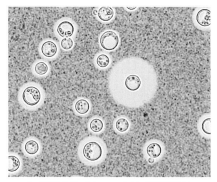

b. 真菌クリプトコッカスの墨汁染色

菌体が厚い莢膜に覆われており，これが墨汁をはじくので，菌は白く透けて観察される．

図4-4　真菌の観察（鏡検）

(b. 亀井克彦：深在性真菌症，シンプル微生物学，第6版，小熊惠二ほか編，南江堂，p371, 2018 より許諾を得て転載)

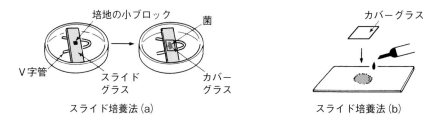

スライド培養法（a）

スライド培養法（b）

図4-5　培養真菌の観察

① 釣菌法：コロニーより釣菌し，ラクトフェノール液，あるいはこれに色素（コットンブルー）を0.05％に入れたラクトフェノールコットンブルー液で染色し，鏡検する．

Amman's Lactophenol液（結晶石炭酸10g，乳酸10g，グリセロール20g，蒸留水10ml）

②スライド培養法：(a) シャーレにV字管とスライドグラスを入れ，その上に培地の小ブロックを置く．培地に菌を接種した後，その上にカバーグラスを載せて培養する．乾燥を防ぐためにシャーレの中に水を入れる．(b) 培養後，カバーグラスを培地から剥がす．別のスライドグラスに染色液を滴下しておき，その上に菌が付着した面が下向きになるようにカバーグラスを載せ，鏡検する．

る．真菌の細胞壁の構成成分である $(1{\rightarrow}3){-}\beta{-}{\rm D}{-}$グルカンを検出する方法がよく用いられている．

⑥ 治療と予防

　真菌は真核細胞であるため，真菌に選択的に毒性を示す薬の開発が難しく，深在性真菌症の治療は困難であった．しかし近年，優れた抗真菌薬が開発されてきている．細胞膜の合成を阻害するポリエン系（アムホテリシンBなど）やアゾール系（エコナゾール，ミコナゾールなど），細胞壁の合成を阻害するキャンディン系（ミカファンギンなど）があり，薬により静注，経口，外用されるが，副作用の少ないアゾール系やキャンディン系が主に使用される．

　病院内で問題になるのは日和見感染である．院内感染対策をしっかりとし，真菌による外因感染を防ぐとともに，長期の抗菌薬投与は腸内等で真菌の過増殖をきたし，菌交代による内因感染を引き起こしやすいことを考慮しておくべきである．

7 疾　　患

　表4-1に沿った順で主なものを説明する．

A 深部真菌症

1. 原発性感染型

　健常者でも感染する深部真菌症としては，コクシジオイデス症やヒストプラズマ症などがある．これらの原因菌はわが国に生息していないが，菌の生息地へ旅行した際に感染する輸入症例があるので，注意を要する．

2. 日和見感染型

a. カンジダ症（口絵31参照）

　カンジダ属（*Candida*）による疾患である．主に*C. albicans*（アルビカンス）が起炎菌となるが，その他数菌種が分離される．二形性菌である．生体内では酵母として観察されるが，しばしば真性菌糸，および仮性（偽）菌糸を形成する．完全世代の判明した種もあるが，*C. albicans*はまだ不明である．

　菌はヒトの口腔，腸管，腟などに常在しており，菌交代症，日和見感染症をきたす．表在性のものと深在性のものがある．表在性のものとしては，鵞口瘡(こうそう)(thrush)，口内炎，口角炎，外陰部腟炎，皮膚炎，爪（周囲）炎がある．皮膚炎好発部位は，指趾(しし)間，陰股(いんこ)部，腋窩(えきか)，乳房下など湿潤になりやすい部位である．腟カンジダ症は抗菌薬投与後の菌交代症として発症することがある．細胞性免疫能の低下している小児では慢性粘膜皮膚カンジダ症(chronic mucocutaneous candidiasis：CMC)をきたす．深在性のものとしては腸管，肺に発症することが多い．口腔のカンジダが落下して食道粘膜に感染すると，食道カンジダ症となる．抵抗力のないヒトでは血行性に伝播し，全身感染となる(汎発性(はんぱつせい)カンジダ症)．

 鳩やピーナッツは危険？

　鳩の糞などには易感染者に肺炎を起こしやすいクリプトコッカスが頻度高く認められるという．また，穀物やナッツ類は，肝臓障害をきたすアフラトキシンを産出する*Aspergillus flavus*（アスペルギルス・フラブス）に汚染されやすいという．英国では汚染されていたピーナッツを飼料としていた七面鳥が肝臓障害で多数斃死(へいし)したことが，また汚染穀物を摂取(せっしゅ)している特定の地域の住民に肝硬変や肝臓がんが多いことが報告されている．病院（の窓）に鳩が飛来してきたときは，平和の使者ではなく，クリプトコッカスを運ぶ危険なトリとし，餌を与えることなどはせず，ぜひ，追い払って頂きたい．筆者はピーナッツが大好きであり，これまで相当量を食べた．わが国では輸入されている穀物などの汚染は厳重にチェックされているとのことである．チェック体制がしっかりしていることを念じながら，ときどき，ピーナッツを食べている（ピーナッツは油が多いことから，少量では身体によいが，食べ過ぎはよくないと聞いています，ご注意下さい）．

（小熊）

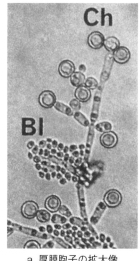

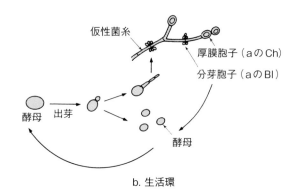

a. 厚膜胞子の拡大像　　　　　　　　　　b. 生活環

図4-6　*C. albicans*の形態
(a.宮治誠，西村和子：医真菌学辞典，第2版，協和企画，p.69，1993より許諾を得て転載)

スライド培養すると仮性菌糸が形成され，そのくびれた部分に分芽胞子，先端に厚膜胞子がよく形成される(**図4-6**).

b. クリプトコッカス症

クリプトコッカス属(*Cryptococcus*)には数種あるが，病原菌は*C. neoformans*(ネオフォルマンス)である．直径3〜15μmの酵母型であり，多糖体より成る厚い莢膜を持つ(観察には墨汁染色がよい)．広く世界に分布するが，トリ(の糞)などにより経気道感染(肺炎)をする．肺病変は自然に治癒することが多いが，肺から血行性に菌が全身に拡がることがある．その場合，皮膚や内臓で潰瘍や肉芽腫を形成する．さらに，菌が血液-脳関門を通過して中枢神経系に侵入すると髄膜炎を起こす．病原性は強く，ときに健康な人にも感染するが，細胞性免疫の障害があると重症化しやすい．

c. アスペルギルス症

アスペルギルス属(*Aspergillus*)の*A. fumigatus*(フミガツス)，*A. terreus*(テレウス)，*A. niger*(ニゲル)，*A. flavus*(フラブス)などによる．*Aspergillus*とはフラスコ(状)の意味であるが，これは分生子の形態による(**図4-7**)．土壌，空中，穀物など自然界に広く分布している菌であり，胞子を吸入することで肺に感染する．一部の菌は麹カビとして発酵に利用される．*A. fumigatus*は閉塞性肺疾患，気管支拡張症の人などに感染しやすく，近年は増加している．また，肺結核の空洞中などで増殖して菌塊(Aspergilloma)を形成することや，角膜炎をきたすこともある．さらに，アフラトキシンを産生する株に汚染された穀物を摂取している地方では，肝臓がんが多いと報告されている．*A. terreus*と*A. niger*は外耳道に感染することも多い．

d. ペニシリウム症

ペニシリウム属(*Penicillium*)は世界中の土壌および空中に存在する．したがって，検体

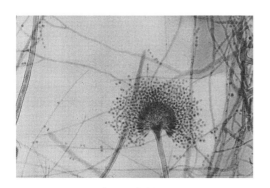

**図4-7　アスペルギルスの無性胞子
（フィアロ型分生子）**
（横田憲治博士提供）

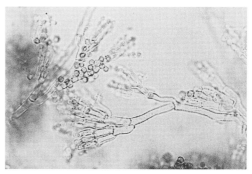

図4-8　ペニシリウムの無性胞子（フィアロ型分生子）
（宮治誠，西村和子：医真菌学辞典，第2版，協和企画，
p.197，1993より許諾を得て転載）

より分離されても汚染菌か病原菌かの判断は慎重を要する．増殖すると青緑色となるため，*Aspergillus* などと同様に「青かび」といわれる．分生子柄，分生子の全体の形態は筆(箒)状にみえるのでこれを筆状体(ペニシリス penicillus)と呼ぶ(**図4-8**)．*P. notatum*(ノタツム)はペニシリン産生株として有名である．ペニシリウム属は健常者にはほとんど病原性を示さない．しかし，日和見感染として脾，肺，爪，耳，尿路に感染症を起こすことがある．

e. ムコール症

接合菌類のユミケカビ(*Absidia*)，ケカビ(*Mucor*)，クモノスカビ(*Rhizopus*)，リゾムコール(*Rhizomucor*)による日和見感染が多い．①眼窩部，副鼻腔に初感染が起こり，次いで中枢神経へ侵入する脳型，②肺型，③消化管潰瘍に侵入する消化器型，④全身に病巣を形成する汎発型がある．

f. ゲオトリクム症

Geotrichum candidum(キャンディダム)による．本菌は土壌，水中に広く分布し，果物や穀物を汚染する．ヒトの腸管，口腔にも常在している．まれに気道などに感染をきたす．

g. ニューモシスチス肺炎 (旧名：カリニ肺炎)

原因菌の *Pneumocystis jirovecii*(ニューモシスチス・イロベチイ，旧名：*P. carinii*)は，かつて原虫として扱われていたが，遺伝子解析により真菌であることが判明した．ただ，通常の真菌とは異なる点も多い．吸入により肺に感染するが，健常者は発症しないか軽微な症状で自然治癒する．しかし，細胞性免疫が低下していると，重篤な肺炎を起こす．特にエイズ(AIDS)に合併する日和見肺炎として重要である．治療には，通常の抗真菌薬ではなく，抗細菌薬のST合剤が主に使用される．また，抗原虫薬のペンタミジンやアトバコンも有効である．

B　皮下真菌症

a. スポロトリックス症

Sporothrix schenckii(シェンキイ)などによる．本菌も広く世界的に分布するが，わが国では関東以南の，高温多湿な太平洋岸に多い．外傷より感染し，その部分に結節，潰瘍(スポロトリックス性下疳)を形成する限局型から，リンパあるいは血行性に転移するものもある．二形成菌であり，生体内では酵母型であることが多く，白血球内にも認められる．

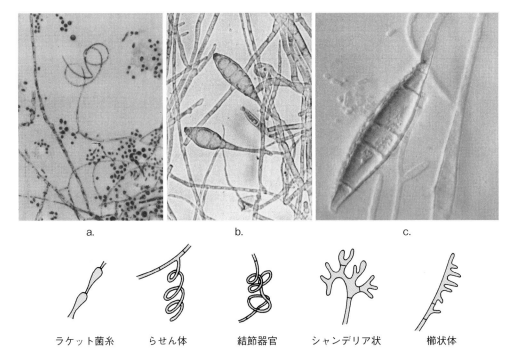

| ラケット菌糸 | らせん体 | 結節器官 | シャンデリア状 | 櫛状体 |

図4-9　糸状菌の菌糸および胞子の形態

　菌糸の特殊な形態を図示した．なお，大，小の分生子は代表的なアレウリオ型分生子である．
〔*T.mentagrophytes*のa)小分生子，b)大分生子(横田憲治博士提供)，c)*M.canis*の大分生子(瀬尾昌克博士提供)〕

b. 黒色真菌症

　菌糸や分生子がメラニン色素を保有しているため，コロニーが黒色を呈する黒色真菌によるものである．数十種類の病原菌が知られているが，わが国では*Fonsecaea pedrosoi*(フォンセケア・ペドロソイ)によるものがほとんどである．一部，*Exophiala dermatitidis*(エキソフィアラ・デルマチチディス)や*Phialophora verrucosa*(フィアロフォラ・ベルコーサ)による．外傷より侵入した皮下に慢性の肉芽腫性病変や潰瘍を形成する．ときに脳や内臓に転移する．なお一部のもの(*E. dermatitidis*など)は，条件により酵母型となるため黒色酵母と呼ばれている．

C 表在性真菌症

a. 皮膚糸状菌症

　白癬菌(*Trichophyton*，トリコフィトン)，小胞子菌(*Microsporum*，ミクロスポルム)，表皮菌(*Epidermophyton*，エピデルモフィトン)の3属に属する約40種類の菌(これら慣用として**皮膚糸状菌**という)による表在性疾患である．*T. schoenleinii*(シェーンライニ)，*T. concentricum*(コンセントリカム)によるものをそれぞれ黄癬，渦状癬と呼ぶが，これらはわが国ではまれなものである．この2真菌以外の糸状菌症は，起因菌が白癬菌以外のものであっても病名はすべて**白癬**と呼ばれ，日常もっとも多くみられる真菌症である(**口絵32**参照)．足の趾間，爪，外陰股部などに好発する．侵される部位と症状により頭部白癬(シラクモ)，斑

状小水疱白癬(ゼニタムシ),汗疱状白癬(ミズムシ),頑癬(インキンタムシ)などと呼ばれる.全体として,*T. rubrum*(ルブルム),*T. mentagrophytes*(メンタグロフィテス)によるものがそれぞれ約70%,25%と多いが,頭部白癬のみは,*M. canis*(カニス)(45%),*T. rubrum*(ルブルム)(25%),*T. violaceum*(ビオラセウム)(25%)の順である.*M. canis*はペットのイヌやネコから感染する.最近,わが国では,柔道,レスリングなどを行っている選手や学童(学校でのクラブや体育時)に,*T. tonsurans*(トンスランス)による白癬症(特に頭をつきあわすので頭部が多い)が多く発症している.

　菌の同定は菌糸および胞子の形態による.サブロー寒天培地では発育は比較的遅く,2〜3週間で線毛状のコロニーを形成する.色は菌種により異なる.菌糸はラケット状,らせん状,結節状,櫛状,シャンデリア状など,特殊な形をとる(**図4-9**).分生子としては厚膜胞子,分節胞子などを形成するものもあるが,多くはアレウリオ型分生子であり,多細胞性の大分生子と単細胞性の小分生子を形成する.大,小の分生子は菌により特徴があるので,同定上重要である.一部の菌では完全世代が判明している.

　感染はときに深在性となる.その代表例として,菌が毛包(嚢)内に侵入し,増殖することにより,膿疱が形成され,やがては脱毛を伴う腫瘤が形成されるケルスス禿瘡(Kerion celsi)がある.

5 寄生虫

① 寄生虫症概論

Ａ 寄生虫の分類と生物学的特徴

　寄生虫は，単細胞真核生物である**原虫**と多細胞真核生物である**蠕虫**に分類される．

　原虫は栄養摂取，代謝，運動，生殖などの機能を一つの細胞に持っており，その大きさは2〜50 μm程度である．ヒトに寄生する原虫は，① 原形質から一時的な突起として形成される仮足を持つ**根足虫類**，② 細胞表層から突出する1本から数本の鞭毛を持つ**鞭毛虫類**，③ 細胞表層に多数の繊毛を持つ**繊毛虫類**，④ アピカルコンプレックスという特殊な構造を持つ**胞子虫類**に分類される．また，原虫は，無性生殖（分裂による増殖様式）のみで増殖するものと，無性生殖および有性生殖（雄性配偶子と雌性配偶子が融合し接合子を形成する様式）で増殖するものがある．

　蠕虫は，① 細長い円筒状の体を持つ**線虫**，② 扁平で木の葉状の体を持つ**吸虫**，③ 扁平でテープ状の体を持つ**条虫**に分類される．成虫の大きさは多様であり，数mmのものから数mにも及ぶものもある．線虫は，虫卵から孵化した後4回脱皮発育し成虫となる．吸虫は，虫卵（ミラシジウム）→セルカリア→メタセルカリア→成虫の発育段階がある．条虫は，さらに**擬葉類**と**円葉類**に分類され，擬葉類は虫卵（コラシジウム）→プロセルコイド→プレロセルコイド→成虫の，円葉類は虫卵（六鉤幼虫）→囊虫→成虫の発育段階がある．

Ｂ 生活環と宿主

　寄生虫は次世代を産出する過程でさまざまな発育過程を経るが，これを生活環と呼ぶ．この生活環を維持するために1〜3種の宿主（寄生虫が生息するための場）が必要である．宿主は，① 寄生虫が有性生殖を行う**終宿主**，② 蠕虫の幼虫が寄生する，または，胞子虫類が無性生殖を行う**中間宿主**，③ 終宿主と中間宿主の間にあり，寄生虫が感染できるが発育できない**待機宿主**に分類される．

Ｃ 感染経路と予防対策

　感染経路は，① 食べ物や水に混在した，あるいは手指に付着した**虫卵**，**幼虫**，**シスト**（生活環の一時期に形成されるもので，寄生虫の周囲に堅固な膜が形成されたもの）あるいは**オーシスト**（胞子虫類の有性生殖後に形成されるもので，その内部でスポロシストとスポロゾイトが形成される）などを経口的に摂取した場合に感染する**経口感染**，② 寄生虫が直接的に，あるいは吸血昆虫を介して間接的に皮膚から感染する**経皮感染**，③ 感染者と非感染者が直接接触し

たときに感染する**接触感染**，④ 胎盤を介して母体から胎児に感染する**経胎盤感染**に分類される．多くの寄生虫は，経口感染で感染する．

　経口感染の予防には，① 流水と石けんで手洗いを行うこと，② 生野菜はしっかりと水道水の流水で洗うこと，③ 生水は必ず煮沸してから飲むこと，④ 獣肉や食肉は加熱し生食はしないこと，⑤ 魚などを生食する場合は冷凍すること，⑥ 患者の排泄物を処理するときにはマスクとゴム手袋を着用することが重要である．**経皮感染の予防**には，① 流行地では素足で歩かないこと，② 流行地で野外の水浴はしないこと，③ 吸血昆虫に吸血されないように肌の露出を避けるとともに虫除けをすること，④ 睡眠時は蚊帳を使用することが重要である．

D 診断と検査

　寄生虫症に特有の臨床症状はないため，一般的な診断手順に従うことが基本である．問診は特に重要であり，① 生食をはじめとする食生活歴，② ペットなどの動物との接触歴，③ 海外渡航歴などの情報は病因寄生虫を推測する上で大いに役立つ．

　確定診断に必要な検査として，① 虫卵，虫体，シスト，オーシストなどを糞便や血液などから直接的に検出する**寄生虫学的検査**，② 寄生虫に対する**特異抗体を検出する検査**（臓器や筋肉に寄生する寄生虫に対して有効），③ 寄生虫が分泌・排泄する**抗原を検出する検査**，④ 寄生虫感染による臓器の形態上の変化を検出する**画像検査**（X線検査，超音波検査，核磁気共鳴検査など），⑤ 寄生虫の種に特異的なDNAを増幅して検出する**遺伝子検査**などがある．

② 原 虫 症

A 経口感染する原虫症

1. 赤痢アメーバ症

　赤痢アメーバ（*Entamoeba histolytica*）による疾患であり，発展途上国を中心に全世界に分布している．4核の成熟シストを経口摂取することで感染する．シストは小腸で脱囊して栄養型原虫となり，栄養型原虫が大腸の粘膜層に侵入すると宿主細胞を融解しながら増殖する（**図5-1**）．その結果，潰瘍病変による粘血便（イチゴゼリー状），下痢，しぶり腹，腹痛などを主徴とする腸アメーバ症が引き起される．大腸に侵入した虫体が血行性に肝臓やその他の臓器に転移した場合，転移部で膿瘍が生じる腸管外アメーバ症が引き起こされる．腸アメーバ症は，下痢便から栄養型を，有形便からシストを検出することで診断できる（**図5-1**）．腸管外アメーバ症は，画像検査や膿瘍からの虫体検出で診断できる．また，特異抗体を検出する血清検査法も有効である．5類感染症全数把握疾患であるため，診断後1週間以内に保健所に届けなけれ

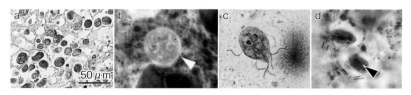

図5-1　赤痢アメーバ原虫の感染大腸病理組織標本（a）と成熟シスト（b）およびジアルジア原虫の栄養型（c）と成熟シスト（d）

（山﨑浩博士提供）

ばならない．また，わが国を含む先進国では，同性愛者，特に男性間の性行為感染症として増加している．

2．ジアルジア症

　ジアルジア (*Giardia intestinalis*) による疾患であり，全世界に分布している．4核の成熟シストを経口摂取することで感染する．摂取されたシストは胃を通過後速やかに脱嚢して栄養型となり，栄養型原虫は十二指腸，小腸上部，時に胆嚢，胆管に寄生し増殖する．主症状は下痢であり，水様便や泥状便などさまざまである．脂肪性下痢が見られることもある．少数寄生の場合，無症状であることが多いため，持続的にシストを排出する感染源 (無症候キャリア) となることがある．下痢便や十二指腸液から栄養型を，有形便からシストを検出することで診断できる (**図5-1**)．5類感染症全数把握疾患であり，また性行為感染症としても重要である．

3．クリプトスポリジウム症，サイクロスポーラ症，イソスポーラ症

　それぞれ，クリプトスポリジウム (*Cryptosporidium hominis* および *Cryptosporidium parvum*)，サイクロスポーラ (*Cyclospora cayetanensis*)，イソスポーラ (*Isospora belli*) による疾患であり，全世界に分布している．成熟オーシストを経口摂取することで感染する．オーシスト内のスポロゾイトは小腸の微絨毛に侵入し，メロゴニーと呼ばれる無性生殖を行い増殖する．一部の虫体は有性生殖を行い，オーシストを形成する．オーシストは塩素消毒に対して抵抗性を持つため，水系感染による集団感染が報告されている．症状は，水様性の下痢であり，腹痛，吐き気，嘔吐を伴うことが多い．下痢便中のオーシストを検出することで診断できる．免疫機能が正常な患者では，1～2週間で自然治癒する．クリプトスポリジウム症は5類感染症全数把握疾患である．

4．トキソプラズマ症

　トキソプラズマ (*Toxoplasma gondii*) による疾患で，全世界に分布している．終宿主であるネコ科動物の糞便中に排出されたオーシストや中間宿主 (ブタ，ウシ，ニワトリ，ヒツジ，ウマなど) の筋肉中のシストを経口摂取することで感染する．通常，免疫機能が正常な患者では不顕性である．免疫不全患者では，原虫の増殖に伴い脳炎，肺炎，脈絡膜炎などの重篤な症状を引き起す (**日和見感染症**)．また，妊婦が初感染した場合，経胎盤感染し胎児に先天性のトキソプラズマ症を引き起すことがある．症状として，水頭症，脈絡網膜炎，脳内石灰化などがある．妊婦の感染が疑われる場合は，抗体検査 (IgM抗体検査やIgG avidity検査) を実施する．また，妊婦には，ネコとの接触や加熱不十分な肉料理を避けるよう，指導する必要がある．

B 経皮感染する原虫症

1．マラリア

　Plasmodium 属原虫による疾患で，ヒトには熱帯熱マラリア原虫 (*Plasmodium falciparum*)，三日熱マラリア原虫 (*Plasmodium vivax*)，四日熱マラリア原虫 (*Plasmodium malariae*)，卵形マラリア原虫 (*Plasmodium ovale*)，サルマラリア原虫 (*Plasmodium knowlesi*)

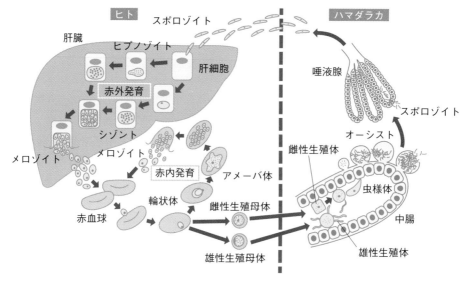

図5-2　マラリア原虫の生活環

の5種が感染する．熱帯や亜熱帯に分布しており，世界の約半分のヒトが脅威にさらされている．患者数は年間約2〜3億人で，約50〜60万人が死亡している．現在のわが国には土着のマラリア原虫は存在しないが，輸入感染症として毎年100〜150名の患者が報告されている．

　マラリア原虫の生活環を**図5-2**に示す．媒介昆虫であるハマダラカ（*Anopheles*属）の唾液腺に潜伏しているマラリア原虫のスポロゾイトは，ハマダラカの吸血の際にヒトの体内に侵入する．侵入したスポロゾイトは血行性に肝臓に達し肝細胞に侵入する．肝細胞内で発育増殖し数千〜数万個のメロゾイトを形成する．その後，肝細胞を破壊して細胞外へ遊離したメロゾイトは赤血球に侵入する．三日熱マラリアと卵形マラリアでは，肝臓に侵入した一部はヒプノゾイト（肝内休眠型原虫）となる．赤血球に侵入したメロゾイトは，輪状体，栄養体，分裂体を経てメロゾイトを形成し，赤血球外に放出される．放出されたメロゾイトは新たな未感染赤血球に侵入し増殖する．メロゾイトの一部は，雄性生殖母体と雌性生殖母体となる．これらが吸血によりハマダラカの体内に取込まれると，雄性生殖体と雌性生殖体となり有性生殖が行われ，最終的にハマダラカの唾液腺にスポロゾイトが潜伏する．ヒトは中間宿主であり，ハマダラカは終宿主である．

　症状が発熱，脾腫，貧血の急性熱性疾患である．食欲不振，全身倦怠感，頭痛などの症状を示したのち，急激に発熱し39〜41℃に達する．発症初期には不定期に発熱が起こるが，次第に周期的となる．発熱周期は感染したマラリア原虫の種類により異なっており，それはマラリア原虫の赤内発育周期に一致している．赤内発育に伴うマラリア毒素の放出や破壊赤血球の処理のために脾臓が腫大し，貧血になる．

　血液塗抹標本の顕微鏡検査でマラリア原虫感染を確認するとともに，形態学的特徴から種の鑑別を行い診断する．4類感染症であるため，診断後すぐに保健所に届けなければならない．

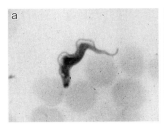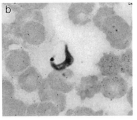

**図5-3　ガンビアトリパノソーマ原虫（a）とクルーズトリパノ
ソーマ原虫（b）**

(山﨑浩博士提供)

2．アフリカトリパノソーマ症（アフリカ睡眠病）

　ガンビアトリパノソーマ（*Trypanosoma brucei gambiense*）（**図5-3**）とローデシアトリパノ
ソーマ（*Trypanosoma brucei rhodesiense*）による疾患で，サハラ砂漠以南のアフリカに分布
している．吸血性のハエであるツェツェバエにより媒介される．虫体は皮下組織，血液，リン
パ組織，中枢神経系に寄生し増殖する．感染初期は，発熱，頭痛，関節痛などの症状を示し，
虫体が中枢神経系で増殖を開始する感染後期になると，意識障害や反射異常などの症状が出現
し，やがて傾眠状態から昏睡状態になり死亡する．血液中あるいはリンパ液中の虫体を検出す
ることで診断できる．

3．アメリカトリパノソーマ症（シャーガス病）

　クルーズトリパノソーマ（*Trypanosoma cruzi*）（**図5-3**）による疾患で，ラテンアメリカに
分布している．吸血性のカメムシであるサシガメにより媒介される．他に，経胎盤感染，輸血
や臓器移植による感染などがある．虫体は，筋肉，肝臓，心臓などの臓器細胞内に寄生し増殖
する．感染初期は無症状または発熱，頭痛，下痢などの症状を示す．また，虫体が侵入した部
位にシャゴーマと呼ばれる皮膚病変が見られる．感染後期になると，感染者の20～30％が心
肥大，心不全などの心疾患や巨大食道，巨大結腸などの消化器疾患へ進行する．
　感染初期では血液中の虫体を検出することで，感染後期では特異抗体を検出することで診断
できる．

4．リーシュマニア症

　リーシュマニア（*Leishmania*）属原虫による疾患で，ヒトには20種以上の種が感染する．熱
帯，亜熱帯，南ヨーロッパに分布している．吸血性のハエであるサシチョウバエにより媒介さ
れる．虫体はマクロファージ内で増殖する（**図5-4**）．無痛性の皮膚潰瘍を生じる皮膚リーシュ
マニア症，発熱，体重減少，肝脾腫，貧血などの症状を示す内臓リーシュマニア症，鼻，口，
咽頭の粘膜組織の破壊が見られる粘膜皮膚リーシュマニア症の3つの病型に分類される（**図
5-4**）．皮膚リーシュマニア症では，皮膚患部から，内臓リーシュマニア症では，骨髄液，リ
ンパ節，脾臓，肝臓などから虫体を検出することで診断できる．

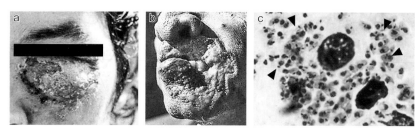

図5-4　皮膚リーシュマニア症(a)，粘膜皮膚リーシュマニア症(b)およびリーシュマニア原虫(c)

(山﨑浩博士提供)

C 接触感染する原虫症

1. トリコモナス症

トリコモナス(*Trichomonas vaginalis*)による疾患で，性行為感染症として重要である．主に性交により感染し，女性の腟粘膜や尿道，男性の尿道や前立腺に寄生し増殖する．女性の場合，腟炎，外陰部搔痒，尿道炎などの症状を示し，男性の場合，尿道炎や前立腺炎を起こす．腟あるいは尿道分泌物から虫体を検出することで診断できる．性交相手も同時に治療しなければならない．

D 感染しないが食中毒を起こす原虫

1. クドア症およびサルコシスチス症

ヒラメの刺身や馬刺しを喫食後2時間から数時間で，一過性の激しい下痢や嘔吐を引き起こすことがある．ヒラメ刺身による食中毒はナナホシクドア(*Kudoa septempunctata*)が，馬刺しによる食中毒はフェイヤー住肉胞子虫(*Sarcocystis fayeri*)が原因寄生虫であることが判明し，それらが寄生虫性食中毒として扱われるようになった．腸管で生きた寄生虫が放出する原因物質(クドアは胞子原形質，サルコシスチスは15 kDaのタンパク質)により下痢が引き起こされる．嘔吐の発症機序については不明である．また，両寄生虫とも2013年1月1日から食中毒事件票の原因物質に追加された．

3 蠕虫症

A 経口感染する蠕虫症

1. 線虫症

a. 回虫症

回虫(*Ascaris lumbricoides*)による疾患で，全世界に分布している．幼虫包蔵虫卵を経口摂取することで感染する．感染初期は幼虫が肺に寄生するため好酸球増多を伴う肺炎症状(**レフラー症候群**)を示す．幼虫はその後，小腸で成虫となり寄生するが，少数寄生の場合，悪心や嘔吐などの消化器症状を示すことがあり，多数寄生の場合，腸閉塞を引き起こすことがある．時に，成虫は胆管や膵管に迷入することがある．糞便から虫卵を検出することや糞便中に見出された，または鼻腔や口腔から排出された成虫の観察で診断できる．

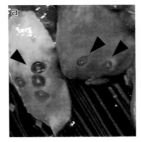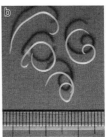

図5-5　ニシンの肝臓に寄生するアニサキス幼虫 (a) お よび摘出したアニサキス幼虫 (b)

b. アニサキス症

　アニサキス (*Anisakis*) 属線虫ならびにシュードテラノーバ (*Pseudoterranova*) 属線虫による疾患で，北欧諸国やわが国に症例が多い (**図5-5**)．待機宿主であるサバ，イカ，カツオ，サケ，アジ，サンマ，ニシンなどの魚介類に寄生している3期幼虫を経口摂取することで感染する．摂取後，数時間内に腹痛，悪心，嘔吐などの症状が現れる．上部消化管の内視鏡検査による直接観察により診断でき，内視鏡鉗子を用いた虫体の摘出により治療できる．2013年1月1日から食中毒事件票の原因物質に追加された．最近，アニサキスによる食中毒例が増加しているが，この一因としてアニサキス症の認知度が高くなったことが考えられる．

c. 旋毛虫症

　旋毛虫 (*Trichinella* 属線虫) による疾患で，全世界に分布している．食肉に感染している幼虫を経口摂取することで感染する．感染初期は成虫が小腸に寄生するため，腹痛，下痢，発熱，好酸球増多などの症状が出現する．その後，小腸で産出された幼虫が全身の横紋筋に寄生するため，筋肉痛，発熱，眼瞼浮腫などの症状が出現する．特異抗体を検出することで診断できる．わが国では，クマ肉の喫食による発生が報告されている．

d. 蟯虫症

　蟯虫 (*Enterobius vermicularis*) による疾患であり，全世界に分布している．小児に多い疾患である．幼虫包蔵虫卵を経口摂取することで感染し，成虫が盲腸に寄生する．雌は夜間に肛門周囲に産卵する．この産卵に伴う肛門周囲の掻痒感により睡眠不足となり，不機嫌や注意力散漫などの神経症が出現する．肛門周囲に産出された虫卵をセロハンテープなどにより採取し，顕微鏡検査で虫卵を検出することで診断できる．

e. 顎口虫症

　顎口虫 (*Gnathostoma* 属線虫) による疾患であり，ヒトには有棘顎口虫 (*Gnathostoma spinigerum*)，ドロレス顎口虫 (*Gnathostoma doloresi*)，日本顎口虫 (*Gnathostoma nipponicum*)，剛棘顎口虫 (*Gnathostoma hispidum*) の4種が感染する．淡水魚に感染している幼虫を経口摂取することで感染する．有棘顎口虫はライギョ，フナなど，ドロレス顎口虫はヤマメ，マムシなど，日本顎口虫はドジョウ，ナマズ，コイ，ヒメマスなど，剛棘顎口虫はドジョウなどが感染源となる．幼虫が皮下に寄生し，有棘顎口虫では遊走性限局性皮膚腫脹が，その他の顎口虫では皮膚爬行症が引き起こされる．皮膚から虫体を検出することで診断できるが，検出される割合は高くないため，特異抗体を検出する検査も実施する．

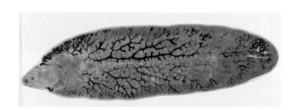

図5-6　日本産肝蛭（*Fasciola*属吸虫）の成虫

2. 吸 虫 症

a. 肺吸虫症

肺吸虫（*Paragonimus*属吸虫）による疾患で，ウェステルマン肺吸虫（*Paragonimus wester-mani*）および宮崎肺吸虫（*Paragonimus miyazakii*）がわが国に分布している．中間宿主である淡水性のカニや待機宿主であるイノシシやシカに感染している幼虫（メタセルカリア）を経口摂取することで感染する．ウェステルマン肺吸虫の成虫は肺に寄生するため咳と血痰などの症状が，宮崎肺吸虫の若成虫は胸腔に寄生するため気胸や胸水貯留などの症状が出現する．ウェステルマン肺吸虫症は喀痰や便から虫卵を検出することで，宮崎肺吸虫症は特異抗体を検出することで診断できる．

b. 肝吸虫症

肝吸虫（*Clonorchis sinensis*）による疾患で，東アジアに分布している．中間宿主であるコイ科の淡水魚に感染しているメタセルカリアを経口摂取することで感染する．成虫が胆管に寄生するため胆管を閉塞し胆汁うっ滞が起こる．その後，胆管炎から肝硬変に進行することがあり，肝がんとの関連性が示唆されている．便から虫卵を検出することで診断できる．

c. 肝 蛭 症

肝蛭（*Fasciola hepatica*）および巨大肝蛭（*Fasciola gigantica*）による疾患で，全世界に分布している．本来はウシやヒツジの寄生虫である（**図5-6**）．水辺の野草（セリやクレソンなど）に付着しているメタセルカリアを経口摂取することで感染する．成虫が胆管内に寄生するため，心窩部痛，右季肋部疝痛，発熱，好酸球増多などの症状が出現する．便から虫卵を検出することで診断できる．また，特異抗体を検出する検査も有用である．

3. 条 虫 症

a. 日本海裂頭条虫症およびクジラ複殖門条虫症

日本海裂頭条虫（*Dibothriocephalus nihonkaiense*）およびクジラ複殖門条虫（*Diplogonoporus balaenopterae*）による疾患である（**図5-7**）．前者はわが国，極東ロシア，アラスカ，カナダなどに分布している．後者に関しては不明なことが多いが，症例のほとんどはわが国の症例である．日本海裂頭条虫は中間宿主である海洋を回遊しているサクラマス，カラフトマス，シロザケなどに寄生している幼虫（プレロセルコイド）を，クジラ複殖門条虫は中間宿主である小型群集魚（イワシ，カツオ，アジ，サバなど）に寄生しているプレロセルコイドを経口摂取することで感染する．成虫が小腸に寄生するため腹痛，軟便，下痢などの消化器症状を引き起こすが，ほとんどは無症状である．肛門から排出された片節の形態や便から虫卵を検出するこ

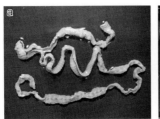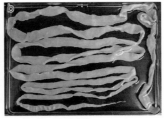

図5-7　日本海裂頭条虫（a）およびクジラ複殖門条虫（b）の成虫

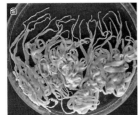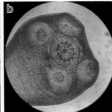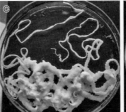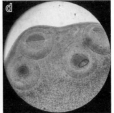

図5-8　有鉤条虫の成虫（a）と頭節（b）および無鉤条虫の成虫（c）と頭節（d）

（李調英博士提供）

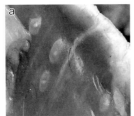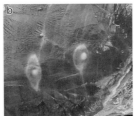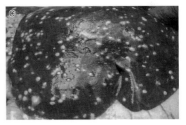

図5-9　有鉤条虫（豚筋肉；a），無鉤条虫（牛筋肉；b）およびアジア条虫（豚肝臓；c）の幼虫（囊虫）

（アジア条虫の幼虫；李調英博士提供）

とで診断できる．

b. テニア症および有鉤囊虫症

　テニア症は有鉤条虫（*Taenia solium*），無鉤条虫（*Taenia saginata*）およびアジア条虫（*Taenia asiatica*）による疾患で，有鉤囊虫症は有鉤条虫の幼虫（*Cysticercus cellulosae*）による疾患である（**図5-8**）．有鉤条虫はアジア，ラテンアメリカ，アフリカに，無鉤条虫は全世界に，アジア条虫は韓国，中国，台湾，タイ，フィリピン，インドネシアなどに分布している．テニア症は，中間宿主に感染している幼虫（囊虫）を経口摂取することで感染する．感染源は，有鉤条虫は豚肉，無鉤条虫は牛肉，アジア条虫は豚肝臓である（**図5-9**）．成虫が小腸に寄生するため腹痛，軟便，下痢などの消化器症状を引き起こすが，ほとんどは無症状である．有鉤条虫の虫卵を経口摂取した場合，脳，筋肉，皮下組織などで囊虫となり寄生し，有鉤囊虫症を引き起こす（**図5-10**）．脳に寄生した場合は，癲癇発作，痙攣，意識障害などの重篤な症状を示す．テニア症は排出された片節の形態や便から虫卵を検出することで診断できる．有鉤囊虫症は画像検査や特異抗体の検出で診断できる．

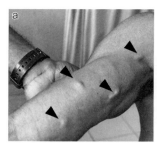
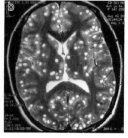

図5-10　皮下有鉤嚢虫症患者の皮膚病巣（a）および脳有鉤嚢虫症患者頭部の磁気共鳴画像（b）
（皮膚病巣；Swastika Kadek医師提供，MRI像；李調英博士提供）

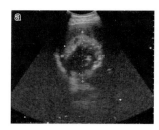
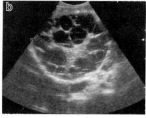
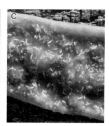

図5-11　多包虫症（a）と単包虫症（b）患者の超音波画像およびイヌの小腸に寄生している単包条虫（c）

（李調英博士提供）

c. エキノコックス症

多包条虫（*Echinococcus multilocularis*）と狭義の単包条虫（*Echinococcus granulosus sensu stricto*）による疾患で，前者は北半球に，後者は全世界に分布している．終宿主（イヌ科動物）の小腸に寄生している成虫（**図5-11**）が産出した虫卵を経口摂取することで感染し，幼虫（包虫）が寄生する．多包条虫および単包条虫の幼虫をそれぞれ，多包虫および単包虫と呼ぶ．多包虫は肝臓に，単包虫は肝臓や肺に寄生するため各臓器不全を引き起こす．画像検査（**図5-11**）と特異抗体の検出で診断できる．4類感染症である．

B 経皮感染する蠕虫症

1. 線 虫 症

a. 鉤 虫 症

ズビニ鉤虫（*Ancylostoma duodenale*）ならびにアメリカ鉤虫（*Necator americanus*）による疾患であり，全世界に分布している．土壌中の感染型幼虫が直接的に皮膚から侵入し感染する．また，ズビニ鉤虫は感染型幼虫を経口摂取しても感染する．感染初期は感染幼虫の貫通部の皮膚炎が生じる．その後，感染した幼虫は肺へ移動するため，好酸球増多を伴う肺炎症状（**レフラー症候群**）が出現する．最終的に成虫は小腸に寄生し粘膜から吸血するため，失血による貧血が引き起こされる．便から虫卵を検出することで診断できる．

b. 糞線虫症

糞線虫（*Strongyloides stercoralis*）による疾患で，熱帯，亜熱帯に分布している．わが国で

は南西諸島に分布している．土壌中の感染型幼虫が直接的に皮膚から侵入し感染する．感染した幼虫は，まず肺へ移動するが，肺の症状はまれである．その後，成虫が小腸に寄生するため下痢や腹部膨満などの消化器症状を示すが，無症状である場合が多い．成虫は単為生殖により虫卵を産出する．腸管内で孵化した幼虫は腸管粘膜などから再び感染（自家感染）するため何十年も感染が持続する．免疫不全により自家感染が増強され感染虫体数が増加し病態が増悪する．特に，幼虫が腸管内の細菌とともに全身に散布されるため，敗血症や髄膜炎などの播種性糞線虫症が引き起こされる．便から幼虫を検出することで診断できる．

c．リンパ系フィラリア症

バンクロフト糸状虫（*Wuchereria bancrofti*）およびマレー糸状虫（*Brugia malayi*）による疾患で，前者は熱帯，亜熱帯に，後者は東南アジアから西南アジアに分布している．蚊が吸血する際にヒトの体内に侵入する．成虫がリンパ管やリンパ組織に寄生するため，急性期ではリンパ管炎を伴う発熱がみられ，慢性期にはリンパ液のうっ滞が生じリンパ浮腫や表皮の肥厚と増殖による象皮病がみられる．バンクロフト糸状虫では，陰嚢水腫や乳び尿が見られる．末梢血中からミクロフィラリアを検出することで診断できる．

2．吸虫症
a．住血吸虫症

住血吸虫（*Schistosoma*属吸虫）による疾患で，日本住血吸虫（*Schistosoma japonicum*），マンソン住血吸虫（*Schistosoma mansoni*），ビルハルツ住血吸虫（*Schistosoma haematobium*）の3種が重要である．それぞれ，中国とフィリピン，アフリカとブラジル，アフリカと中近東に分布している．水中の幼虫（セルカリア）が直接的に皮膚から侵入し感染する．感染初期には，セルカリアの侵入部に強い瘙痒感を伴う皮膚症状（セルカリア性皮膚炎）が生じる．その後，日本住血吸虫およびマンソン住血吸虫の成虫が門脈に，ビルハルツ住血吸虫の成虫が骨盤内静脈に寄生し，産卵が開始されることで症状が出現するようになる．日本住血吸虫症およびマンソン住血吸虫症では，発熱，下痢，下血，腹水貯留がみられ，慢性期になると肝線維症，門脈圧亢進などが見られる．ビルハルツ住血吸虫症では，血尿，排尿障害が見られ，慢性期では膀胱がんの発症リスクが高まる．日本住血吸虫とマンソン住血吸虫は便から，ビルハルツ住血吸虫は尿から虫卵を検出することで診断できる．

6 感染と免疫

1 免疫とは何か

　免疫学は人類と感染症の闘いの中から生まれてきた．18世紀にエドワード・ジェンナーは，牛痘を接種することにより，天然痘の予防に成功した．この方法をワクチン接種（vaccination）と命名した．この方法は20世紀の天然痘撲滅につながった．微生物による感染症との闘いが，科学的に行えるようになったのは19世紀であった．ドイツのコッホやフランスのパスツール，さらにベーリングと北里らの研究は，細菌本体の発見やその毒素に対する抗体が，病気の予防や治療に使えることを証明した．20世紀になると免疫学に分子生物学の手法が取り入れられ，多様な微生物に対応できる免疫システムの仕組みが遺伝子から突き止められた．21世紀の今日，感染症だけではなくがんの治療にも免疫学が応用され始めている．

A 免疫の特徴

　免疫は，外部の細菌，ウイルス，真菌などの微生物や異物の侵入を排除するシステムである．病原体以外にも，食物，投与された薬剤，移植された臓器など人為的に体内に入ったものも異物として認識される．さらに自己の体内に発生した悪性腫瘍など，自己の抗原に対しても免疫システムが働く．これら異物に対する反応は免疫応答といわれる．免疫応答は，白血球などによって異物を見分ける① **免疫学的認識**，侵入または発生した異物を処理する② **免疫反応**（**エフェクター作用**），活性化した免疫反応を調節する③ **免疫制御**と，一度接した異物に2度目に接したときは素早く効果的に反応する④ **免疫記憶**によって構成される．

B 自然免疫と獲得免疫

　免疫系は大きく**自然免疫**（innate immunity）と**獲得免疫**（adaptive immunity）に分かれる．自然免疫は，外部の異物に対して早期に働く免疫系で，異物に対する特異性や，免疫記憶はない．獲得免疫は，侵入した外部の異物に対して特異的に反応し，また免疫学的記憶も起こる．また無限に近い抗原の種類にも対応できる．この自然免疫と獲得免疫は，液性と細胞性の反応があり，それぞれ効果的に外敵からの防御に働く（**表6-1**）．

2 免疫担当細胞

　免疫系の細胞は，骨髄の幹細胞から分化・成熟する．免疫細胞は，皮膚から腸管，呼吸器など外界と接する局所および血液中の全身に存在する．さらに，免疫細胞が集まっている臓器は，骨髄，胸腺，脾臓，リンパ節がある．骨髄と胸腺は**一次リンパ組織**（**中枢リンパ組織**）と

表6-1　自然免疫と獲得免疫の違いと作用物質

	自然免疫	獲得免疫
抵抗性	感染の繰り返しで変化しない.	感染の繰り返しで上昇
特異性	すべての抗原に効果がある.	刺激を受けた抗原に特異的
免疫記憶	ない	ある
細胞性	貪食細胞 (好中球) ナチュラルキラー細胞 (NK細胞)	リンパ球 抗原提示細胞*
液性	リゾチーム 補体 急性期タンパク質 インターフェロン	抗体 サイトカイン

*活性化マクロファージなど

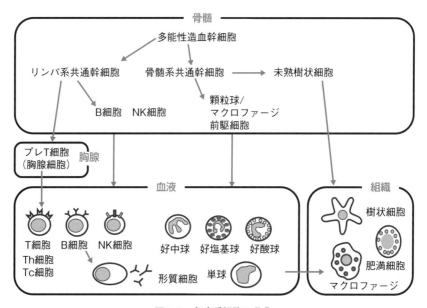

図6-1　免疫系細胞の分化

呼ばれ，リンパ球が分化成熟する臓器である．成熟したリンパ球は血流を介して全身に広がり，また脾臓や**二次リンパ組織 (末梢のリンパ組織)** や全身の組織で反応する (**図6-1**)．

A 骨髄とB細胞

　骨髄は骨の中の血管組織である．血液幹細胞が自己再生を繰り返しながら増殖し，血液細胞を産生する．B細胞は骨髄中で，前駆細胞 (プレB細胞) から分化する．B細胞は，鳥ではファブリキウス囊 (bursa of Fabricius) という臓器が分化に関係しているが，哺乳類では，この過程は骨髄の中で進む．幹細胞からB細胞への分化は，抗体遺伝子の活性化が起こり，膜表面への膜型IgMの発現で完成する．骨髄からでたB細胞は，末梢のリンパ組織で抗原やT細胞の刺

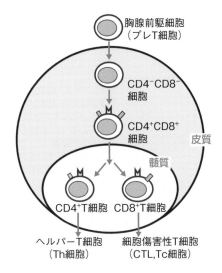

図6-2　胸腺でのT細胞の分化

激を受け，抗体を産生する形質細胞へとさらに分化する．B細胞には表面マーカーとして，自己非自己に関係するMHC (major histocompatibility complex；**主要組織適合性遺伝子複合体**) クラスII抗原 (p157参照)，抗体を認識するFcレセプター (CD32)，補体C3を認識するC3レセプター (CD35) などが発現している (p155，**表6-3**参照).

B 胸腺とT細胞

　胸腺は胸骨の裏側に存在するリンパ球と上皮細胞からなる器官である．骨髄で作られた胸腺前駆細胞 (プレT細胞) は，胸腺に入り教育を受け分化する (**図6-2**). 胸腺における教育とは，胸腺に入り胸腺細胞となったT細胞が，上皮細胞に接して自己反応性のあるものは除かれ (**ネガティブセレクション**)，さらにマクロファージや樹状細胞のような抗原提示をする細胞に接することにより，自己の免疫細胞からの免疫刺激を受けるようになる (**ポジティブセレクション**). T細胞の分化は，細胞表面のマーカーの発現が順次発現と消退をしながら分化する (**図6-2**). 主要なマーカーとしてはCD3，CD4，CD8などとTCR (T cell receptor) がある．CD3とTCRは近接して発現し，CD3はT細胞のマーカーとなる．TCRは抗原提示細胞より抗原の情報を受け取る．CD4，CD8は，最初両者が発現し，分化が進むとともに片方が消退する．T細胞はさまざまな機能を持ち，免疫の調節を行う (**表6-2**). CD4$^+$T細胞は，免疫を進める**ヘルパーT細胞 (Th細胞)** として，またCD8$^+$T細胞は，**細胞傷害性T細胞 (Tc細胞，CTL；cytotoxic T cell)** として細胞性免疫を担う．さらに，免疫を抑制する制御性T細胞 (Treg細胞)，自然免疫を誘導するTh17細胞などがある.

③ その他の免疫担当細胞

A ナチュラルキラー natural killer (NK) 細胞

　NK細胞は，特定のがん細胞やウイルス感染細胞を早い段階で傷害する自然免疫を担うリンパ球である．細胞表面マーカーはCD3$^-$，TCR$^-$，CD16$^+$ (FcγレセプターIII)，CD56$^+$，

表6-2 T細胞の種類

種類	表面マーカー	特性・役割
T細胞 ($\alpha\beta$型)	TCR ($\alpha\beta$)	
Th細胞	CD3 CD4	
Th1細胞		MHCクラスII認識，IFN-γ，IL-2産生
		Tc細胞反応を誘導
		遅延型過敏反応を誘導
Th2細胞		IL-4，IL-5，IL-6などを産生
		抗体産生を促進
Treg細胞		IL-10を産生，免疫反応を抑制
Th17細胞		IL-17を産生，好中球を活性化
Tc細胞 (CTL)	CD3，CD8	MHCクラスI認識，細胞傷害活性
		サイトカイン産生
T細胞 ($\gamma\delta$型)	CD3	粘膜防御

CD94$^+$である．NK細胞は，パーフォリン，グランザイムなどの細胞傷害を起こす分子を放出して標的細胞を傷害する．

B 単核食細胞系細胞

単核食細胞系の細胞で，特異的免疫の誘導を行う細胞である．全身に分布し，血液中(単球)，肝臓(クッパー細胞)，肺(肺胞マクロファージ)などに存在し，外部からの微生物を貪食し除去するとともに，特異的免疫反応を誘導する．血液中では単核の比較的大型の細胞として存在し，血管外の組織臓器では枝状の偽足を延ばした状態で存在する．表面にはCD14(LPSレセプター)，CD205(マンノースレセプター)，Toll様受容体(Toll-like receptor：TLR)などの微生物の成分と反応するレセプターを持ち，さらに抗体や補体成分と反応するレセプターも発現している．主な機能は，貪食(phagocytosis)により抗原(微生物など)を取り込み，処理した抗原の一部をT細胞に提示する．

C 樹状細胞

マクロファージとは別に抗原提示を行う樹状突起を持った細胞群を**樹状細胞**(dendritic cell：DC)といい，リンパ濾胞，皮膚(ランゲルハンス細胞)などに存在し，T細胞に抗原提示を行う．また遅延型過敏症のエフェクター細胞として働く．

D 炎症細胞 (顆粒球)

好中球，好塩基球，好酸球は顆粒球と呼ばれる．微生物や抗原が体内に侵入すると炎症反応が起きる．炎症とは発熱，発赤，腫脹を伴う生体反応である．炎症反応の場では，体液や血漿タンパクと白血球の浸潤が起こっている．侵入した抗原が細菌や真菌の場合は好中球と単球(組織球)が，寄生虫や花粉などの場合は好酸球，好塩基球が浸潤してくる．好中球，好酸球，好塩基球は炎症の初期に機能する自然免疫の担い手である．

好中球は，貪食を行い，抗原を処理殺菌する．単球系の細胞のようにT細胞への抗原提示は行わない．好中球は抗体や補体に対するレセプターを持ち，抗体や補体の付着(オプソニン化)した細菌を貪食し，感染初期に自然免疫を行う．

表6-3 主なCD分類と機能

CD	主な機能	主な分布
CD3	TCRのシグナル伝達	T細胞, 胸腺細胞
CD4	MHC Class II 分子と結合	ヘルパーT細胞, 胸腺細胞
CD8	MHC Class I 分子と結合	キラーT細胞, 胸腺細胞
CD14	LPSレセプター	顆粒球, マクロファージ, 単球
CD16	Fcγレセプター	NK細胞, 単球
CD19	シグナル伝達	B細胞
CD20	イオンチャンネル	B細胞
CD32	FcγR II	単球, B細胞, 顆粒球
CD35	補体C3b/C4bレセプター	B細胞, 単球, 顆粒球, 好酸球
CD56	接着分子	NK細胞, T細胞亜群, 神経細胞
CD94	LFA-14リガンド	
CD205	マンノースレセプター	単球, マクロファージ

好酸球は, 寄生虫感染に対する免疫反応を行う. 好塩基球は組織中で肥満細胞として存在する. 両者ともにアレルギー反応と関係している.

E 皮膚・粘膜の免疫細胞

皮膚や粘膜は常に外部からの病原体にさらされ, さらに常在細菌も存在する. 皮膚では, 重層扁平上皮の角質層の下のケラチノサイト層に樹状細胞(ランゲルハンス細胞)とγδT細胞が存在する. ランゲルハンス細胞は侵入してきた抗原を貪食処理するだけでなく, 付属のリンパ節に移動し抗原提示を行う. 消化管, 気道, 生殖器などの粘膜上皮にもそれぞれの免疫機構が存在する. 特に常在細菌が多く, 食物とともに外来の病原体が侵入する消化管粘膜に存在する咽頭部の扁桃, 小腸のパイエル板, 盲腸周辺のリンパ節などは, 抗原を直接取り込んで免疫反応を活性化する. またIgAを産生する形質細胞の多くが存在する.

4 CD分類 (抗原レセプター, マーカー)

リンパ球は形態的には見分けることはできず, 産生するサイトカインや表面マーカー分子の発現によって見分けられる. これら分子はモノクローナル抗体による分類がなされ**CD分類**(cluster of differentiation)と呼ばれる. CD1からCD247まで登録されている(**表6-3**).

5 免疫応答

免疫反応は多くの病原体抗原に対応しなければならないが, 一つの細胞ですべての抗原に対応はできない. 各免疫細胞は, それぞれの役割に応じて各種の抗原に対応する(**図6-3**).

A 自然免疫

自然免疫(innate immunity)は, 感染に対して最初に働く生体防御機構であり, 炎症反応, 細菌の貪食および殺菌, 抗ウイルス反応, 組織の損傷による壊死組織の除去などの役割がある.

この反応を行うために, さまざまな抗原を認識する多くのレセプター(TLR1～TLR9)が用意されている. 正常の自己細胞にない抗原を分子レベルで認識し, 細菌の成分, 増殖するウイ

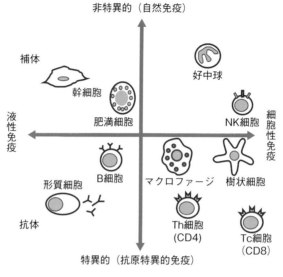

図6-3　各免疫細胞の役割

表6-4　TLRと認識する抗原分子

TLR	リガンド（抗原分子）
TLR1/TLR2 ヘテロ二量体	ペプチドグリカン（細菌） リポタンパク（細菌）
TLR2/TLR6	リポアラビノマンナン（抗酸菌） GPI（*T. cruzi*）（原虫） ザイモザン（酵母）
TLR3	2本鎖RNA（ウイルス）
TLR4 TLR4-CD14複合体	HSP（真核細胞，原核細胞） LTA（グラム陽性菌） LPS（グラム陰性菌）
TLR5	フラジェリン（細菌鞭毛）
TLR7	1本鎖RNA
TLR8	G（グアニン）に富むDNA
TLR9	非メチル化CpG DNA（細菌）

GPI：glycosylphosphatidylinositol，HSP：heat shock protein，
LTA：lipoteichoic acid，LPS：lipopolysaccharide

ルスのRNA，傷害された自己細胞の成分などにより免疫細胞が活性化される（**表6-4**）．

　表6-4にあるレセプター群は，主に好中球，単球（マクロファージ），樹状細胞などに発現される．好中球は自然免疫の最初に活性化される細胞性免疫を担い，侵入してきた病原体をTLRで認識し活性化されると，病原体を貪食し殺菌する．単球（マクロファージ），樹状細胞も同様に貪食殺菌を行うが，さらに抗原提示機能があり，特異的免疫反応を誘導する．

表6-5　主要組織適合抗原（MHC抗原）

	ヒト	マウス
名称	HLA	H-2
遺伝子	6番染色体	17番染色体
Class I 抗原	HLA-A, B, C	H-2K, D, L
Class II 抗原	HLA-DP, DQ, DR	I-A, I-E

　細胞外の病原体は上記の細胞で処理されるが，それ以外の細胞に潜む病原体や発生した腫瘍などはNK細胞によって処理される．NK細胞は，細胞内に顆粒を持つリンパ球で，末梢血の約10％を占め，ウイルスや細胞内寄生細菌に感染した細胞や腫瘍細胞を認識して初期に攻撃する．

B 特異免疫

　体内に侵入した病原体（抗原）は，好中球による自然免疫が反応すると同時に，樹状細胞，マクロファージ，B細胞などの**抗原提示細胞**（antigen presenting cell：APC）に捕捉貪食され，抗原の一部がMHC分子とともにT細胞に提示されることにより特異免疫が始まる．MHCは，ヒトではHLAと呼ばれ，臓器移植の際にドナーとレシピエントの臓器間の違いを認識する抗原として発見され，臓器移植の際の適合性の目安として利用されている．MHCは自己と非自己を見分ける抗原としての役割と，自己の免疫細胞に抗原を提示し特異的免疫反応を進める2つの働きがある．MHCは自己と同じMHCを持つT細胞にしか抗原提示を行えない．これを**MHCの拘束**という．MHCにはClass IとClass IIの2つの抗原がある（**表6-5**）．

C 自然免疫から獲得（特異）免疫へ；貪食と抗原提示

　特異的免疫反応は，抗原提示細胞（APC）が貪食した外来の抗原やウイルスタンパク，自己のタンパクの一部をT細胞に抗原の形を伝えることにより始まる．MHCのClass Iは，ウイルスタンパクや自己のタンパクなど内在性の抗原を提示し，$CD8^+$T細胞を活性化し，Tc細胞を誘導する．一方，Class IIは，外来抗原を細胞内で消化し，その抗原断片を$CD4^+$T細胞に抗原提示する．活性化された$CD4^+$T細胞は，ヘルパーT細胞（Th細胞）を誘導する（**図6-4**）．

　Th細胞は産生するサイトカインの種類により，大きくTh1細胞とTh2細胞に分かれる．Th1細胞はインターフェロン-γ（IFN-γ）を産生し，細胞性免疫を活性化する．Th2細胞はインターロイキン-4（IL-4）などを産生し，抗体産生やアレルギーに関係した抗体を産生し，体液性免疫を誘導する（**図6-5**）．

D 免疫を調節するサイトカイン

　免疫担当細胞は，多種多様の生理活性物質（サイトカイン）を産生することにより，細胞間での情報交換や制御を行っている．サイトカインの特徴は，① 構造分子はすべてタンパクかペプチドであり，時には糖鎖と結合している，② 産生量が少なく，微量で作用する（10^{-10}〜10^{-13} mol），③ 異なる細胞に多様な作用がある，④ 一つの細胞に複数のサイトカインが類似の効果をもたらす，⑤ 主として局所で作用することである．

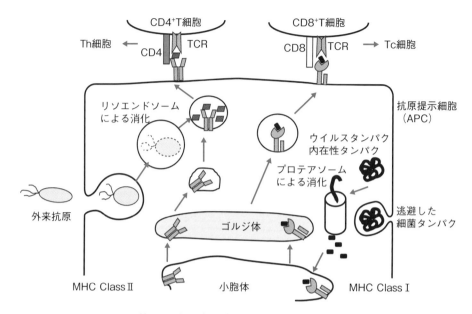

図6-4　抗原提示細胞（APC）による抗原提示とT細胞活性化

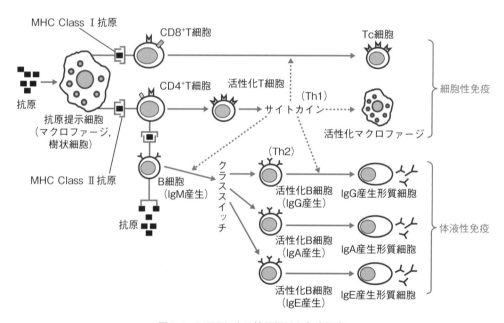

図6-5　MHCによる抗原提示と免疫反応

　サイトカインは，免疫細胞だけでなく，線維芽細胞，内皮細胞，神経膠細胞などからも産生される．そのため，免疫系のみならず，造血系，神経系，内分泌系などにも作用し，生体の恒常性維持に重要な働きをしている（**表6-6**）．

表6-6　主なサイトカインとその作用

機能	サイトカイン	生理活性
自然免疫と炎症反応	IL-1α, IL-1β	抗原提示の補助刺激, 炎症反応の惹起, 発熱
	IL-6	急性炎症タンパク質の産生, B細胞の分化・増殖
	TNF-α	好中球・マクロファージの活性化, 発熱
	IFN-α, IFN-β	抗ウイルス活性, MHC Class I 発現増強
	IL-8	好中球の活性化
体液性免疫の調節	IL-4	Th2細胞の分化・増殖, IgEへのクラススイッチ
	IL-5	B細胞の増殖・分化, 好酸球の誘導
	TGF-β	IgA, IgG2bへのクラススイッチ, Treg細胞の分化・誘導
細胞性免疫の調節	IL-2	T細胞の増殖, NK細胞の増殖, B細胞の増殖
	IFN-γ	Th1細胞の分化・増殖, マクロファージの活性化
	IL-12	NK細胞の活性化, Th1細胞の誘導
	IL-17	好中球の増殖・遊走, ケモカインの誘導
	IL-18	NK細胞の活性化, Th1細胞の分化
造血の調節	IL-3	未熟前駆細胞の増殖・分化
	IL-7	T細胞・B細胞の分化・増殖
	GM-CSF	顆粒球と単球への分化
	M-CSF	単核球の分化
	G-CSF	顆粒球の分化

6　体液性免疫

A　抗原と抗体

　B細胞は分化し形質細胞になると，さまざまな抗原に反応するタンパク質である抗体を作り出す．抗体を誘導できる物質を抗原という．抗原は，タンパク質，多糖，脂質，核酸などの物質で，分子量5,000以上の複雑な構造をした物質が，強い抗原性を持つ．これらの物質がマクロファージ，樹状細胞，B細胞などの抗原提示細胞に貪食され，Th細胞を経由してB細胞に抗原の一部が伝えられることにより，抗原に反応する抗体産生が起こる．

B　抗体の構造とクラス

　免疫グロブリン (immunoglobulin：Ig) は構造から，IgG，IgM，IgA，IgD，IgEに分かれる．IgGとIgAはさらにサブクラスが存在する．IgGの基本構造と他のIgの構造を**図6-6**に示す．IgGはH鎖 (heavy chain；分子量50〜70 kDa) とL鎖 (light chain；分子量25 kDa) の2つのタンパクがジスルフィド結合 (S-S結合) でつながっている．H鎖のS-S結合の前後にタンパク分解酵素であるパパインやペプシンで切断する部位が存在する．酵素で切断することにより抗原に感応するFab部のみを精製することができる．IgMは五量体で，IgAは二量体で，J鎖により結合している．IgAの分泌型はSC (secretory component) によって保護されている．IgE，IgDはIgGと同じ構造をしている (**図6-6**)．それぞれの抗体の特徴を**表6-7**にまとめた．

　IgGは，血清中にもっとも多く存在する抗体で四つのサブクラス (IgG1〜IgG4) がある．二次免疫応答の時に多く産生される．胎盤通過性があり，血管外への拡散が最も早い．補体結合能，NK細胞のFcレセプターとの反応など多彩な免疫の機能を担っている．ワクチンを接種し

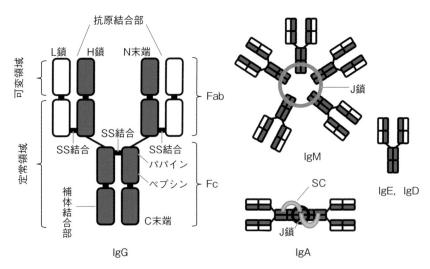

図6-6　IgGの基本構造と他のIgクラスの構造

表6-7　Igのクラスの特徴

クラス	IgG				IgA	IgM	IgD	IgE
	IgG1	IgG2	IgG3	IgG4				
分子量（×10 kDa）	15	15	17	15	16	90	18	20
血清濃度（mg/ml）	8	3	1	0.5	2	1	0.03	$3×10^{-5}$
血清中の含有率（%）	50	20	6	3	14	7		
半減期（日）	23	23	8	23	6	5	3	2
胎盤通過性	＋＋	＋	＋＋	＋	－	－	－	－
粘膜表面への分泌	－	－	－	－	＋＋＋	－	－	－
補体結合性	＋＋＋	＋/－	＋＋＋	－	－	＋＋＋	－	－
マクロファージ結合	＋＋＋	＋/－	＋＋＋	＋	－	－	－	－
プロテインAとの反応	＋＋	＋＋	－	＋＋	－	－	－	－

たときに上昇してくる抗体はIgGであり，ウイルスの中和活性がある.

　IgMは，分子量がもっとも大きい抗体で，感染初期に素早く上昇する．ABO血液型や細菌に対する自然抗体などはIgMである.

　IgAは，粘膜より分泌される抗体である．微生物に付着し体内への侵入を防いでいる．分泌時に付加されるSCは，プロテアーゼの分解から抗体タンパクを守る働きがある．また初乳にはIgA抗体が含まれ，新生児の感染予防に役立つ.

　IgEは，正常な状態では血中濃度が低く，アレルギーや寄生虫感染で上昇する．肥満細胞や

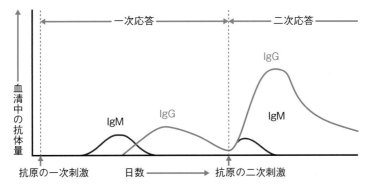

図6-7　抗原刺激における抗体産生

好塩基球にFcレセプターを介して付着すると，これらの細胞から顆粒が放出され，アレルギー反応や，寄生虫に対する攻撃が行われる．

　IgDは，B細胞の表面レセプターである．B細胞の分化・成熟の刺激を受け取る．血液中では，単独の働きはなく，血清中では微量にしか存在しない．

C 抗体の機能

　抗原が体内に侵入した場合，最初にIgM抗体が産生され，遅れてIgG抗体が産生される．同じ抗原に生体がさらされるとIgG抗体は速やかに大量に産生される（図6-7）．

　抗体の機能は，以下のとおりである．

① **微生物の感染の阻止と毒素の中和**：微生物は生体内の細胞に付着するなどして感染を広げる．ウイルスがレセプターに結合するのを阻害して，感染を予防する．また細菌の毒素に結合し，毒素作用を阻害する．

② **オプソニン化と貪食の誘導**：抗体は病原体と結合してオプソニンとして作用する．貪食細胞は抗体に対するレセプターを持っているので，病原体を抗体ごと貪食する．

③ **抗体依存性細胞傷害**：NK細胞は抗体の部分に結合するFcγRⅢを発現しており，病原体（主にウイルスなど）由来抗原を発現している細胞に，抗体が結合すると，抗体に対して反応して感染細胞に付着し，感染細胞を傷害する．

④ **補体系の活性化**：IgG1，IgG2，IgG3，IgM抗体による免疫複合体は，補体の古典経路を活性化する．

D モノクローナル抗体

　病原体が感染した場合，または抗原を免疫した場合，その抗原に対して生体は複数の抗原に対する抗体を産生する．これをポリクローナル抗体と呼ぶ．さまざまな抗原に対して，多数のB細胞（形質細胞）が抗体を作り出すためである．このB細胞を個々に取り出し，1つの細胞を増殖させ，1つの抗原のエピトープに対する抗体を精製してできたものがモノクローナル抗体である．正常B細胞は，通常は，無限に増殖することはない．そこで増殖能を持ったがん細胞と細胞融合させることにより，抗体産生能と増殖能を持ったハイブリドーマを作成し，単一のエピトープに反応する抗体を大量に作成できる（図6-8）．

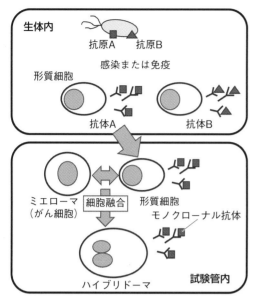

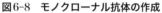

図6-8　モノクローナル抗体の作成

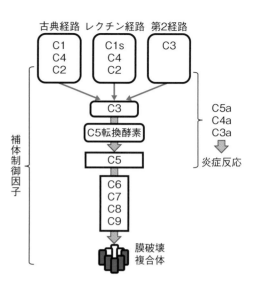

図6-9　補体反応

　モノクローナル抗体は，主にマウスの細胞を使い作成する．最近，遺伝子操作技術の発達により，ヒト型モノクローナル抗体を作成できるようになった．抗体は，抗原に反応する以外に，細胞表面のレセプターを刺激することもできる．近年，これを利用したモノクローナル抗体の分子標的薬が，自己免疫疾患や，がんの治療に応用されている．

E　補　　体

　補体系は，血液中に存在する補体タンパク質(C1〜C9)とその調節因子により構成され，抗体とともに体液性免疫の重要な働きをしている．抗体と共同で膜破壊を起こし，病原体を排除する．また補体の一部は抗体の非存在下においても，膜破壊を起こし，自然免疫の機能を持つ．補体の活性化には，3つの経路がある(**図6-9**)．抗原とIgM，IgG抗体の免疫複合体によって活性化する経路である① **古典経路**，C3タンパク質の分解物が細菌の表面に結合し補体が活性化する② **第2経路**(副経路)，細胞表面のマンノースに血液中のマンノース結合レクチン(mannose-binding lectin：MBL)が結合することにより活性化する③ **レクチン経路**がある．補体経路の後半部分は三つの経路で共通で，C5転換酵素によって分解される，C5の分解産物C5bにC6，C7，C8，C9が順次結合する．それによって，形成される膜破壊複合体(membrane attack complex：MAC)が，細胞膜に刺さり込むことで膜に穴をあけ，細胞を破壊する．一方，活性化した補体タンパクの一部は(C5a，C4a，C3a)，炎症反応を誘導し，好中球の遊走やアナフィラトキシン作用がある．補体は多数のタンパクによるカスケード反応である．この反応は，いくつかの補体制御因子によって調節されている．液性成分としては血液中にC1インヒビター(C1 INH)，C4結合タンパク，H因子，I因子などが存在する．また細胞膜にはDAF(崩壊促進因子，CD55)，MCP(メンブランコファクタープロテイン，CD46)，CD59などがあり，補体反応を制御している．

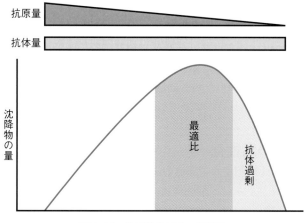

図6-10　抗原抗体反応の最適比

表6-8　体外診断と抗原抗体反応

反応名	抗体名	抗原	反応	応用例
沈降反応	沈降素	タンパク質など	沈降物 （不溶性）	ゲル内沈降反応（オクタロニー法） 免疫電気泳動
凝集反応	凝集素	細菌，赤血球，細胞， ラテックス粒子	凝集塊形成	ヴィダール反応（チフス菌） ワイル・フェリックス反応（リケッチア） ABO式血液型，細菌血清型 受身凝集反応，逆受身凝集反応
溶解反応	溶解素	細菌，赤血球，細胞	補体の存在下で溶解	溶菌反応，溶血反応，細胞傷害反応，緒 方法（梅毒血清反応）
中和反応	中和抗体	毒素，ウイルス	毒素・酵素活性の不活化	抗毒素による血清療法 シック反応（ジフテリア） ディック反応，シュルツ・シャルトン反 応（猩紅熱）

F　抗原抗体反応

　抗原と抗体は特異的に反応を起こす．結合した複合物は免疫複合体と呼ばれる．この反応は，生体内でも生体外でも起きる．抗原抗体反応には最適比があり，一定の割合で反応した場合，抗原抗体複合物が最大になる（**図6-10**）．

　① 体外診断：抗原抗体反応は，生体内だけでなく生体外でも反応する．それを利用して種々の感染症の診断に応用できる（**表6-8**）．

　② 標識抗体法：抗原抗体反応の特異性を利用して，抗体を酵素や蛍光物質で標識して，微量物質の検出を行うことができる．代表的な標識免疫測定法は，標識する物質により，**EIA法**（enzyme immunoassay；酵素），**RIA法**（radio immunoassay；発光物質，放射性同位元素）に分かれる．抗原または抗体を試験管内で反応させ，反応した抗体の量を標識分子の量として定量する．血清中のホルモンや酵素，ウイルス抗体，がん関連抗原などの測定に用いられる．その他，免疫組織化学法にも同様に標識抗体が用いられる．

抗体に蛍光色素や酵素を標識し，組織切片上の抗原と反応させ，顕微鏡下で抗体と反応した抗原を検出する．組織や細胞の抗原の有無や，細胞内の分布などを観察できる．

③分子標的薬：ヒト型モノクローナル抗体で，抗原抗体反応を利用して特定の分子（サイトカインや細胞表面分子）の機能を阻害する．また，ADCC（抗体依存性細胞介在性細胞傷害）を利用してがんや自己免疫疾患の治療を行う．

7 細胞性免疫

A マクロファージの活性化

マクロファージは，Th1細胞から分泌されるサイトカインであるIFN-γにより活性化される．活性化されたマクロファージは細胞内寄生菌や貪食した細菌に対して殺菌を行う．さらに，自ら炎症性サイトカインであるTNF-α，IL-1，IL-8などを産生して炎症反応を促進する．

B 細胞傷害性T細胞

ウイルスが感染した細胞，移植された他人の細胞，腫瘍細胞などは，これら細胞を直接傷害するエフェクター細胞として細胞傷害性T細胞（Tc細胞，CTL）が存在する．Tc細胞は抗原レセプターによって，標的となるウイルス感染細胞や，がん細胞のMHCクラスI分子と抗原ペプチドの複合物を認識し結合する．この細胞同士の結合はインテグリンなどの接着因子で補強される．

C NK細胞

NK細胞は，自然免疫を担い，Tc細胞より早い段階でウイルス感染細胞，腫瘍細胞を攻撃する．MHCの抗原提示を受けずに，IL-12，IL-18，IFNなどの刺激で活性化して，細胞傷害を起こす．

D 細胞傷害の機構

Tc細胞やNK細胞は，標的細胞に接着すると，細胞内部の顆粒からパーフォリンという細胞膜に穴をあける活性がある分子が放出され，標的細胞を破壊する．さらに顆粒から放出されるグランザイムは，アポトーシスを誘導する．その他に，Tc細胞やNK細胞は，Fasリガンドを発現し，標的細胞のFasレセプターを刺激し，アポトーシスを誘導する．

E 免疫の制御

活性化したTh2細胞が産生するIL-10やIL-4は，Th1細胞の活性化を直接抑制し，さらにマクロファージのIL-12産生を抑えることにより，制御を行う．逆のTh1細胞が作るIFN-γやマクロファージが作るIL-12は，Th2細胞の活性化を抑制する．このように体液性免疫と細胞性免疫は互いに抑制的に働く．また抗原刺激によって活性化された免疫細胞は，時間とともにアポトーシスによって死滅することにより収束していく．以前はサプレッサーT細胞により，免疫が抑制されると考えられていたが，現在はTh細胞のサブセットであるTreg細胞や，活性化Tc細胞自身がTh細胞やB細胞の抑制を行っていることが判明している．

8 感染防御免疫

病原体の種類によって特異免疫の働きが異なる（**図6-11**）．

A 細菌外毒素

細菌感染の中でも，感染による炎症ではなく，細菌の毒素により病態が起こる破傷風，ボツリヌス毒素中毒，ジフテリアなどは，外毒素に対する中和抗体が治療や予防に使われる．そのためワクチン（トキソイド）による疾患の予防が可能である．

B 細胞外寄生細菌

細菌は，ブドウ球菌，大腸菌，緑膿菌など細胞外で増殖する細菌が多い．このような菌は，体表面から体内に侵入する．この侵入を粘膜面で防御するのは，IgA抗体である．さらに侵入した細菌には，IgG，IgMなどが反応し，補体と共同で直接に溶菌させる．さらに抗体と補体はオプソニンとして，好中球やマクロファージなどの貪食細胞による細胞内取り込みを促進する．リンパ球から分泌されるサイトカインによって貪食細胞は活性化され，殺菌される．

C 細胞内寄生細菌

リステリア菌，結核菌，赤痢菌，レジオネラ菌など細胞内に侵入して増殖する菌がある．これらの菌は，マクロファージ内でも増殖する．これらを殺菌するためには，T細胞からのサイトカインの刺激を受け活性化したマクロファージによる殺菌が必要である．また結核菌に対しては肉芽腫を形成し，感染部位全体をマクロファージとともに封じ込める．

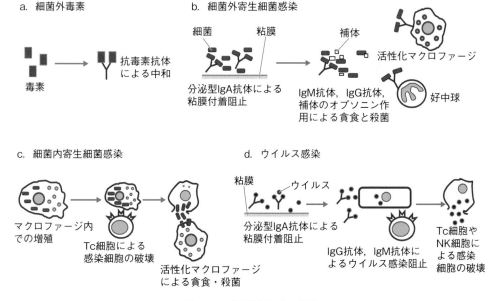

図6-11 感染防御免疫の機構

表6-9　アレルギーで起こる疾患・反応

	疾患・反応	機序・症状
Ⅰ型	気管支喘息	IgEが吸着した肥満細胞，好塩基球から出るロイコトリエンにより，強烈な気管支収縮が起こる．
	アレルギー性鼻炎	鼻粘膜にアレルゲンが侵入し，肥満細胞，好塩基球から出るヒスタミンにより，むくみ（鼻づまり），くしゃみ，鼻水などが起こる．
	蕁麻疹	食物の刺激により，皮膚の肥満細胞，好塩基球から出るヒスタミンなどが，かゆみ，炎症を起こす．
	アトピー性皮膚炎	皮膚バリア機能の低下によるアレルゲンの侵入しやすさ，IgEが産生しやすい体質のせいで，激しい皮膚の炎症が長い間継続する．Ⅳ型アレルギーもからむ．
Ⅱ型	自己免疫性溶血性貧血	赤血球表面に対する自己抗体が原因で，血管内で溶血が起こる．
	グッドパスチャー症候群	腎，肺基底膜のコラーゲンに対する自己抗体が原因で，呼吸困難や腎不全を起こす．
	重症筋無力症	アセチルコリン受容体に対する自己抗体が原因で，筋力低下を起こし，最後には呼吸機能不全を起こす．
	橋本病	サイログロブリンに対する自己抗体が原因で，慢性的に甲状腺に炎症が生じ，甲状腺機能の低下が生じる．
	バセドウ病	甲状腺を刺激するタイプの自己抗体が産生され，橋本病と逆に，甲状腺機能が亢進する．
Ⅲ型	血清病	外来の可溶性抗原の大量注射により，抗原抗体複合物が生じる．
	全身性エリテマトーデス（SLE）	DNAなどさまざまな自己抗原に対する抗体ができる．皮膚，関節，腎臓など全身に症状が現れる．
Ⅳ型	接触性皮膚炎	塩化ピクリルなどの重金属，ウルシ，ゴムなどを皮膚に塗布すると，抗体は産生されず，ランゲルハンス細胞によりT細胞に抗原提示され感作が成立，その後再度侵入したときに起こる炎症反応である．
	肉芽腫形成	結核菌感染や，その他の異物に対してマクロファージの集積，類上皮細胞の浸潤が起こり，その後引き続き線維化が起こり，異物を封じ込める．
	ツベルクリン反応	結核に罹患したか，またはBCG接種によって，抗酸菌に感作されている場合，精製ツベルクリンを接種した場合，感作T細胞があるために炎症反応が起こる．

D ウイルス

　ウイルスは，宿主細胞に感染して，宿主の代謝系を利用して増殖する．感染早期の段階では，IFN-α/βによるウイルス粒子の合成阻害，NK細胞による感染細胞の傷害によって感染の広がりを防ぐ．マクロファージや樹状細胞による貪食後は，抗体産生が起こり，中和抗体による感染防御，感染細胞に対しては，抗体依存性細胞介在性細胞傷害（ADCC）やTc細胞により傷害する．

⑨ アレルギー（過敏症）

　免疫反応は，生体の健康維持に欠かせないものである．しかし，感染性の抗原以外に免疫が反応してしまうことがある．これをアレルギー（過敏症）反応と呼び，抗原をアレルゲンという．アレルゲンは，本来無害な食物，花粉，ハウスダストなどや，自己の抗原などがあり，これらに対する反応が，生体に対して有害な免疫反応となる（表6-9）．

A Ⅰ型アレルギー

　IgE抗体が関与することで引き起こされるアレルギーである．IgE抗体は，本来は，回虫，鉤虫や住血吸虫など寄生虫に対して産生される抗体である．しかし，遺伝的素因（アトピー）

を持つ人は，家塵ダニ，花粉，ネコ皮屑などのアレルゲンに反復曝露されることで，Th2細胞から放出されるIL-4の刺激によってB細胞がIgEを産生するようになる．IgEは，肥満細胞のFcεRIレセプターにとらえられ，アレルゲンがIgEと反応することが引き金になり，脱顆粒（ヒスタミン，ロイコトリエンC4，PAF，好酸球走化因子）が起こる．この反応はアレルゲンとの接触後，数時間以内に起こり，**即時型アレルギー**と呼ばれる．

B Ⅱ型アレルギー

自己の細胞表面にIgGやIgM抗体（**自己抗体**）が結合することによって引き起こされる．抗体が自己の細胞に結合すると，補体の活性化やFcγレセプターを持つ免疫細胞がエフェクターとなり細胞傷害を惹起する．

C Ⅲ型アレルギー

抗原と抗体（IgG）が生体内で反応すると，不溶性の**抗原抗体複合物**が形成される．通常はマクロファージにより速やかに処理される．しかし，慢性感染や急性感染，自己免疫疾患などで多量の抗原抗体複合物が産生された場合，組織に沈着し，抗体のFc部を介して，好中球やリンパ球の活性化，血小板の沈着などが起こり，炎症反応が惹起される．抗原抗体複合物は，循環器系を介して全身を循環し，肺や腎臓の糸球体に沈着する．

D Ⅳ型アレルギー（遅延型）

Ⅳ型アレルギーは，CD4$^+$T細胞，マクロファージなどが関与する細胞性免疫が深く関係するアレルギーである．T細胞がある抗原に感作された状態で，抗原が体内に侵入すると細胞性免疫反応が惹起される．リンパ球の集積が起こるため，反応には12時間以上かかる（**遅延型過敏症**）．Ⅳ型アレルギーには，①接触過敏症，②ツベルクリン反応，③肉芽腫反応の3つの反応が存在する．

10 免疫不全症

免疫は宿主の健康な生体機能の維持に欠かせないものである．しかし何らかの原因で，免疫機能の一部が失われ，正常に働かない疾患が存在し，これを免疫不全症という．免疫不全の原因には先天性と後天性の二つの原因がある（**表6-10**）．

A 先天性免疫不全症

先天性の免疫不全のほとんどは，遺伝性である．生後まもなくから重篤な感染症を繰り返す．免疫系のどこが不全になるかで，どのような病原体に感染するかがわかる．補体，食細胞系が機能不全になると，細胞外寄生細菌による感染が起こる．B細胞が機能不全で抗体産生が正常でなくなると，細胞外寄生細菌とウイルス感染が起こりやすくなる．T細胞とB細胞の両者が不全となる複合免疫不全では，細胞内寄生細菌を含むすべての病原体に対する抵抗力がなくなる．

表6-10　免疫不全症の原因

病型	原因遺伝子	免疫異常	感染しやすい病原体
A. 先天性免疫不全症			
1. B細胞			
X連鎖無γグロブリン血症	*btk*チロシンキナーゼ	食細胞殺菌能不全	細胞外寄生細菌
IgGサブクラス欠損症	IgH鎖遺伝子	IgGサブクラス低下	特になし
X連鎖性高IgM血症	*CD40L*	IgG, IgA, IgE低下, IgM高値	細胞外寄生細菌
2. T細胞およびB細胞			
ディジョージ症候群	22q11,2	胸腺欠損, T細胞数・機能低下	全般
血管拡張性運動失調症	*ATM*(11q23)	T細胞数低下, Ig低下	全般
ウィスコット・アルドリッチ症候群	*WAS*	T細胞数低下, IgM反応低下	莢膜を持たない細胞外寄生細菌
常染色体性重症複合型免疫不全症	*JAK3*, *IL2*, *ZAP-70*, *DNA-PK*	T細胞, B細胞機能低下	全般
PNP欠損症	*PNP*	代謝物の蓄積によるT細胞数低下	全般
ADA欠損症	*ADA*		
3. 食細胞			
慢性肉芽腫症	シトクロム*b558*	食細胞殺菌能不全	細胞外寄生細菌
ミエロペルオキシダーゼ欠損症	*MPO*	食細胞殺菌能不全	細胞外寄生細菌
4. 補体系			
補体欠損症	多様	補体活性化経路の障害	細胞外寄生細菌
発作性夜間血色素尿症	*PIG-A*	補体制御タンパクの欠損	なし
B. 後天性免疫不全症			
1. 感染症(エイズ)		CD4+ヘルパーT細胞の減少	全般
2. 免疫抑制薬の使用		全般的な免疫の低下	全般
3. 慢性疾患		全般的な免疫の低下	全般
4. 加齢		全般的な免疫の低下	全般

B 後天性免疫不全症

　後天性免疫不全の原因の第一は，CD4+ヘルパーT細胞に感染するHIV感染である．免疫の指令塔であるヘルパー機能が失われるため，すべての感染性病原体だけでなく，普段は感染を起こさない微生物に対しても日和見感染が起こる．またT細胞白血病ウイルス(HTLV-1)は，免疫機能を乱し腫瘍化や自己免疫を発症する．感染症以外では，悪性腫瘍，白血病などで免疫機能が低下し，最後は感染症を発症する場合が多い．また免疫抑制薬，抗がん薬の使用も，免疫を低下させる．

⑪ 自己免疫疾患

　免疫反応による自己の組織傷害が原因で発症する疾病を自己免疫疾患という．自己免疫疾患の機構には，前述のアレルギーが深くかかわっている．免疫は，自己と非自己を認識することにより成立する．本来免疫細胞は自己の抗原に対してトレランス(免疫寛容)が成立している．しかし何らかの原因でトレランスが破綻した場合，免疫系が自己の細胞を傷害し，自己免疫疾患となる．どのような原因で自己免疫が発生するかは不明である．また自己免疫疾患の細胞傷害はアレルギー反応と密接な関係がある．自己免疫疾患は，臓器特異的自己免疫疾患と，全身

表6-11　おもな自己免疫疾患

疾病の名称	標的組織	標的となるおもな自己抗原	傷害の型（アレルギーの型分類）
1. 全身性			
全身性エリテマトーデス	結合組織	核・細胞質	Ⅲ型
関節リウマチ	結合組織	滑膜	Ⅲ型, Ⅳ型
シェーグレン症候群	結合組織	唾液腺, 核	Ⅲ型, Ⅳ型
2. 臓器特異的			
自己免疫性溶血性貧血	赤血球	Rh抗原	Ⅱ型
自己免疫性血小板減少性紫斑病	血小板	インテグリン	Ⅱ型
橋本病	甲状腺	サイログロブリン	Ⅲ型, Ⅳ型
バセドウ病	甲状腺	甲状腺ホルモンレセプター	Ⅱ型
アジソン病	副腎皮質	ステロイド産生細胞	Ⅱ型, Ⅳ型
1型糖尿病	膵島	β細胞（インスリン産生）	Ⅲ型, Ⅳ型
重症筋無力症	神経筋接合部	アセチルコリンレセプター	Ⅱ型
多発性筋炎	骨格筋	ミオシン・ミオグロビン	Ⅳ型
リウマチ熱	心臓	心臓細胞	Ⅱ型
原発性胆汁性肝硬変	胆管	ミトコンドリア	Ⅳ型
グッドパスチャー症候群	糸球体・微小血管	基底膜	Ⅱ型
天疱瘡	皮膚	上皮（カドヘリン）	Ⅱ型

性自己免疫疾患に分けられる（**表6-11**）.

A 自己免疫疾患の発症の機構

　自己免疫疾患には，遺伝的要因が関係している場合もあり，橋本病，悪性貧血は，血縁者の中に同じ自己免疫疾患を発症する場合がある．さらにHLAのClassⅡであるDR1～DR4のハプロタイプと発症リスクに連鎖する疾患があり，アジソン病（DR3），1型糖尿病（DR3/4），重症筋無力症（DR3），全身性エリテマトーデス（DR2/3）などがある.

　実験的には，動物にアジュバントとともに自己抗原の脊髄組織を免疫すると，自己免疫性脳脊髄炎を誘導できること，自己免疫を起こした動物のT細胞を他の動物に移植すると，自己免疫を発症することから，T細胞の働きが重要であることがわかる．また抗原として脊髄，眼球など，生まれてから一度も免疫系に接してない部位（免疫特権部位）は，成長してから免疫系と接すると自己と認識されない場合がある．このように実験的に自己免疫を誘導することはできる.

B 感染との関係

　感染が，自己免疫疾患を誘導する場合がある．化膿レンサ球菌感染を起こした一部のヒトは，心臓の細胞に対する自己抗体が上昇し，リウマチ熱を発症する．化膿レンサ球菌の糖鎖抗原と心臓の抗原とは分子相同性があり，化膿レンサ球菌に対する免疫反応が，自己抗体を誘導する．また，エルシニア・エンテロコリチカと甲状腺刺激ホルモン（TSH）レセプターとの交差反応や，クレブシエラ菌の一部とHLA-B27の交差反応が硬直性脊椎炎の発症と関係している．さらにグラム陰性菌のLPSやEBウイルス感染は，B細胞を直接刺激し活性化させ，B細胞が抗原提示細胞として，T細胞を刺激する可能性がある.

7 滅菌と消毒

感染症を予防するためには，その原因となる微生物の伝播の阻止が重要であり，そのための基本的方法が**滅菌**および**消毒**である．特に，院内感染の予防においては，医療器具の滅菌・消毒および手指消毒を適切に行うことが重要である．本項では，滅菌と消毒に関する基本事項と実際の運用について解説する．

1 滅菌と消毒の基礎

A 滅菌と消毒の定義

滅菌(sterilization)とは，すべての微生物を殺滅するか除去することによって，生きた微生物がまったく存在しない無菌状態を作り出すことである．死んだ微生物や微生物由来の物質は残存していてもよい．

微生物は感染や腐敗などの有害事象を起こす．**消毒**(disinfection)とは，この有害事象を防ぐのに必要なレベルまで微生物を殺滅することであり，すべての微生物を殺滅することではない．防ぎたい有害事象が異なれば，殺滅する微生物の量や種類も異なり，使うべき消毒方法も変わる．

B 滅菌・消毒の方法

滅菌および消毒において微生物を殺滅する方法は，物理的方法と化学的方法に大別される．

物理的方法の中で昔から使われてきたのが加熱である．加熱の温度や時間の違いによって殺滅できる微生物の範囲が変わる．その他には，放射線や紫外線の照射で微生物を殺滅する方法や濾過によって細菌を取り除く方法がある．

化学物質を用いて微生物を殺滅するのが化学的方法である．用いる化学物質の違いによって殺滅できる微生物の範囲が変わってくる．消毒に用いる化学物質が**消毒薬**(disinfectant)である．

C 滅菌・消毒方法のレベル分類

滅菌および消毒の方法は，その効力の強弱によって，四つのレベル(滅菌，高レベル消毒，中レベル消毒，低レベル消毒)に分類される．それぞれのレベルの定義を**表7-1**にまとめた．

2 滅菌と消毒の実際

滅菌・消毒にはさまざまな方法があり，それらを状況に応じて使い分ける必要がある．その際に重要なのが，"殺滅する微生物の範囲"および"滅菌・消毒を行う対象"であり，これらによって選択すべき滅菌・消毒方法が決まる．

表7-1　滅菌・消毒方法のレベル分類

滅菌 (sterilization)	芽胞を含むすべての微生物を殺滅もしくは除去する.
高レベル消毒 (high-level disinfection)	芽胞が大量に存在する場合を除き，すべての微生物を殺滅する.
中レベル消毒 (intermediate-level disinfection)	一般細菌，抗酸菌，ほとんどのウイルス，ほとんどの真菌を殺滅する．必ずしも細菌の芽胞を殺滅しない.
低レベル消毒 (low-level disinfection)	ほとんどの一般細菌，ある種のウイルス，ある種の真菌を殺滅する.

表7-2　消毒薬と有効微生物

効力のレベル	消毒薬	細菌			真菌		ウイルス	
		一般細菌	抗酸菌	芽胞	酵母真菌	糸状真菌	エンベロープ (+)	エンベロープ (−)
高	グルタラール	○	○	○	○	○	○	○
	フタラール	○	○	○	○	○	○	○
	過酢酸	○	○	○	○	○	○	○
中	エタノール	○	○	×	○	○	○	△
	次亜塩素酸ナトリウム	○	○	△	○	○	○	○
	ポビドンヨード	○	○	△	○	○	○	○
	クレゾール石けん	○	○	×	○	△	△	×
低	グルコン酸クロルヘキシジン	○	×	×	○	△	△	×
	塩化ベンザルコニウム	○	×	×	○	△	△	×
	塩酸アルキルジアミノエチルグリシン	○	△	×	○	△	△	×

○：有効である．　△：十分な効果は得られない．　×：無効である．

A　微生物による滅菌・消毒方法の選択

　滅菌や消毒に対する抵抗性は微生物によって異なる．したがって，殺滅する微生物の範囲によって，滅菌・消毒の方法を使い分ける必要がある．主要な消毒薬に対する微生物の感受性を**表7-2**にまとめた．

1．細　　菌

　一般細菌は低レベル消毒を含む多くの消毒方法に感受性である．結核菌などの抗酸菌は抵抗性が強く，殺滅するには中レベル以上の消毒が必要である．細菌の中には芽胞を形成するものがあり，芽胞は多くの消毒方法に抵抗性を示す．芽胞を殺滅するには滅菌もしくは高レベル消毒が必要である．ただし，芽胞形成細菌も栄養型である時は多くの消毒方法に感受性である．

表7-3　消毒薬の適用対象

効力の レベル	消毒薬	人体				器具		環境	
		手指	皮膚	創傷部位	粘膜	金属	非金属	床, 壁, 病室	ドアノブ, 手すり
高	グルタラール	×	×	×	×	○	○	×	×
	フタラール	×	×	×	×	○	○	×	×
	過酢酸	×	×	×	×	△	○	△	×
中	エタノール	○	○	×	×	○	○	×	△
	次亜塩素酸ナトリウム	△	△	×	×	×	○	×	△
	ポビドンヨード	○	○	○	○	×	×	×	×
	クレゾール石けん	△	△	×	×	△	△	△	△
低	グルコン酸クロルヘキシ ジン	○	○	○	×	○	○	○	○
	塩化ベンザルコニウム	○	○	○	○	○	○	○	○
	塩酸アルキルアミノエチ ルグリシン	△	○	○	○	○	○	○	○

○：使用可能である．　△：使用に際して注意が必要である．　×：使用できない．

2. 真　菌

　酵母真菌の抵抗性は一般細菌と同程度である．糸状真菌は一般細菌より抵抗性が強く，低レベル消毒では十分な効果が得られない．真菌の作る胞子は細菌の芽胞ほど強い抵抗性を示さない．

3. ウイルス

　エンベロープを持つウイルスに対しては，中レベル以上の消毒が有効である．しかし，エンベロープを欠くウイルスは抵抗性が強く，中レベル消毒に属する消毒薬の中にも効果がないものがある．

4. プリオン

　プリオンは滅菌・消毒に対してもっとも抵抗性の感染性因子である．通常の滅菌方法では失活しない．プリオンを確実に失活させるには，焼却する必要がある．

B 適用対象による滅菌・消毒方法の選択

　滅菌や消毒を行う対象によって，その方法を使い分ける必要がある．滅菌・消毒の対象は人体，器具，環境に大別される．主要な消毒薬とその適用対象を表7-3にまとめた．

表7-4　医療器具の分類と適用すべき滅菌・消毒方法

クリティカル器具 (critical items)	無菌の組織や血管に挿入するもの. 　例)手術用器具,血管挿入カテーテル,移植埋め込み器具 使用に際して**滅菌**を行う必要がある.
セミクリティカル器具 (semi-critical items)	粘膜または健常でない皮膚と接触するもの. 　例)呼吸器回路,麻酔器具,内視鏡,ネブライザー 使用に際して**高レベル消毒**を行う必要がある.
ノンクリティカル器具 (non-critical items)	健常な皮膚のみと接触するもの. 　例)聴診器,血圧計マンシェット,心電図の電極 使用に際して**低〜中レベル消毒**を行えばよい.

1. 人　　体

　人体に対しては,消毒薬を用いた中レベルもしくは低レベルの消毒を行う.人体のどこを消毒するのかによって,用いる消毒薬は異なる.人体への毒性や刺激性が強い消毒薬は使えない.

2. 器　　具

　医療器具は使用の前後に適切な方法で滅菌・消毒されなくてはいけない.その際に重要なのが器具の用途である.医療器具を用途別に分類し,それぞれに適用すべき滅菌・消毒方法をまとめたものが**表7-4**である.さらに,器具の材質が重要である.熱に弱い材質で作られた器具に対しては,加熱による滅菌・消毒を行えない.消毒薬の中には器具の材質を傷めるものがある.

3. 環　　境

　環境に対する物理的消毒方法としては,紫外線照射が部屋の消毒などに用いられる.化学的消毒方法としては,さまざまな消毒薬が環境の消毒に用いられる.環境中の何を消毒するかによって,用いる消毒薬は異なる.特定の微生物に汚染されたことがわかっている環境の消毒には,その微生物に有効な消毒薬を選択する必要がある.

C 滅菌・消毒における注意事項

1. 温度,時間,濃度,pH

　加熱によって滅菌・消毒を行う場合,決められた温度と時間を守らなくては,十分な効果が得られない.消毒薬の使用にあたっては,その濃度を適切に保ち,接触時間を十分確保する必要がある.消毒薬の中には低温で効果が低下するものがある.また,溶液のpHに影響を受ける消毒薬もある.

2. 有機物の残存

　滅菌・消毒を行う対象に大量に微生物が残存していると,微生物を殺滅する効果が低下する.微生物以外の有機物が残存している場合も,同様に殺滅効果は低下する.したがって,滅菌・消毒を行う前に,対象を十分洗浄し,残存有機物の量をできる限り小さくしておく必要がある.

3. 消毒薬の経時劣化

　消毒薬の中には時間経過に伴い劣化し，効果が減弱するものがある．このような消毒薬は調製量を必要最小限にとどめ，早めに新しいものに交換することが望ましい．劣化の速い消毒薬は用事調製する必要がある．

4. 毒性，残留性

　滅菌や消毒に用いる化学物質のなかには，人体に毒性を示すものが少なくない．したがって，滅菌・消毒が終了した後に，対象から有毒物質を十分除去しておく必要がある．さらに，これらの物質の廃棄は自然環境に害を及ぼすので，水で十分に希釈した後に廃棄する必要がある．

5. 消毒薬の細菌汚染と耐性菌の出現

　消毒薬自身が細菌に汚染されることがあり，汚染消毒薬の使用が院内感染を起こすことがある．したがって，開封済みの消毒薬を長期間放置することは避けなくてはならない．同じ容器への消毒薬の継ぎ足しも避けなくてはいけない．また，細菌が消毒薬に対して耐性を獲得することがある．これらの耐性菌は消毒薬汚染を起こしやすく，注意が必要である．

③ 滅菌方法

Ａ 加熱による滅菌

1. 火炎滅菌と焼却

　もっとも完全な滅菌方法である．滅菌する対象を火炎で炙ることによって滅菌する．これが火炎滅菌である．小型の金属器具やガラス器具などの滅菌に用いられる．感染性廃棄物は焼却することによって滅菌する．

2. 乾熱滅菌

　乾熱滅菌器を用いて乾燥状態で加熱する．滅菌対象物を160℃ 60分間もしくは180℃ 30分間で処理する．ガラスや金属など耐熱性の高いものの滅菌に用いられる．熱に弱いもの，水分を含むものには使えない．

3. 高圧蒸気滅菌（湿熱滅菌）

　オートクレーブを用いて高圧蒸気で加熱する．滅菌対象物を2気圧121℃ 20分間で処理する．水分が存在すると，乾熱滅菌より低い温度で滅菌が可能となる．水や溶液の滅菌も可能である．ただし，熱に弱い成分を含む溶液には使えない．

Ｂ ガスによる滅菌

1. ガス滅菌

　滅菌対象を酸化エチレン（ethylene oxide：EO）ガスで2〜4時間処理する．さらに，エアレーションによってEOガスを除去する．これに8〜12時間を要する．ガス処理の際の温度は37〜60℃であり，熱に弱いものも滅菌することができる．しかし，EOガスは毒性が強く爆発

性もある．滅菌に要する時間が長く，滅菌対象に微量のガスが残留する．滅菌終了後，EOガスを大気中に放出するため，自然環境にも害がある．

2．プラズマ滅菌

　真空状態の中に過酸化水素を吹き込み，高周波エネルギーを加えると，**過酸化水素ガスプラズマ**が発生する．このプラズマによって微生物を殺滅する．熱に弱いものも滅菌することができる．ガス滅菌に比べて滅菌に要する時間は短い．最終生成物は水と酸素なので，エアレーションの必要はなく，残留毒性の心配もない．しかし，水分や空気を含むものやセルロース製品には使用できない．また，管状器具の滅菌に適していない．

C 放射線による滅菌

1．ガンマ線滅菌

　コバルト（^{60}Co）からのガンマ線による滅菌である．滅菌時間（照射時間）は数時間である．ガンマ線は透過力に優れ，熱に弱いものも滅菌でき，残留毒性もない．滅菌済みの使い捨てプラスチック器具の多くはこの方法で滅菌されている．ガンマ線の遮蔽に鉛壁が必要なため，大規模な設備が必要である．

2．電子線滅菌

　加速器から放射される電子線による滅菌である．透過力はガンマ線に劣るが，滅菌時間は数秒から数分間と短い．ガンマ線滅菌と同様の物品に使用される．ガンマ線滅菌と同様に大規模な設備を必要とする．

D 濾過による滅菌

　孔のサイズが細菌より小さいフィルターで濾過することによって，液体や気体から細菌を取り除く．孔径0.2μmのフィルターが用いられる．濾過滅菌は熱に弱い成分を含む溶液の滅菌に適している．しかし，ウイルスは除去できない．

4　物理的消毒方法

A 加熱による消毒

1．煮沸と熱水消毒

　耐熱性の器具を100℃で15分間煮沸する，もしくは100℃の蒸気に30分間以上曝すことによって消毒する．また，80〜90℃の熱水で器具の洗浄および消毒を行う装置（ウォッシャーディスインフェクター）がある．リネン類は80℃の熱水で洗濯することが義務づけられている．これらの処理によってほとんどの微生物が死滅するが，芽胞は死滅しない．

2．低温殺菌法

　消毒対象を62〜65℃で30分間加熱することで，熱に弱い微生物を殺滅する．これを**パスツリゼーション**（pasteurization）という．飲料品中の病原微生物を殺滅するのに用いられる．

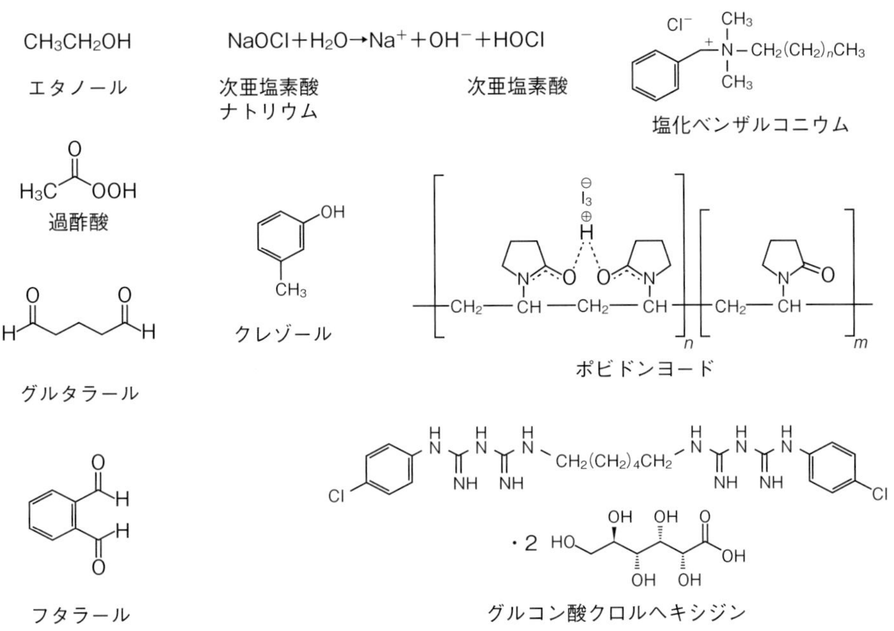

CH₃CH₂OH
エタノール

NaOCl＋H₂O→Na⁺＋OH⁻＋HOCl
次亜塩素酸
ナトリウム　　　　　　次亜塩素酸

塩化ベンザルコニウム

過酢酸

クレゾール

ポビドンヨード

グルタラール

フタラール

グルコン酸クロルヘキシジン

図7-1　代表的な消毒薬の構造

B 紫外線による消毒

　対象物に紫外線を照射することによって消毒する．波長260 nmの紫外線がもっとも強い殺菌力を持つ．ほとんどの微生物に有効であるが，芽胞に対する効果は不十分である．部屋の消毒などに使われる．透過力がないので，紫外線が照射された部分は消毒されるが，影になった部分は消毒できない．ヒトの皮膚や眼に傷害を与え，プラスチックを劣化させる．

5 化学的消毒方法（消毒薬）

A 消毒薬の分類

　消毒薬はその効力のレベルによって，高レベル消毒薬，中レベル消毒薬，低レベル消毒薬に分類される．これ以外に，消毒薬は化学的に分類されたり，用途別に分類されたりする．代表的な消毒薬の構造を図7-1にまとめた．

B 消毒薬の使用方法

1. 器具と環境

　消毒する対象を消毒薬の中に浸けるのが浸漬法である．消毒薬を染み込ませた紙や布などを用いて対象を拭くのが清拭法であり，浸漬ができない器具や環境に用いられる．対象に向けて消毒薬を噴霧するのが散布法であり，清拭しにくい複雑な形状のものなどに使われる．

2. 手指と皮膚

　消毒薬を染み込ませた布や綿球で対象部位を拭くのが清拭法である．洗浄剤と消毒薬の両者を含む製剤を用いて手指を洗うのがスクラブ法である．エタノールを主成分とする速乾性消毒

用製剤を手掌にとり，乾燥するまで擦り込むのが擦式法である．

C 高レベル消毒薬

1. グルタラール（グルタールアルデヒド）

　グルタールアルデヒドを2〜3％の濃度で使用する．芽胞を含むほとんどの微生物に強い殺菌力を示す．金属腐食性がなく，他の材質の劣化も少ないため，さまざまな器具に使用できる．内視鏡などの精密機器にも使用できる．有機物による効力低下は比較的少ないので，排泄物が付着したものにも使用できる．強い皮膚傷害性があるため，人体には使用できない．取り扱いに際しては防護具（手袋，マスク，ゴーグル，エプロン）を着用しなくてはいけない．揮発性があり，強い刺激臭がある．したがって，換気設備の整った部屋で使用しなくてはいけない．廃棄による環境への悪影響も大きい．

2. フタラール（オルトフタルアルデヒド）

　オルトフタルアルデヒドを0.55％の濃度で使用する．有効微生物の範囲はグルタラールと同じだが，芽胞への効果はグルタラールより弱い．消毒対象はグルタラールとほぼ同じだが，膀胱鏡の消毒には使えない．取り扱い方法はグルタラールとほぼ同じである．揮発性は低く，刺激臭も少ないが，使用に際して換気設備は必要である．消毒時間はグルタラールより短くてよい．環境に対する悪影響はグルタラールより大きい．

3. 過 酢 酸

　過酢酸を0.2〜0.3％の濃度で使用する．芽胞を含むほとんどの微生物に強い殺菌力を示す．芽胞に対する殺菌力はグルタラールやフタラールより強い．内視鏡を含む医療器具の消毒に用いられる．人体には使えない．金属腐食性があり，ゴムを劣化させる．消毒時間はグルタラールより短くてよい．ある程度の揮発性があり，酢酸臭がある．取り扱いに際しては防護具を着用する．部屋の換気も必要である．環境に対する悪影響は比較的小さい．

D 中レベル消毒薬

1. エタノール

　エタノールを80％で使用する．医療現場でもっとも汎用される消毒薬である．ほとんどの微生物に殺菌力を示すが，芽胞には無効である．エンベロープを欠くウイルスに対する効果も弱い．手指や皮膚（手術野を含む）の消毒に使用される．医療器具や環境の消毒に使用されることもある．安全性は高く，残留性もない．耐性を獲得した細菌は認められない．しかし，手指の消毒にエタノールを長期使用していると，脱脂による手荒れを起こす．合成樹脂や合成ゴムを劣化させる．

2. 次亜塩素酸ナトリウム

　次亜塩素酸ナトリウムを0.01〜1％の濃度で使用する．使用濃度は消毒対象によって変わる．ほとんどの微生物に殺菌力を示すが，芽胞に対する効果は不十分である．皮膚傷害性があるので，人体の消毒には適さない．使用時にはゴム手袋を着用する．医療器具，哺乳瓶，環境

などの消毒に使用される．残留性が低く，安全性が高い．耐性を獲得した細菌は認められない．金属腐食性が強いので，金属や精密機器には使用できない．プラスチックやゴムを劣化させる．酸性にすると有毒な塩素ガスが発生するので，酸性物質との混合は禁忌である．

3．ポビドンヨードとポロクサマーヨード

ヨウ素は芽胞を除くほとんどの微生物に殺菌力を示す．ヨウ素は水に難溶性だが，担体分子と複合体（ヨードホール）を作ることで可溶性となる．ポリビニルピロリドンを担体とした複合体がポビドンヨードであり，ポロクサマーを担体としたものがポロクサマーヨードである．ヨードホールはヨウ素を放出し殺菌活性を示す．有効ヨウ素濃度が1％になるように調整されたものが使用される．手指，皮膚，粘膜の消毒に使用される．特に粘膜の消毒に適している．手術野の消毒にも使われる．器具や環境の消毒には適さない．光によって効力が低下するので，遮光保存の必要がある．ヨウ素過敏症のヒトには使用できない．

4．クレゾール石けん

クレゾールは難溶性の物質だが，石けんと混和すると可溶化されるので，クレゾール石けんとして市販されている．これを希釈して，クレゾールの濃度が0.5～1.5％になるようにして使用する．石けんの洗浄効果もあわせ持つ．有機物による効力低下が小さいため，排泄物の消毒に適している．特有の臭いがある．一般細菌，抗酸菌，酵母真菌に有効だが，糸状真菌，芽胞，ウイルスに効果がない．人体の消毒にはほとんど使用されない．排出規制があるため，排泄物の消毒や結核菌に汚染された環境の消毒などに限定して使用される．

E 低レベル消毒薬

1．低レベル消毒薬の共通点

ここで紹介する低レベル消毒薬は以下の共通点を持つ．常用量では一般細菌と酵母真菌にしか効果がない．臭いがほとんどない．有機物や石けんにより効果が低下する．耐性菌の報告があり，細菌に汚染されることがある．

2．グルコン酸クロルヘキシジン

グルコン酸クロルヘキシジンを0.1～0.5％の濃度で使用する．手指および皮膚の消毒に用いられる．皮膚に対する刺激性は低い．しかし，粘膜には使用できない．医療器具や環境の消毒にも使用される．金属に対する腐食性は小さい．

3．塩化ベンザルコニウムと塩化ベンゼトニウム

塩化ベンザルコニウムもしくは塩化ベンゼトニウムを0.01～0.2％の濃度で使用する．手指，皮膚，手術野，粘膜の消毒に用いられる．刺激性は低い．医療器具や環境の消毒に使われることもあるが，合成ゴムや合成樹脂を劣化させる．

4．塩酸アルキルジアミノエチルグリシン

塩酸アルキルジアミノエチルグリシンを0.01～0.2％の濃度で使用する．手指，皮膚，手術

野，粘膜の消毒に用いられる．しかし，脱脂力が強いため，手荒れを起こしやすい．医療器具や環境の消毒にも使用される．床面などの消毒によく使われる．金属に対する腐食性は小さい．低レベル消毒薬であるが，抗酸菌にもある程度の効力があり，結核菌に汚染された環境では0.2～0.5％で使用する．

8 感染症の予防と対策

1 感染症関連法

　個人レベルばかりでなく，行政レベルの感染防止対策を同時に行うことが，感染症の危険の防止に大変効果的である．行政レベルの対策は，法律を制定し，法令に基づいて政策を実行することで行われ，感染症の集団発生や流行の防止に大変役立っている．

　本項では，医療関係者が関連する法律として，「感染症の予防及び感染症の患者に対する医療に関する法律」(**感染症法**)，「**予防接種法**」，「食品衛生法」，「学校保健安全法」，「検疫法」などについて解説する．

A 感染症法 (法律第233号)

　感染症法は感染症が発生する前に予防対策を推進するための法律である．感染症法は，それまでの「伝染病予防法」，「性病予防法」，「エイズ予防法」を統合して，患者の人権尊重，良質かつ適切な医療，迅速で的確な対応，施設における感染症発生・蔓延防止措置などに対応して，1999年4月より施行された．感染症法は，感染症発生状況に応じて，5年以内に見直されている．

　その骨子は次の五つである．

① 感染症の類型に応じて就業制限と隔離入院を行う．

② 患者の意思に基づく入院を行うよう勧告する．

③ 入院は都道府県知事の命令による．期間は72時間を限度とする．

④ 入院期間の延長は，保健所に設置する感染症の審査に関する協議会の意見に従い，10日ごとに行う．

⑤ 30日を超える長期入院患者から行政不服審査請求が行われた場合は，特例規定に従って5日以内に裁決を行う．

　感染症法では，感染力や症状の重篤度などに基づいて，感染症を危険性が高い順に1類から5類まで分類している (**参考資料表1〜3**)．記載されている疾患はすべて届け出が必要である．既知の感染症であっても，危険性が高く特別な対応が必要であると判断される場合は，政令により「**指定感染症**」として対応する．また，危険度の高い新たな感染症を「**新感染症**」に分類して対応する．

　感染症法の意義を六つあげる．

① 事前対応型行政の構築 (**感染症発生動向調査**の法定化，厚生労働大臣による感染症予防の総合的な推進を図るための基本指針の策定，および都道府県による施策の実施に関する

予防計画の策定)

②感染症類型の設定と高危険性の感染症患者の入院担当医療機関の指定(**感染症指定医療機関**)

③人権に配慮した入院手続きの整備

④人獣共通感染症の原因となる動物の輸入禁止・輸入検疫

⑤病原体および毒素の所持の禁止，制限，認可許可および届け出

⑥国際協力の推進

　感染症の発生に対して，社会防衛の立場から入院や個人の行動を制限する必要が生じる．患者の入院先として，新感染症の患者は特定感染症指定医療機関(全国に数ヵ所)を，1類感染症の患者は第一種感染症指定医療機関(各県に一つ)を，2類感染症の患者には第二種感染症指定医療機関(各医療圏に一つ)および結核指定医療機関を整備している．

　また，感染症の流行を適切に察知するために，感染症発生動向調査事業が行われている．1類〜5類感染症に定める全数把握疾患について，すべての患者の発生情報を収集・分析し，集計結果を提供・公開する．5類感染症の定点把握疾患(**参考資料表3**)に関しては，インフルエンザ定点(約5,000ヵ所)，小児科定点(約3,000ヵ所)，眼科定点(約700ヵ所)，性感染症定点(約1,000ヵ所)および基幹定点(約500ヵ所)の指定届出機関からの情報が収集されている．各医療機関からの情報は，国立感染症研究所・感染症情報センターによって，感染症発生動向調査週報(Infectious Disease Weekly Report：IDWR)，病原微生物検出情報月報(Infectious Agents Surveillance Report：IASR)，感染症流行予測調査(National Epidemiological Surveillance of Vaccine Preventable Diseases)として，公開されている．

B 予防接種法 (法律第233号)

　予防接種とは，感染症予防のためのワクチンを社会に適用するシステムである．地域住民の免疫レベルを一定以上に保つことが感染症の流行防止に有効であるという**集団免疫**の考えに基づいている．予防接種により痘瘡は根絶され，ポリオは根絶に近づき(2020年10月アフリカで絶滅し，残るのはアフガニスタンとパキスタンのみ)，麻疹は根絶への宣言(2017年は世界で173,330例)が出された．

　わが国の予防接種は，**予防接種法**で対象とする感染症を決め，**予防接種法施行令**で接種を行う年齢を決め，**予防接種実施規則**で具体的な接種方法を決め，**実施要領**で注意すべき点を指示している．予防接種法で，国民が「受けるようにつとめなければならない」という接種努力義務を課せられているのが**定期予防接種**である．これには百日咳，ジフテリア，破傷風，ポリオ，ロタウイルス，水痘，麻疹，風疹，日本脳炎，インフルエンザ(65歳以上および60〜64歳の高度ハイリスク者)，および結核に対するBCGがある．定期予防接種は，また，年齢枠を定めて接種が勧奨される，勧奨接種でもある．子宮頸がんの予防を目的としたヒトパピローマウイルス(HPV)ワクチンは2013年4月から定期接種が開始されたが，副反応の疑いに対する再評価のため，同年6月から接種の積極的な勧奨が一時中止されている．また，2013年度よりインフルエンザ菌b型(Hib)，HPV，肺炎球菌の3種類のワクチンが定期接種になった．これ以外のワクチンによる予防接種と，対象年齢外の予防接種は，**任意接種**になる(**参考資料図1**および**参考資料表6**参照)．

　ワクチンによる感染症の予防には，社会集団レベルでの防衛と，個人レベルでの防衛という二つの側面がある．そこで，発生および蔓延の予防に比重を置くものをA類疾病，個人の発病・重症化防止に比重を置くものをB類疾病とした．A類疾病はHib感染症，小児の肺炎球菌感染症，B型肝炎，ジフテリア，百日咳，破傷風，ポリオ，結核，麻疹，風疹，水痘，日本脳炎，ヒトパピローマウイルス感染症（子宮頸がん予防）であり，B類疾病には6ヵ月〜13歳未満に毎年2回，13歳以上に毎年1または2回のインフルエンザ，2歳以上の肺炎球菌が該当する（**参考資料表5**参照）．A類疾病に対する予防接種が，対象者が予防接種を受けるように努めなければならないとされているのに対して，B類疾病の予防接種は努力義務が課されていない．これら予防接種による健康被害に対しては健康被害救済制度が設けられている．

C 食品衛生法（法律第233号）

　飲食に起因する衛生上の危害の発生を防止するための法律である．厚生労働省の所管であるが，表示に関しては消費者庁が管轄する．食品と添加物などの基準・表示・検査・営業などの原則を定める．**食中毒**が発生した場合，厚生労働大臣・知事の検査権限，製造業・飲食店業の施設基準，飲食店業の知事許可制なども関係するようになる．

D 学校保健安全法（法律第73号）

　学校における児童生徒等および職員の健康の保持増進をはかるための法律で，学校における保健管理と安全管理に関し必要な事項を定めている．学校において予防すべき**学校感染症**が指定されており，施行規則第18条に基づいて感染症罹患した児童は出席停止にし，他の児童に感染を起こさないように管理する必要がある（**参考資料表7**）．

E 検疫法（法律第201号）

　国内に常在しない感染症の病原体が船舶・航空機を介して国内に侵入することを防ぐための法律で，検疫感染症や，船舶・航空機の検疫官による検査，隔離や消毒などの防疫措置について定める．

　感染症法における対象疾患のうち**検疫感染症**は，エボラ出血熱，クリミア・コンゴ出血熱，痘瘡，南米出血熱，ペスト，マールブルグ病，ラッサ熱，デング熱，チクングニア熱，ジカウイルス感染症，マラリア，鳥インフルエンザ（H5N1およびH7N9），新型インフルエンザ等感染症，中東呼吸器症候群，新型コロナウイルス感染症（2020年2月14日施行）である．

② ワクチン

　感染症の発症予防として，ワクチン（vaccine）が利用される．ワクチンによる予防接種は，特定の疾患に対する免疫能を発症することなく自ら作り出させることができるため，感染症の予防として基本的で費用的にもっとも効率的なものである．1798年のジェンナー（Jenner E）による種痘法確立以来，多くのワクチンが開発されてきた．ワクチンには以下の種類がある．

　①弱毒生ワクチン：弱毒変異を起こさせた微生物を生きたまま用いるもの．弱毒の程度により副反応が出現するが，免疫は長期間持続する．

　②不活化ワクチン：加熱（56〜60℃，30〜60分）処理，ホルマリン処理などによって微生

物を不活化したもの．副反応は出現しにくいが，免疫の持続は短く定期的に追加する必要がある．

③成分ワクチン：微生物の構成成分のうち感染免疫を成立させるのに必要な成分を精製したもの．

④トキソイドtoxoid：細菌が産生した外毒素を精製しホルマリンなどで無毒化したもの．

これらの例を巻末の**参考資料表5**に示した．成分ワクチンである百日咳ワクチンに関してはp50のコラムも参照のこと．

予防接種には社会・集団防衛と個人防衛の二つの面がある．2001年の予防接種法の改正により，流行阻止を目的とした集団予防を一類，個人予防の積み重ねとしての間接的な集団予防を二類とする定期予防接種の概念的な分類が行われた．結核予防法は2007年に廃止され感染症法に，また，BCG接種は予防接種法に統合された．また，2012年より急性灰白髄炎（ポリオ）ワクチンは，弱毒生ワクチン（OPV）から不活化ワクチン（IPV）に切り替えられた．2015年現在は，一類疾病はA類疾病としてジフテリア，百日咳，破傷風，急性灰白髄炎（ポリオ），結核，麻疹，風疹，水痘，日本脳炎，Hib感染症，肺炎球菌感染症（小児がかかるものに限る），ヒトパピローマウイルス感染症，B型肝炎の計13疾患を対象に，また二類疾病はB類疾病として高齢者を対象としたインフルエンザと肺炎球菌感染症の定期予防接種が実施されている．従来，予防接種法および結核予防法に規定されたものは義務接種であったが，1995年からは努力義務（勧奨接種）となっている．**参考資料表5**に予防接種法に基づく定期予防接種の種類と方法を示した．法律に定められていない任意接種の対象疾患には，インフルエンザ，おたふくかぜ（流行性耳下腺炎），A型肝炎などがある．**参考資料表6**に任意予防接種の種類と接種対象者，接種時期，回数を示した．

予防接種にはある程度の副反応は必ずあるが，重症なものは避けねばならない．副反応が起きた場合は，医療機関に報告が義務づけられている．また，定期予防接種の副反応により健康被害が発生した場合は，予防接種健康被害救済制度により補償する．

③　院内感染とその予防対策

Ⓐ　院内感染とは

2005年の厚生労働省医政局指導課長通知によれば，「医療施設において患者が原疾患とは別に新たにり患した感染症」および「医療従事者等が医療施設内において感染した感染症」と定義されている（**図8-1**）．患者のみならず医療従事者の感染症も含まれており，また医療施設という言葉から病院のみならず診療所もその対象となっている．さらに「院内感染防止対策は，個々の医療従事者ごとに対策を行うのではなく，医療施設全体として対策に取り組むことが必要である．」として，施設の組織的な対応が求められている．

近年，上記の医療施設以外に在宅や介護保険施設などでも医療が少なからず提供されるようになり，病院に限定しない「医療関連感染（healthcare-associated infection）」という言葉が国内外で使用されるようになっている．社会的には「院内感染」という言葉が広く行き渡っていることから，本項では「院内感染」という言葉を使用するが，医療が提供されるすべての施設あるいは場所で発生する感染症を包括しており，「医療関連感染」と同義である．

院内感染対策の目的は上記の定義から判断すると，患者と職員を無用な感染から守ることで

> 1. 医療施設において患者が原疾患とは別に新たにり患した感染症
> 2. 医療従事者等が医療施設内において感染した感染症

・院内感染は，人から人へ直接，又は医療器具等を媒介して発生する．特に，免疫力の低下した患者，未熟児，老人等の易感染患者は，通常の病原微生物のみならず，感染力の弱い微生物によっても，院内感染を起こす可能性がある．
・このため，院内感染防止対策は，個々の医療従事者ごとに対策を行うのではなく，医療施設全体として対策に取り組むことが必要である．

図8-1　院内感染の定義

予　防	治　療
拡げない(外因性) 保菌患者：隔離，除菌予防策 職員：手洗い・手指消毒の徹底， 隔離予防策の遵守 環境：清掃など清潔な環境 発症させない(内因性) 糖尿病コントロール 栄養状態の改善 抗菌薬適正使用：広域・長期投与制限 予防的抗菌薬投与	適切な診断 グラム染色：保菌との区別 培養検査：適切な検体採取， 検査結果の適切な解釈 画像診断：感染巣の検索 適切な治療 経験的治療と標的治療 治療効果と副作用 十分な投与量と短い投与期間

図8-2　感染対策の二本柱

あり，患者と職員両者の安全を確保することとなる．その意味で，感染対策は医療安全と密接に関連している．院内感染による感染症患者を減らすことで感染治療に伴う医療費を削減することが可能となり，その結果在院日数の削減をもたらす．最終的には年々高騰する医療費の抑制にもつながる．したがって，感染予防対策を実施することは患者や医療従事者の安全確保のみならず，医療経済の観点からもきわめて重要である．

B 院内感染対策の二本柱

　院内感染対策は，予防と治療の大きく二つに分けられる（**図8-2**）．予防は，さらに「拡げない」と「発症させない」に二分され，前者は職員の手指や器具・環境を介した外因性感染を防ぐことであり，手洗い・手指消毒，手袋やマスクなどの防護具による予防対策である．後者は患者自身の抵抗力の改善による内因性感染の発症予防である．糖尿病の厳格なコントロール，栄養状態の改善，カテーテル抜去などである．治療では「適切な診断」と「適切な治療」が重要であり，前者では感染巣と病原体を特定することが必須であり，適切な画像診断と塗抹・培養検査が実施される．後者では，特定された感染巣と病原体に対してもっとも適切な抗菌薬投与と排膿や人工デバイス除去などの外科的処置を含む治療方法を選択し，必要最小限の期間で治療する．

外因性感染と内因性感染

　外因性感染とは，患者の外側に病原体が存在し，手指や器具環境を介して患者が感染することであり，これは手洗い・手指消毒，手袋，マスクなどの防護具の着用により感染経路を遮断することで感染を防止することができる．一方，内因性感染は，本来患者が持つ常在菌あるいはすでに感染後定着または保菌している病原体，すなわち本来病原性の低いものが，患者側の状況の変化（糖尿病，低栄養），外科手術，血管カテーテル挿入，尿路カテーテル，人工呼吸器装着などの易感染状態，抗がん薬投与・臓器移植などの免疫抑制状態により，引き起こされる日和見感染症である．したがってこれを防止するには患者側の状態を改善することが第一であり，栄養状態を改善する，できる限り早期にカテーテルを抜去するなどの対応が重要となる．感染予防対策が効果を発揮するのは主に外因性感染に対してであるが，患者側の感染症発症に関連した内因性の因子を除去することも忘れてはならない．

C 感染予防対策

1. 標準予防策

　過去にはB型肝炎患者，MRSA患者といった具合に感染症別に感染予防対策をとることが一般的であったが，HIV（ヒト免疫不全ウイルス）の出現により，血液や体液曝露による職員のHIV感染が報告され，その予防のために新たな感染対策の概念を導入する必要に迫られた．患者が持っているかもしれない病原体すべてをあらかじめ知ることは現実的に不可能である．したがって医療従事者を無用な感染から守るためには，一定の方法で，かつ確実な予防対策が必要である．そこで，血液・体液・排泄物には未知の病原体が存在している可能性があるものと仮定して対応する対策，いわゆるstandard precautions（SP）が登場した．SPは，感染症と非感染症の患者を区別する必要がなく，すべての患者に適用することで一定の質のケアを提供することが可能となり，かつ職員の安全のみならず患者への交差感染も防げる画期的な概念であった．米国ではじまり，やがて全世界にその概念と手順は広がった．わが国では「標準予防策」と呼ばれている．

a. 標準予防策の実際（表8-1）

　患者の汗を除く血液，体液，分泌物，排泄物などの湿性の物質の中には未知の病原体が存在する．体液には羊水，胸水，腹水，脳脊髄液など，排泄物には尿，便，吐物など，分泌物には，母乳，精液，腟分泌物，膿などが含まれる．

　これらに触れるときあるいは触れる可能性があるときには，手袋，マスク，ゴーグル，プラスチックエプロン，ガウンなどの水分不透過性あるいは撥水性の防護具を着用して，医療従事者を感染から守る．また，粘膜や傷のある皮膚に触れるときも同様の対策を実施する．

　鋭利物の取扱い，環境整備，患者配置なども同時に実施する．さらに咳エチケットも標準予防策の一つである．これらの対策を全般的に実施することで血液・体液などによる感染予防対策が可能となり，同時に他の患者への交差感染を防ぐことができる．

2. 感染経路別予防策

　標準予防策は，血液・体液・排泄物など目に見えるものが対象であったが，これらの標準予

表8-1　標準予防策の具体的対策

項目	推奨する対策
手指衛生	血液・体液などや汚染器材に接触後，手袋を外した直後，患者接触の前後
手袋	血液・体液などや汚染器具，粘膜・傷のある皮膚に触れるとき．
ガウン	血液・体液などが衣服や直接皮膚に付着する可能性がある処置
マスク，ゴーグルなど	血液・体液などの飛散が予測されるとき（特に，気管挿管や吸引時）
患者処置に使用後の汚染された器材	他人や環境を汚染させないように取り扱う．手袋を着用したあとには手指衛生を実施
鋭利物・針類	使用後の針はリキャップせずに耐貫通性容器に廃棄する．可能なら安全装置付を使用する．
環境整備	環境，特に手の触れる患者環境表面の日常清掃と消毒
リネン洗濯物類	他人や環境を汚染させないように取り扱う．
蘇生手技	唾液などへの直接接触を防ぐために，マウスピース，蘇生バッグ，他の換気器具などの器具を使用する．
患者配置	感染伝播や環境汚染のリスクが高い，または衛生手技がとれない患者であれば，個室収容を優先
咳エチケット	咳くしゃみ時に口鼻を覆い，その後手指衛生．またはマスクの着用

表8-2　感染経路別予防策の具体的対策

感染経路*	患者配置	医療従事者	患者	備考
空気感染	陰圧個室 換気回数 （1時間に6〜12回）	N95マスク	室外に出るときはマスク着用	麻疹・水痘は抗体のない医療従事者は患者のケアをしない
飛沫感染	個室または集団隔離	1m以内のケアには防護具着用	室外に出るときはマスク着用	接触感染経路を同時に持つ
接触感染	個室または集団隔離	防護具** （手袋・ガウンなど）		通常マスクは不要 患者に使用する器具は患者専用にする 環境を汚染しない

＊標準予防策に追加して，感染経路別予防策を実施する．
＊＊防護具（PPE）とは，手袋，マスク（サージカルマスク），プラスチックエプロン（またはガウン），ゴーグルなどのことで病原体による汚染から粘膜や皮膚，ユニフォームなどを防護するために着用する．防護具を外した後は手指衛生を必ず実施する．

防策を実施しても感染伝播を防ぐことが不可能な感染症がある．この場合は，標準予防策に加え，その感染症の感染経路に応じた感染経路別予防策を追加する（**表8-2**）．したがって，感染性が強いものあるいは感染拡大を阻止すべき病原体（耐性菌など）の場合には，標準予防策に加えて感染経路別予防策が必要となる．院内感染では以下の三つの感染経路が重要である．

a. 接触感染経路

メチシリン耐性黄色ブドウ球菌（MRSA）に代表される多くの耐性菌やノロウイルスなどは，

汚染された環境や手指を介して感染する.

b. 飛沫感染経路

　インフルエンザを含む多くの呼吸器感染症は，咳やくしゃみの際に病原体を含む飛沫が飛散し，これが鼻粘膜や咽頭粘膜に付着し感染・発症する．飛沫は比較的大きい(直径10〜数百μm)ため短時間で落下し，1m以上到達しにくい．飛沫感染をする病原体は，同時に環境や手指を介して接触感染もするため，接触感染対策を追加することがある．風邪やインフルエンザの予防に手洗いが必要な理由である.

c. 空気感染経路

　結核，麻疹，水痘に代表され，咳とともに飛散した飛沫は水分が蒸発し，小さな飛沫核(5μm以下)となり長時間空気中を浮遊するため，同じ空間を共有することで感染する(飛沫核感染)．そのため，対策は接触感染や飛沫感染とは異なり，十分な換気回数をもち，陰圧の病室に収容する．職員はN95マスクという特別なマスクを装着する.

　院内感染で発生する感染症は，ほとんどがこれら三つの感染経路，すなわち，接触感染経路，飛沫感染経路，空気感染経路のいずれか，または二つ以上の経路により伝播する．したがって，それぞれの感染経路に応じた感染予防対策を実施する．それ以外では，食中毒などの食物を介する経路，あるいは蚊などの昆虫を介する経路もあるが，これらは院内感染としてはきわめてまれであり，上記の3経路に対応できればよい.

　特殊な感染対策(予防的隔離)：極端な好中球減少に加え，免疫抑制薬による細胞性免疫と液性免疫の低下を呈する造血幹細胞移植後の患者などでは，空気中に浮遊するアスペルギルスの胞子を吸入することにより侵襲性肺アスペルギルス症を発症する危険性があるため，このような患者は高性能フィルター(HEPA)空調のある陽圧の病室に収容される.

D 手洗いと手指消毒の重要性

1. 手洗いと手指消毒

　手洗いと手指消毒は，感染予防対策の中でもっとも重要な手技である．これらが適切に実施されなければ，上記の標準予防策や感染経路別予防対策も無意味となる．したがって，手洗いと手指消毒は感染予防対策の根幹をなすものである(**図8-3**)．石けんと流水による手洗い，擦り込み式速乾性手指消毒薬による手指消毒，手術時手指消毒の3種類に分類されるが，日常的な感染予防対策において重要なのは前二者である(**表8-3**).

a. 石けんと流水による手洗い

　石けんと流水を使用して洗う方法であり，手指に付着した有機物や血液・体液などの汚れとともに病原体を同時に除去することを目的としている．手指の常在菌は減らないが，一過性に付着した細菌やウイルスなどを除去できる．しかし，手洗い設備(水道と手洗い場)が必要なため，ベッドサイドですぐにできない，手洗いに時間がかかるなどの問題がある．重要なことは，①手指を洗い残しがないようにまんべんなくこする(**図8-4**)，②30秒以上の手洗い時間，③洗い終わった手指を徹底的にペーパータオルで乾燥させることである.

b. 擦り込み式速乾性手指消毒薬による手指消毒

　アルコール(わが国ではエタノールが主成分)を主体とした消毒薬を使用した手指消毒で，アルコールの速効的な殺菌性と速乾性を利用した手指消毒である．ベッドサイドですぐに手指

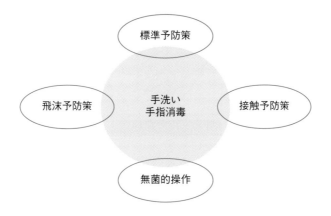

感染予防対策において，手指衛生は独立した重要な手技である

図8-3　手指衛生と感染予防対策との関係

表8-3　手洗いと手指消毒

手洗い方法	手洗い	手指消毒
方法	流水と石けん	擦り込み式速乾性消毒
成分	界面活性剤	アルコール（＋消毒薬*） （皮膚保護剤含有）
除菌または殺菌機序	物理的に洗浄	アルコールの殺菌効果 （消毒薬が含有されていると残存効果あり）
汚れ・有機物の除去	可能	不可：洗浄効果なし
通過菌	物理的除去	殺菌作用
通過菌の手指からの 除去・殺菌効果	15秒　1/10 30秒　1/100 60秒　1/1,000	1/10,000〜1/100,000
常在菌	除去されない	一部殺菌される

*クロルヘキシジングルコン酸塩またはアンモニウム塩化物

消毒ができ，水道のない場所でも使用できるため，災害医療や在宅医療の現場でも使用可能である．アルコールのみでは，皮脂成分が消失し手荒れの原因となるため，これらの手指消毒薬には保湿剤などの皮膚保護剤が添加されている．速乾性消毒薬の欠点は，汚れが落ちない，芽胞やある種のウイルス（ノロウイルス，ロタウイルスなど）には効かない，引火性がある，連続的に使用すると皮膚保護剤が手指を覆い粘つくなどである．

c. 手洗いと手指消毒の使い分け

手洗いと手指消毒の利点と欠点を理解し，使い分けることで効果的な感染予防対策が可能となる．手洗いの絶対的適応は，食事前，目に見える汚れがあるとき，*Clostridioides difficile*感染症やノロウイルスなど手指消毒が効かない病原体の場合などである．

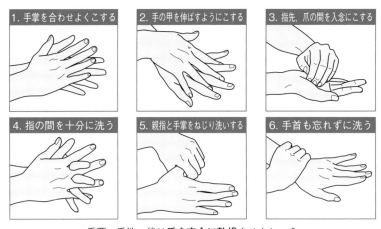

重要：手洗い後は手を完全に乾燥させましょう

図8-4　手洗いは，テクニック（技術）！

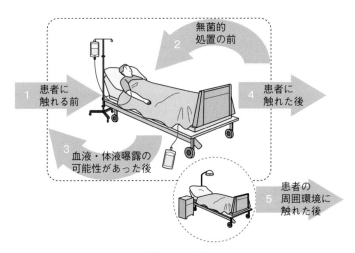

図8-5　手指衛生の必要な5つの場面
(WHO Guidelines on Hand Hygiene in Health Care, WHO を参考に著者作成)

2．スキンケアの重要性

　手洗いも手指消毒も，頻回に実施することで皮脂成分が奪われるため，手荒れの原因となる．皮膚保護クリームなどのスキンケアを適切に行うことで手荒れを防止する．手洗い，手指消毒，スキンケアの三つが的確に行えることで「手指衛生」(hand hygiene) が完結する．

3．手洗い・手指消毒のタイミング（図8-5）

　世界保健機関 (WHO) は，手洗い・手指消毒のタイミングを五つの場面に分け，これらを実施するように提案しており，わが国でもこの五つのタイミングでの手洗い・手指消毒の実施が推奨されている．具体的には，患者に触れる前と後，無菌的処置の前，血液・体液への曝露の可能性があった後，患者の周囲環境に触れた後である．これらのタイミングで手洗いおよび手指消毒を実施することで，医療従事者を介して，病原体を他の患者あるいは同一患者でも他の

部位へ拡げないようにすることができる.

E 職業感染予防策

1. 予防接種

　職務上の感染を予防し, かつ患者への伝播を防ぐもっとも効果的な対策である.

　院内で発生するウイルス感染症の中で重要なのは, 風疹, 麻疹, 水痘, ムンプスの四つの感染症である. これらは感染力が強いが, 抗体を獲得することで確実に感染を防止できる感染症である. 医療に従事する職員はできる限り十分な抗体価を保有する必要がある. また, 医療現場で実習を行う学生においてもこれらの4疾患への抗体獲得は必要である.

　季節性インフルエンザは毎年冬に流行するため, 11月から12月の流行シーズン前に予防接種を1回実施することで, 感染予防と重症化を防ぐことができる. 職員のみならず, 入院患者や家族のワクチン接種を実施する.

　B型肝炎は, 母子感染以外に性感染症としても位置付けられ, 多くの国ではユニバーサルワクチンとして, 生後に定期接種することが義務付けられており, わが国では2016 (平成28) 年から定期接種となっている. わが国では,「血液曝露による感染防止」という考えで, 医療従事者を対象に実施されている. HBs抗原陽性・HBe抗原陽性の患者による針刺し事故後の感染率は30%とされ, 医療従事者保護の観点からB型肝炎ワクチン接種は必須である.

2. 血液・体液曝露と針刺し防止

　血液・体液曝露による感染でもっとも注意すべき病原体は, B型肝炎ウイルス (HBV), C型肝炎ウイルス (HCV), HIVの3種類である. 針刺し後の感染率がそれぞれ, 30%, 1.5〜3%, 0.3%とされ, HBVでの発症率は高いため, 血液・体液曝露の可能性のある医療従事者へのB型肝炎ワクチンの接種は必須である. 一方, HCVは, 現時点で適切な予防方法 (インターフェロンや免疫グロブリンによる予防効果はない) がないため, 曝露後は定期的経過観察のみとなる. 万一発症し, 慢性化すれば抗ウイルス薬による治療を実施する. HIVについては, 患者の血液中HIV量により感染リスクは異なるが, 通常曝露後可能な限り2時間以内に抗HIV薬の内服を開始し, 4週間継続することが推奨されている.

　職業感染上の血液・体液曝露として日常的かつ頻度の多いものとしては,「注射針, メスなどの鋭利器材による針刺し切創事象」である. これを防止するためには, ① 針廃棄容器を針を使用する場所に必ず携行し, 終了後すぐに自らが廃棄容器に廃棄する, ② 針が自動収納される安全装置付き注射針を使用する. また, 採血後の血液曝露防止のために, シリンジによる静脈採血ではなく, 真空採血管による採血方法の導入も曝露防止につながる. さらに, メスなどの鋭利物の手渡し時に発生する切創防止のためにニュートラルゾーンを設置し, メスなどの鋭利器材を直接手渡ししないことで手術中の切創を減らすことが可能となる.

F 薬剤耐性菌対策と感染対策上重要な薬剤耐性菌

　感染対策上重要な薬剤耐性菌は, 抗菌薬の開発状況とは逆相関して世界的に増加している (図8-6). 薬剤耐性菌出現の原因は, 抗菌薬の不適切な使用が一因と考えられ, 院内感染対策の一つとして抗菌薬適正使用が重要視されている.

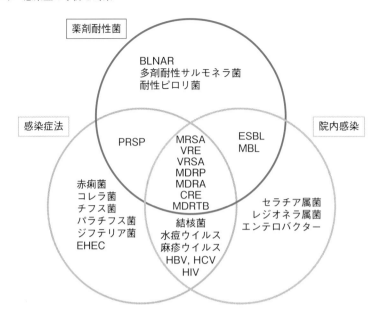

図8-6　感染対策上重要な感染症と病原体
BLNAR：βラクタマーゼ陰性アンピシリン耐性インフルエンザ菌,
PRSP：ペニシリン耐性肺炎球菌, MRSA：メチシリン耐性黄色ブドウ球菌,
VRE：バンコマイシン耐性腸球菌, VRSA：バンコマイシン耐性黄色ブドウ
球菌, MDRP：多剤耐性緑膿菌, MDRA：多剤耐性アシネトバクター,
CRE：カルバペネム耐性腸内細菌科細菌, MDRTB：多剤耐性結核菌,
HBV：B型肝炎ウイルス, HCV：C型肝炎ウイルス, HIV：ヒト免疫不全ウ
イルス, ESBL：基質拡張型βラクタマーゼ産生グラム陰性菌, MBL：メタロ
βラクタマーゼ産生グラム陰性菌, EHEC：腸管出血性大腸菌

　抗菌薬適正使用とは，原因病原体と感染巣を特定し，感染部位と病原体に応じた狭域の抗菌
薬で，必要最小限の期間で治療することで，薬剤耐性菌の出現を防止しようとする試みである．
また，体表面や体内に常在する常在菌叢は外界からの病原体の侵入防止もその役割の一つであ
る．広域の抗菌薬の長期使用はこれら常在菌叢の破綻を招き，薬剤耐性菌の定着を促すことに
つながる．常在菌の破綻を防ぐために，できる限り狭域の抗菌薬を使用することが必要となる．

1．薬剤耐性菌の感染対策
　病院内での薬剤耐性菌の伝播拡大を防ぐためには，早期に薬剤耐性菌を保菌している患者を
発見することが重要である．感染症検査室は，重要な薬剤耐性菌の検出ができる体制を整備
し，薬剤耐性菌検出後すみやかに感染対策が実施可能な連絡体制を確保する．重要な薬剤耐性
菌が検出された場合には，周囲の患者にすでに伝播している可能性もあり，必要ならば保菌調
査を実施する．また接触感染対策と環境整備を徹底し，封じ込めを行う．薬剤耐性菌対策は早
期発見と徹底した隔離予防策に尽きる．薬剤耐性菌による感染症は治療薬の選択肢が限られる
ため，感染させないための事前の感染予防対策が重要となる．

G 訪問者への感染対策
　院内感染予防対策で，忘れがちなのが訪問者により持ち込まれる感染症である．毎年インフ

ルエンザ，種々のウイルスにより引き起こされる風邪症候群，風疹・麻疹などの発疹性疾患，ノロウイルス胃腸炎などの下痢症，流行性角結膜炎などが持ち込まれる．訪問者には，「発熱，発疹，咳，咽頭痛，下痢，目が赤い」などの症状がある場合には，患者への訪問を制限する．

　以上のように，感染予防対策はきわめて多岐に及び，その対象は入院・外来患者，職員，訪問客など幅広い．すべての感染症を完全に征圧することは不可能であるが，できる限り不要な感染症を減らすことが，感染予防対策の目標である．それを実行するのは医療現場で働く職員であり，それに協力してくれるのは入院している患者とその家族や訪問者であり，彼らの協力なしでは適切な感染対策は実施できない．したがって，感染予防対策に従事する医師，看護師など医療にかかわるすべての職員が，院内感染予防という一つの目標に向かって進まねばならない．院内感染予防対策は，ヒトの行動への対策でもある．

④ チーム医療

A チーム医療の必要性と感染予防対策

　安心安全の医療を提供するために「医療の質の向上」が大きくクローズアップされている．医療技術の進歩によりますます高度化・複雑化する業務に対して，単独の職種ではもはや対応できない状況となっている．「医療の質の向上」のためには，職種や部門の壁を越えて，職種ごとの専門性を活かした活動が必要とされている．医療に携わるものは，医師，看護師のみではない．薬剤師，臨床検査技師，診療放射線技師，理学療法士，作業療法士，言語聴覚士，臨床工学技士，管理栄養士など，医療関連施設で働く専門的職員の職種は多岐にわたる．これらの多種多様な職員を一つの目的に向かって，情報共有と業務分担により，相互連携しながら，患者の状況にあわせた適切な医療が提供できるように構成された集団が「医療チーム」であり，提供される医療が「チーム医療」である．

B 感染対策チーム infection control team：ICT

1. 感染対策の組織と感染対策委員会とICTとの関係（図8-7）

　感染対策委員会は，病院長，事務部長，看護部長，診療部長，薬剤部長など管理者から構成される最高意志決定機関であり，施設の感染対策方針を決める場所である．ICTはこの委員会に対して施設内で発生するさまざまな感染症情報を提供するとともに，感染対策に関する具体的な提案を行い，委員会の承認を得てはじめて実際の行動につなげることができる．したがって，これらの管理者との信頼関係は重要である．また，ICTのチーム内においても情報共有と協力連携が必要であり，理想的なICTを図8-8に示す．

2. ICTの活動

　ICTは感染対策における実働部隊である．急性期医療と慢性期医療，病床数の多寡，診療科目の違いなど，個々の病院の状況により，その活動内容は異なる．しかしながら，どの施設においても構成員は，医師，看護師，薬剤師，臨床検査技師から成り，この四つの職種は医療においては必須である．これ以外に，管理栄養士，清掃担当者など他職種の職員にも，解決したい問題点に応じて適時参加してもらう．多職種が関与することで個々の専門性を活かすことができ，また，チームワークによりさまざまな活動が可能となることで感染対策の幅が広がる

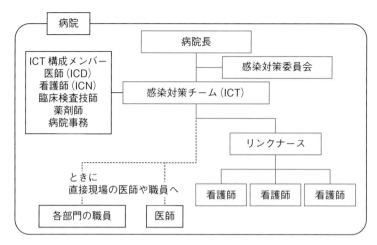

図8-7　感染対策の基本的な組織図

```
・理解されている，みんなにその立場を

・想像力（創造力）豊か：原因究明とアイデア

・的を射る，的確な感染対策ができる

・な：仲良く仕事ができて，楽しい

・Ｉ：infectious diseases　感染症を知っている

・Ｃ：communication
　　　　意思疎通が十分にとれている（対患者・対医療従事者）

・Ｔ：teamwork　チーム医療ができている
```

図8-8　理想的なICT

```
・アウトブレイクの認知と対応
・アウトブレイク時のリスク・コミュニケーションの
　重要性：正確な情報伝達
・感染対策に関する情報の提供と共有
・マニュアルの文書化：ガイドラインから標準作業書へ
・年間プログラムの作成，実施，評価，結果の還元
・職業感染および職員の健康管理
・サーベイランスとオーディットの実施
```

図8-9　主なICTの役割

（**図8-9**）．以下に，ICTを構成する職種の役割と感染対策の専門家としての認定制度について解説する．認定制度は専門的知識を獲得するためには必要である．

a. 医師とICD

　医師は感染対策におけるリーダー的役割を担うことが多く，感染対策に従事する医師は，

ICD制度協議会が認定するインフェクション・コントロール・ドクター(infection control doctor：ICD)の認定をぜひ取得する．ICDは，感染対策の重要な牽引役の一人であると同時に，感染対策における医師のロールモデルともなる．

b．看護師とICN

看護師は医療施設の現場でもっとも多い医療従事者であり，感染対策の成功の鍵を握る職種である．各施設では，病棟単位あるいは部署単位で感染対策のロールモデルとしてリンクナース(Link nurse)を設置し，感染対策の現場での牽引役として機能させる．感染対策に関する高度な専門知識と技術を有する専門家として，わが国では感染管理認定看護師(certified nurse in infection control：CNIC)および感染制御実践看護師(professional nurse for infection prevention and control：PNIPC)がある．一般的にこれらはICN(infection control nurse)と呼ばれ，感染対策の中心的な推進者としてその重要性が認識されており，多種多様な感染対策に関する仕事があることから，専従であることが望ましい．

c．臨床検査技師とICMT

感染対策において，検査室，特に感染症検査室(細菌検査室)で働く技師の役割は大きい．施設内で検出される臨床分離菌頻度や薬剤感受性率などの統計処理とICTへの報告に加え，これらのデータを職員へ還元するなどの仕事がある．また，アウトブレイクの最初の発見者でもある．さらに抗菌薬の適正使用推進において基本となる検体採取，細菌検査結果の解釈についても感染症専門の医師がいない病院では，指導的役割を果たす．近年，細菌検査室の外部委託化により，細菌を専門とする臨床検査技師がいない施設もあるが，他の分野の臨床検査技師であっても，ICTの一員として参加し，外部委託先から得られたデータから，薬剤感受性率や臨床分離菌頻度など，検査室として感染対策において求められる役割を十分に果たすためにはある程度の微生物学の知識が必要である．わが国では認定臨床微生物検査技師制度があり，さらに感染対策専門の臨床検査技師として日本臨床微生物学会が行う感染制御認定臨床微生物検査技師(infection control microbiological technologist：ICMT)制度がある．

d．薬剤師とBCICPS/BCPIC

抗菌薬の適正使用と消毒薬の安全使用を推進するうえで，大きな役割を果たす．さらに輸液の無菌調剤あるいは病棟で実施される輸液調製においても，薬剤師としての専門的知識を発揮し，現場の看護師や医師を指導する．日本病院薬剤師会が認定する感染制御専門薬剤師(board certified infection control pharmacy specialist：BCICPS)と感染制御認定薬剤師(board certified pharmacist in infection control：BCPIC)の制度があり，多くの薬剤師が感染対策の分野で活動できる場ができている．

C チーム医療における院内感染予防対策の進め方

1．患者視点の感染対策

患者の視点から見た感染対策とは，「己の欲せざること他人に施す事勿れ」ということであり，非常に単純な基本的原則である．このことを忘れると医療従事者中心のとんでもなく非常識な感染対策に陥ることがある．

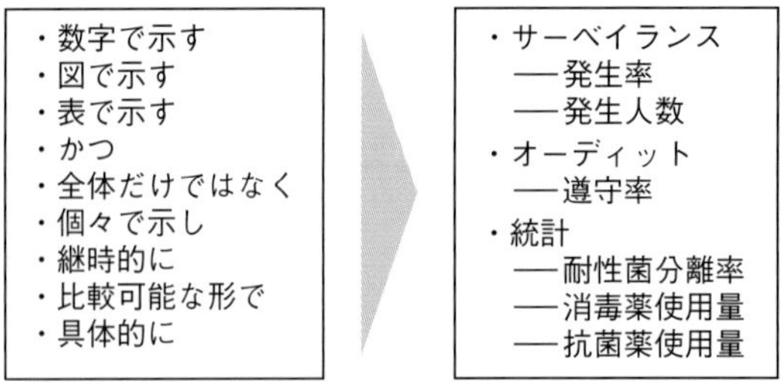

| ・数字で示す
・図で示す
・表で示す
・かつ
・全体だけではなく
・個々で示し
・継時的に
・比較可能な形で
・具体的に | ・サーベイランス
　──発生率
　──発生人数
・オーディット
　──遵守率
・統計
　──耐性菌分離率
　──消毒薬使用量
　──抗菌薬使用量 |

「できている」または「できていない」の評価は，数値で示す.

図8-10　問題解決に向けた定量化

2. EBMと常識

　院内感染対策の目的は前述のように，患者と医療従事者を無用な感染から守ることであり，医学的根拠 (evidence based medicine：EBM) のみにとらわれることなく，ときに「常識」を働かすことも必要となる．感染対策のすべてにEBMがあるとは限らない.

3. 問題点を明らかにし，定量化 (数値化) する

　何が問題なのかを具体的に明らかにし，問題解決前後での評価を行うために数値化を試みる (**図8-10**).

4. 最終ゴールを決める

　最終ゴールをあらかじめ見定めておくことは，重要である．多くの感染対策で行き詰まるのは，最終ゴールが見えていないことに起因する．現状の改善は重要であるが，その先にある到達点を見定め，改善策を検討する．ゆっくりでも構わないが，継続することで必ず達成できる.

9 臓器感染症

　本章では，各臓器別に微生物と感染症の関係をまとめて解説した．なお，感染症についてはウイルス以外の病原体を"Ａ細菌"としてまとめて記述してある．

9-1　皮膚・粘膜系

● 解剖・生理と感染症

　皮膚 (skin) は，表皮 (epidermis)，真皮 (dermis)，皮下組織 (subcutaneous layer) の三層から成る (**図9-1-1**)．さらに腺 (皮脂腺，汗腺)，毛，爪などの付属器を含めて外皮 (integumentary system) という．

　表皮は，皮膚表面から，角質層，淡明層，顆粒層，胚芽層から成る (重層扁平上皮)．胚芽層の細胞は，多角形で細胞間橋が発達し有棘細胞と呼ばれる．また，最深層には，基底細胞があり，皮膚再生系の幹細胞として機能している．これらの細胞 (層) はケラチノサイトの各分化段階にあり，最終分化段階の淡明層では核は認められず，角質層はやがて垢となって脱落する．このほか表皮深部にはメラニン色素を産生するメラノサイトが散在する．

　真皮の乳頭層は毛細血管，知覚神経終末に富む．乳頭は表皮に突入している．網状層では膠原線維束は太く交織し，弾性に富む．皮下組織は疎性結合組織から成り，多量の脂肪組織を含む．

　皮膚は，体表を覆い，物理的な損傷・刺激，病原微生物の侵入，水分の喪失から，下部組織 (筋肉，骨，諸臓器) を保護している．また，汗腺や立毛筋は体温調節に関与するなど，皮膚は恒常性維持 (ホメオスタシス) に重要な役目を担っている．口腔粘膜，鼻粘膜，腟粘膜など

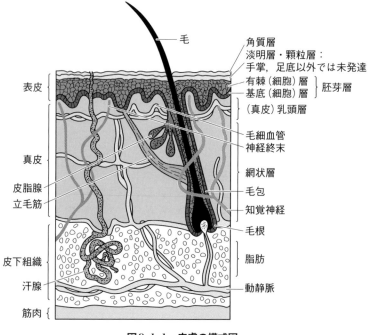

図9-1-1　皮膚の模式図

は，皮膚と同様，重層扁平上皮から成るが角質層を欠く．

　無傷の皮膚は，体表からの病原微生物の侵入に対して抵抗性である．皮膚の弱酸性，正常皮膚細菌叢，脂肪酸，リゾチームなどの抗菌物質も抵抗性に大きく関与している．

　ところが，観血的な創傷（熱傷などによる表皮の損傷・脱落を含む）や，目に見えない小さな傷，毛包（嚢）などを通して，微生物が表皮深層ならびに真皮に侵入すると感染症を起こす．

　細菌による皮膚感染症としては，皮膚の化膿性炎症が典型である．毛包部に黄色ブドウ球菌などが侵入して起こる，癤（furuncle；通称おでき）や，より広範な癰（carbuncle）では，細菌と（死滅した）好中球から成る膿を内包する膿瘍，周囲の発赤，熱感を伴う．真皮の深層や皮下組織の広範な化膿性病巣は，蜂窩織炎（cellulitis）と呼ばれる．

　一方，ウイルス感染の場合，体表からの直接侵入は，角質層を欠く粘膜部において比較的多く認められ，単純ヘルペスウイルスの初感染では水疱（vesicle）を形成し，パピローマウイルスでは表皮の増生が起こり乳頭腫（papilloma，疣贅；通称いぼ）を引き起こす．

　また，真皮の毛細血管に到達した病原微生物，免疫複合体，毒素などが真皮内に移行すると炎症細胞を呼び寄せ，紅斑（macule），局面が盛り上がった丘疹（papule），両者を併せた紅斑性丘疹（maculopapular rash）などを引き起こす．麻疹，風疹，伝染性紅斑などの小児発疹性疾患が該当する．

　口唇ヘルペスなど単純ヘルペスウイルスの再発，帯状疱疹では，知覚神経節に潜伏していたウイルスが，知覚神経の中を運ばれ表皮に到達し水疱を形成する．

◆ 感 染 症

A 細　菌

　皮膚感染症を起こす代表的な二つの菌は，① 化膿レンサ球菌（A群β溶血性レンサ球菌），② 黄色ブドウ球菌である．

　皮膚および軟部組織感染症の解剖学的部位と主な感染原因菌をそれぞれ**図9-1-2**と**表9-1-1**に示す．

1．皮膚の浅い部位に限局した病変

a．伝染性膿痂疹 impetigo

　角層下に細菌感染が起こり，水疱や痂皮を形成する．原因菌は化膿レンサ球菌や黄色ブドウ球菌である．同時に両者が培養される場合もある．

　1）水疱性膿痂疹　主な起炎菌は黄色ブドウ球菌である．その表皮剥脱毒素（exfoliative toxin）により表皮内水疱を生じる．乳幼児に好発，夏季に保育園などで集団発生しやすい．小さな傷や虫刺症，湿疹，アトピー性皮膚炎など搔破部位に初発する．細菌を含む水疱内容物が周辺や遠隔部位へ"飛び火"し，新たな水疱となる（「とびひ」といわれる理由）．接触により他人に伝染する．

　2）痂皮性膿痂疹　小紅斑から始まり，多発性の膿疱，黄褐色の痂皮を形成する．痂皮は厚く固着性で，圧迫によって膿汁を排出する．所属リンパ節は痛みを伴う腫脹をきたし，咽頭痛や発熱を伴うこともある．年齢や季節を問わずに突然発症するが，近年アトピー性皮膚炎患者

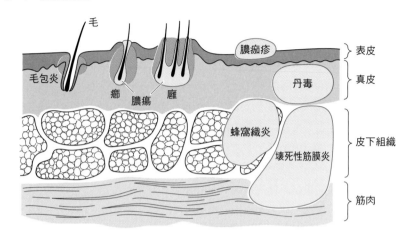

図9-1-2　皮膚および軟部組織感染症の解剖学的部位

表9-1-1　皮膚感染症の主な原因菌

症候	主な原因菌
膿痂疹 impetigo	化膿レンサ球菌，黄色ブドウ球菌
丹毒 erysipelas	A，B，C，G群レンサ球菌 黄色ブドウ球菌 肺炎球菌
蜂巣炎（蜂窩織炎）cellulitis	黄色ブドウ球菌 A，B，C，G群レンサ球菌
毛包炎 folliculitis	黄色ブドウ球菌，緑膿菌，カンジダ属
癤 furuncle・癰 carbuncle	黄色ブドウ球菌
壊死性筋膜炎 necrotizing fasciitis	A，B，C，G群レンサ球菌 黄色ブドウ球菌 クロストリジウム属 腸内細菌科 嫌気性菌
外傷 traumatic lesions	黄色ブドウ球菌，化膿レンサ球菌，ウェルシュ菌 *Clostridium perfringens*，クロストリジウム・テタニ *Clostridium tetani*，腸内細菌科，緑膿菌
熱傷 burns	化膿レンサ球菌，黄色ブドウ球菌，腸内細菌科，緑膿菌
咬傷 animal bite	パスツレラ属（ネコ，イヌ），カプノサイトファーガ・カニモルサス *Capnocytophaga canimorsus*（イヌ），エイケネラ・コローデンス *Eikenella corrodens*（ヒト），レンサ球菌，黄色ブドウ球菌，嫌気性菌
外科手術	A，B，C，G群レンサ球菌，黄色ブドウ球菌，嫌気性菌

（菊池　賢，橋本正良監：サンフォード感染症治療ガイド web アップデート版，ライフサイエンス出版，2014；青木　眞監：感染症診療スタンダードマニュアル 第2版，羊土社，2011を参考に著者作成）

で増加している．レンサ球菌性の場合は，糸球体腎炎を併発することがある．

b. 丹毒 erysipelas（口絵11）

　主に化膿レンサ球菌による真皮の感染症．他群のレンサ球菌や黄色ブドウ球菌，肺炎球菌な

ども原因となる．乳幼児や高齢者に多く，顔面や下肢に生じる．病変は鮮紅の境界明瞭な浮腫性紅斑が拡大し，疼痛や熱感が強い．静脈やリンパ管の通過障害があるところに生じる．

c. 蜂巣炎（蜂窩織炎）cellulitis

真皮深層から皮下組織に生じ，顔面や四肢（特に下腿）に好発する．主な原因菌は黄色ブドウ球菌やA，B，C，G群レンサ球菌であるが，糖尿病や免疫不全患者では，インフルエンザ桿菌や緑膿菌，腸内細菌科のグラム陰性桿菌や真菌なども原因となる．境界不明瞭な紅斑，腫脹，局所熱感を認め，急速に拡大して圧痛や自発痛を伴う．発熱や頭痛，関節痛など全身症状を伴うこともある．外傷や皮膚潰瘍，毛包炎，足白癬などから続発性に生じるが，血流感染や近傍の感染症が二次的に皮膚・皮下組織に広がって生じることもある．静脈やリンパ管の障害，糖尿病による末梢神経障害と微小血管障害，慢性飲酒などが危険因子となる．

d. 毛包炎 folliculitis

毛包の浅層に限局した細菌感染症で"にきび"も毛包炎の一種である．毛孔の微小な外傷，脂腺の閉塞が誘因となる．主な原因菌は，黄色ブドウ球菌である．その他レンサ球菌属，プロテウス属，シュードモナス属，カンジダ属などである．毛孔の微小な外傷，脂腺の閉塞，緑膿菌が大量に存在するジャグジープールなどの入浴が誘因となり，また抗菌薬の長期使用はカンジダ属による毛包炎のリスクになる．

e. 癤 furuncle・癰 carbuncle

毛包炎から二次的に生じる細菌感染症で，一つの毛包に発生したものが癤（いわゆる"おでき"），複数の毛包に広がったものを癰という．主に黄色ブドウ球菌による．頸の後ろ，顔面，腋窩，臀部など，擦過や発汗に曝露される部分が好発部位である．

2. 皮膚の深部（皮下組織，筋膜）の病変

a. 壊死性筋膜炎 necrotizing fasciitis（口絵12）

四肢，体部，外陰の筋膜表面を含む軟部組織感染症である．原因菌はレンサ球菌（A，B，C，G群）や黄色ブドウ球菌，ウェルシュ菌（*Clostridium perfringens*）など，基礎疾患のない健常者にも問題を生じる病原性の高いものと，糖尿病，術後組織など基礎疾患のある症例に問題を起こす，腸内細菌や嫌気性菌〔バクテロイデス・フラジリス（*Bacteroides fragilis*），ペプトストレプトコッカス・アネロビウス（*Peptostreptococcus anaerobius*）など〕があげられる．ウェルシュ菌はガス壊疽菌とも呼ばれ，ガスを産生し，汚染のひどい外傷で原因菌となる．急速に進行し，診断・治療の遅れは致命的である．抗菌薬治療に加え，速やかに壊死を生じた皮膚・軟部組織および筋膜組織の外科的な除去が必要である．局所の変化に対して痛みが非常に強く，高熱，著しい関節痛，筋肉痛，ショック症状，多臓器不全など，きわめて強い全身症状を伴う．皮膚が紫色，青銅色に変色し，水疱 bulla を形成したり出血したりする．皮膚自体は保たれることがある．

1）フルニエ壊疽　会陰部に生じた壊死性筋膜炎である．

2）毒素性ショック症候群 toxic shock syndrome（TSS）**と毒素性ショック様症候群** toxic shock–like syndrome（TSLS）　高熱，血圧低下，結膜炎，嘔吐，下痢，意識障害を伴うびまん性の皮疹（紅皮症）を特徴とし，急速に進行する症候群である．黄色ブドウ球菌が産生する菌体外毒素〔Toxic shock syndrome toxin-1（TSST-1），エンテロトキシンなど〕がスーパー

抗原となり，T細胞を活性化することによって引き起こされる．腎機能障害，血小板減少などの多臓器障害を伴う．化膿レンサ球菌の産生する外毒素（SPE-AやSPE-Cなど）などによるものを，毒素性ショック様症候群という．

3）ブドウ球菌性熱傷様皮膚症候群 staphylococcal scalded skin syndrome（SSSS）　発熱とともに口や目の周りの発赤から始まり，次第に痛みを伴う表皮剥離，びらん，水疱を形成する．黄色ブドウ球菌の表皮剥脱毒素による．乳幼児に好発する．

3．海水・淡水に関連する軟部組織感染症
表9-1-2参照．

4．外　　傷
a．通常の外傷に伴う感染症
原因微生物は，ほとんどが黄色ブドウ球菌である．汚染がひどい場合は腸内細菌科，クロストリジウム属（破傷風菌），バクテロイデス属の関与も考慮して抗菌薬の選択を行う．

b．糖尿病性足病変 diabetic foot
糖尿病による末梢神経障害によって痛覚や圧迫感を失い傷つきやすく，血行が不十分な皮膚の微細な外傷に続いて，蜂巣炎，壊死，骨髄炎，関節炎などが起こる．菌血症や敗血症に進展することもある．表面上は単なる紅斑性病変にみえても，病巣が深部に進展していることがある．

原因微生物は，黄色ブドウ球菌，レンサ球菌のほか，嫌気性菌，大腸菌などの腸内細菌科，腸球菌，緑膿菌など多彩である．四肢の切断に至る可能性もある．

表9-1-2　海水・淡水に関連する軟部組織感染症

原因菌	病因・病態	病態，特徴など
エロモナス・ヒドロフィラ *Aeromonas hydrophila*	淡水 河川や湖，土壌にも存在．水泳，釣り，ボート，ダイビングなどで受傷して感染	蜂巣炎，筋壊死，壊疽性膿瘡を生じる．筋組織を融解してガスを産生する．
ビブリオ・バルニフィカス *Vibrio vulnificus*	海水 海産物の食事（特にカキ）や傷口が海水に曝露して感染	蜂巣炎，壊死を伴う水疱性病変．菌血症，敗血症に進展する． 急速に進行し，予後不良 高齢の肝硬変，アルコールやヘモクロマトーシスによる肝障害，糖尿病，その他の免疫障害などの基礎疾患が関与する．
エドワードシエラ・タルダ *Edwardsiella tarda*	汚染した淡水に曝露して感染	膿瘍，出血性膿疱，蜂巣炎，壊死性筋膜炎
エリジペロスリックス・ルジオパシェ *Erysipelothrix rhusiopathiae*	海産物を扱う職業従事者や動物材料を扱う人に，穿通創に続いて感染	緩徐に進行する蜂巣炎．盛り上がった赤紫色の，浸潤性の丘斑疹を作る．皮疹は境界鮮明，灼熱感，かゆみを伴う．
マイコバクテリウム・マリナム *Mycobacterium marinum*	淡水，海水問わず，水槽やプールなどの水に曝露してから2〜6週間後に発症	紫色の丘疹が潰瘍化．抗酸菌による感染症

c. 咬傷 animal bite

　基本的に混合感染の可能性が高く，重症化する傾向がある．ネコの爪や牙は細く鋭いため，傷は深く，骨や関節に及ぶことが多いので，骨髄炎のリスクが高まる．

　代表的起炎菌は，パスツレラ属（ネコ，イヌ），カプノサイトファーガ・カニモルサス（*Capnocytophaga canimorsus*）（イヌ），エイケネラ・コローデンス（*Eikenella corrodens*）（ヒト），レンサ球菌，黄色ブドウ球菌，嫌気性菌などである．狂犬病の多発地帯では，狂犬病ワクチンと免疫グロブリンの投与が必要である．破傷風トキソイドも投与する．

5. その他

a. 市中感染型メチシリン耐性黄色ブドウ球菌（以下，市中感染型MRSA）による軟部組織感染症

　若く基礎疾患のない人に，主に皮膚・軟部組織感染症を起こす．詳細はp33のコラム参照．

B ウイルス

　皮膚・粘膜系のウイルス感染症を大別すると，麻疹，風疹など小児科でよく遭遇する全身性の皮疹を主徴とする全身ウイルス感染と，単純ヘルペスなど限局した局所皮膚病変を起こすものに大別することができる．単純ヘルペスウイルスは知覚神経節に潜伏感染し，回帰発症を繰り返すことでも知られる．また水痘-帯状疱疹ウイルスでは，初感染では全身性の皮疹（水痘）を呈し，回帰発症では帯状疱疹の形をとる．

　ウイルス感染症で認められる皮疹（**表9-1-3**）として一般的なものは，麻疹，風疹などで認められる紅斑性丘疹（maculopapular rash）である．紅斑性丘疹の多くは，皮膚の細胞，または毛細血管内皮で増殖しているウイルスおよびウイルス抗原に対する過敏反応の結果形成され，病巣からは一般にウイルスは排出されない．また水痘，帯状疱疹，単純ヘルペスなどで潰瘍を作りやすい小水疱性（vesicular）病変を特徴とするものがあり，これらの小水疱では，内

表9-1-3　ウイルス感染による皮疹

発疹の種類	ウイルスあるいはウイルス疾患
紅斑性丘疹 　maculopapular rash	麻疹 風疹 伝染性紅斑（パルボウイルスB19） 突発性発疹（ヒトヘルペスウイルス6と7） エコー，コクサッキー，その他エンテロウイルス 伝染性単核症（EBウイルス） デングその他のアルボウイルス B型肝炎
小水疱性 　vesicular rash	水痘，帯状疱疹 単純ヘルペス 手足口病（コクサッキーA16，エンテロ71） ヘルパンギーナ（コクサッキーA）
膿疱性 　pustular	痘瘡（1980年根絶宣言） ワクチニア 牛痘
結節性 　nodular	伝染性疣贅（ヒトパピローマウイルス） 伝染性軟属腫

部に液体を有し，これよりウイルスが容易に分離される．ポックスウイルスは，好んで皮膚に感染し，かつての痘瘡のように膿疱性 (pustular) の病巣あるいは伝染性軟属腫のように結節性 (nodular) の病巣を作る．さらに，良性の腫瘍性増殖のため結節性の病変を形成するヒトパピローマウイルスなどが知られる．

1. 麻疹 measles（通称：はしか，**口絵28**参照）

　パラミクソウイルス科の麻疹ウイルスによる．感染経路は飛沫および空気感染（飛沫核感染）である．約10日の潜伏期ののち，発熱が2～3日続き，結膜充血，頰粘膜のコプリック斑が現れ，1～2日で消退する（カタル期）．発病後4～5日目に再び高熱とともに顔面から体幹・四肢への紅斑性丘疹が出現する．

　皮疹ははじめ小紅斑で次第に融合する．4～5日で解熱するとともに消退し，かるい色素沈着を残す．ときに，肺炎，脳炎を合併する．生ワクチンによる予防が可能である．

2. 風疹 rubella（通称：三日ばしか，**口絵29**参照）

　トガウイルス科の風疹ウイルスによる．感染経路は飛沫感染である．潜伏期は約2週間．1～2日の軽度発熱に続き，小さな淡紅色斑が顔面，体幹，四肢の順に現れ，3日で消退する．耳後，頸部リンパ節腫脹を伴う．予後は一般に良好であるが，妊娠前半期に罹患すると，先天性風疹症候群の児（p265参照）を出産する可能性がある．

3. 水痘 varicella と帯状疱疹 herpes zoster

　ヘルペスウイルス科の水痘-帯状疱疹ウイルスの初感染が水痘（通称：みずぼうそう，**口絵25**参照）であり，水痘罹患後，ウイルスは脊髄後根神経節に潜伏し，種々の誘因を契機として回帰発症し，帯状疱疹（通称：胴まき，**口絵26**参照）を起こす．

　水痘は約2週間の潜伏期の後，軽度の発熱に続き，1～2日でほぼ全身に，はじめ紅斑性丘疹を生じ，まもなく小水疱となる．軽度の瘙痒感を伴う．多くは1週間前後で結痂して治癒する．年長児・成人が罹患すると一般に重症で高熱が続く．

　帯状疱疹は，片側の一定神経領域に神経痛様疼痛が7～10日続いた後，突然同部に紅暈を伴った小水疱が帯状に現れる．水疱は通常1週間ほどで混濁・結痂し治癒に向かう．この間も疼痛は持続し，高齢者では後に神経痛が残ることが多い（帯状疱疹後神経痛postherpetic neuralgia）．所属リンパ節の腫脹を伴う．好発部位は肋間神経領域がもっとも多く，次いで頸部，三叉神経領域，腰部にも好発する．免疫不全状態の患者では，帯状疱疹のほか，全身に散在性の小水疱がみられることがある（汎発性帯状疱疹）．耳部帯状疱疹に顔面神経麻痺を伴ったラムゼイ-ハント (Ramsay Hunt) 症候群が知られる．

4. 突発性発疹 exanthema subitum, roseola infantum

　6ヵ月から2歳未満に罹患する．最近になってヒトヘルペスウイルス6 (HHV-6) およびヒトヘルペスウイルス7 (HHV-7) が原因と判明した．高熱が3～5日持続したのち，解熱と前後して体幹に小紅斑が出現する．皮疹は1～2日で消退する．

5. 伝染性紅斑 (第5病) erythema infectiosum

ヒトパルボウイルスB19の感染による．多くは発熱がなく，両頰の紅斑 (通称：リンゴ病) で気がつく．2〜4日後四肢などにレース状の紅斑が現れる．一般には予後良好であるが，妊婦が感染すると胎児水腫による流産の可能性がある．また赤血球寿命の短縮している慢性溶血性貧血の患者が感染すると，骨髄無形成発作 (aplastic crisis) を起こす．

6. 手足口病 hand-foot-and-mouth disease とヘルパンギーナ herpangina

エンテロウイルス属のウイルスによる．小水疱が手掌，足底，口腔粘膜にできる手足口病 (**口絵30**参照) は，コクサッキーウイルスA16，エンテロウイルス71などで起こる．咽頭と口蓋の粘膜に小水疱形成を認めるヘルパンギーナは，コクサッキーウイルスA群などで起こる．一般にエンテロウイルス属は"夏かぜ"の原因となるが，これに発疹を伴うことも多い．

7. 痘瘡 variola, smallpox (通称：天然痘)

ポックスウイルス科の痘瘡ウイルスによる．1977年の患者発生を最後に地球上から根絶され，1980年世界保健機関 (WHO) から根絶宣言が出された．大痘瘡では全身性に膿疹を認め，致死率は30％に及んだ．この予防のためワクチニアウイルスによる種痘が行われていた．その後，バイオテロリズムに対抗するため，1類感染症 (一種病原体等) に指定された．

8. 単純ヘルペス (単純疱疹) herpes simplex

単純ヘルペスウイルスは1型と2型に分けられる．単純ヘルペスウイルス1型は，小児期に多くの場合不顕性に口腔粘膜から感染し，一部は歯肉口内炎として症状が現れる．ウイルスは皮膚の末梢神経から三叉神経節や脊髄後根神経節に至って潜伏感染し，疲労，発熱，月経，免疫抑制薬などの誘因で，再活性化され回帰発症 (再発) すると考えられている．一般に認められる口唇ヘルペス (通称：熱のはな，**口絵24**参照) はこのような再発性病変の代表例で，口唇ないし口角に紅暈を伴った小水疱の集簇，まもなくびらん・痂皮となり治癒する．しばしば再発する．

思春期に達すると，単純ヘルペスウイルスは性行為によっても伝播され，性器ヘルペスを起こす．この場合，1型と2型のいずれもが原因となるが，再発を繰り返すのは2型とされている．

ヘルペス性瘭疽は，指に小水疱が群生したもの．ヘルペス性湿疹 (カポジ水痘様発疹症) は，アトピー性皮膚炎の乳幼児で小水疱が全身性に多発し，高熱を伴うことがある．

9. 伝染性軟属腫 (伝染性軟疣) molluscum contagiosum (通称：みずいぼ，**口絵23**参照)

ポックスウイルス科の伝染性軟属腫ウイルスによる．顔面，腕，背部，臀部の皮膚に，小さい半球状の結節 (2〜5mmで中心に臍) が，単独または集簇して認められ，数ヵ月の経過で自然治癒する．わが国では大人より子供が多く罹患する．直接または間接の接触により伝播する．欧米では性感染症の側面を持つ．

10. 伝染性疣贅 infectious warts（通称：いぼ）

ヒトパピローマウイルス（HPV）による皮膚の良性腫瘍（乳頭腫）である．伝染性疣贅には，尋常性疣贅（口絵27参照），掌蹠疣贅，青年性扁平疣贅など，種々の臨床型があり，これらがHPVの型と関連することが示されている．病理学的には，表皮肥厚と乳頭腫様増殖が認められ，特徴的に有棘層上部から顆粒層にかけて空胞細胞（koilocytosis）を認め，電子顕微鏡で核内にウイルス粒子を認める．

疣贅状表皮発育異常症は，全身に扁平丘疹が多発し，しばしば融合する．約1/3の患者の特に露光部に悪性腫瘍が発生する．HPV5型，8型が関与する．

11. カポジ肉腫 Kaposi's sarcoma

従来地中海沿岸，アフリカの40歳以上の男性に多く認められたが，近年欧米のエイズ患者に本症の合併が認められる．わずかに隆起した帯紫褐色の局面を形成し，そのうえに褐紅色の結節や腫瘤を生じ，表面はびらんを形成する．多発し，放射線治療，化学療法が行われる．徐々に進行するが，エイズ患者に生じたものでは2年以内に死亡する．最近になって，ヒトヘルペスウイルス8（HHV-8）と呼ばれる新しいウイルスが腫瘍組織から発見され，病因的関連が明らかとなった．

12. ウイルス性出血熱

皮膚のみならず消化管の粘膜など広い範囲の出血が認められる．皮膚の点状出血あるいは出血斑が認められる．エボラ出血熱，マールブルグ病，ラッサ熱，クリミア・コンゴ出血熱，南米出血熱（p107参照）は，危険度4病原体（わが国の感染症法では一種病原体等，1類感染症）であり，輸入感染症として検疫が重要となる．

13. メルケル細胞がん Merkel cell carcinoma

皮膚にできる悪性腫瘍で進行が早い．最近この組織からメルケル細胞ポリオーマウイルスという新しいウイルスが発見された（3章，p97参照）．

● 感染症患者の看護
（疥癬患者の看護）

皮膚感染症患者の多くは，発疹（皮疹）を伴うので，発疹の種類，数，分布，自覚症状などを系統的に観察する必要がある．患者の人権，プライバシーに配慮し十分な説明をしたうえで，全身を漏れなく観察する．瘙痒感，疼痛，熱感などの皮膚症状に対しては，薬剤の使用，罨法（水，湯，薬などで患部を冷やしたり温めたりすること）などにより，苦痛の軽減に努める．また，症状，治療に伴うボディイメージの変化によるストレス対処への援助も必要である．

皮膚感染症の多くは，接触によって感染し拡大するが，空気感染（麻疹，水痘）や，飛沫感染（風疹）の場合もある．院内感染を予防するためには，標準予防策（スタンダードプリコーション；SP）（p186参照）に加え，必要時には感染経路別予防策（p186参照）を行う．なお，手

術部位の感染予防にはCDCガイドライン (2017) を参照されたい.

　ここでは，高齢者関連施設を中心に流行を続けている**疥癬患者の看護**について述べる.

　疥癬 (scabies) とは，ヒト疥癬虫 (俗称：ヒゼンダニ，体長約0.3 mm) が，皮膚の角層内に寄生することによって起こる皮膚感染症である. 潜伏期は約1ヵ月で，指間，腋窩，下腹部，大腿内側，陰部，臀部などに小丘疹が多数生じ，夜間覚醒するほどの強い瘙痒がある. 皮膚の角層内に3〜6 mmの細い灰白状の線状皮疹 (疥癬トンネル) があり，中には糞と卵があり，先端に成虫のメス疥癬虫が潜んでいる. 疥癬虫は温度，湿度に敏感で，ヒトの皮膚から離れては生活できない. 感染経路は，① 人から人 (皮膚の直接接触)，② 人から物 (体温の残っているシーツ，タオル，衣類など)，③ 角化型疥癬感染源 (疥癬虫を含む皮膚落屑) がある.

　高齢で疾患の治療に伴う免疫不全がある人などにみられる「角化型疥癬 (ノルウェー疥癬)」では，皮膚は膿疱や厚い白色痂皮に覆われた，重症型をとることが多い.

　治療薬として，内服薬のイベルメクチンと，外用薬のフェノトリンローションが保険適用となっている. 硫黄剤外用，クロタミトン (オイラックス®) が使われる場合があるが，疥癬虫の殺虫効果は弱い.

A 情報収集とアセスメント

　高齢者や免疫が低下している患者は角化型疥癬を発症しやすい，患者の基礎疾患，ステロイドなどの投与薬についての把握をする.

　皮疹発生部位 (指間，手掌，手首，足首，腋窩，下腹部，陰部，臀部，関節屈曲側など)，とその種類 (紅斑，小丘疹，漿液性丘疹，膿疹，痂皮など)，疥癬トンネルの有無，滲出液，落屑，瘙痒の程度 (夜間増強，睡眠障害の有無，瘙破による出血，湿疹，膿痂疹の有無) を観察する. 集団発生の有無など感染経路の調査も行う.

B 治療薬の適正使用と瘙痒感の軽減

　疥癬と診断された後は，イベルメクチンの内服，あるいはフェノトリンローションを塗布する. 外用薬を塗布する際には，手袋を着用し，皮疹部だけでなく，頸部から下の全身に塗布する. 特に指間，腋窩，陰部など暖かく湿潤した部位に塗り残しがないように注意する. 瘙痒感は発汗や睡眠中に体が暖まった時に増強しやすい. 不眠にならないように冷罨法や薬物投与 (抗ヒスタミン薬) も考慮し軽減をはかる.

C 身体の清潔

　疥癬虫の若虫，成虫のオスは皮膚表面で生活しているため，頻繁な更衣と入浴やシャワー，清拭により身体を清潔に保ち，古い角質を除去する.

D 感染予防

1. 通常疥癬の場合

　疥癬の感染対策は通常疥癬と角化型疥癬とに分けて考える必要がある (**表9-1-4**).

　通常疥癬は，患者一人当たり約数十匹から千匹の疥癬虫が寄生している. 患者との皮膚の直接接触や，体温の残ったベッドに入るなどの行為をしなければ，隔離や部屋の殺虫剤散布など

表9-1-4　通常疥癬と角化型疥癬との違い

対応	通常疥癬	角化型疥癬
感染力	弱い	強い
感染対策	標準予防策	接触予防策
個室対応	不要	必要
個人防護具	標準予防策	手袋，長袖ガウン，シューカバーを着用
	処置時は手袋装着	
手指衛生	流水と石けん	流水と石けん
入浴	通常（順番は最後がのぞましい）	順番は最後
		浴室を洗浄し，脱衣室に掃除機をかける
シーツ	通常	治療ごとに交換
洗濯	運搬時は落屑が飛び散らないようにポリ袋に入れる	
	通常	50℃，10分間処理または，密閉してピレスロイド系殺虫剤を噴霧後24時間密閉後洗濯
病室の清掃	通常	モップ，粘着シートなどで落屑を回収後掃除機で清掃
		（ヘパフィルター付きが望ましい）
退院時病室清掃	通常	ピレスロイド系殺虫剤を一回散布後に清掃
使用物品	患者に直接触れる物品（血圧計，体温計など）は専用	専用
		掃除機をかけるかピレスロイド系殺虫剤散布

は必要ない．標準予防策の徹底により，感染を防止する．

　疥癬虫は皮膚から離れると2〜3日で死に，50℃10分程度で死滅する．したがって，患者が使用したシーツ，寝衣などのリネン類は周囲への飛散に注意して，ビニール袋に入れ室外に持ち出し，50℃のお湯に10分浸漬後洗濯する．患者に直接触れる物品（血圧計，体温計など）は個人専用とする．

2. 角化型疥癬の場合

　角化型疥癬は，寄生する疥癬虫が約100万〜200万匹と非常に多く，感染力が強いため個室に隔離する．ケア時には，長袖のガウン，手袋，シューカバーなどを着用する．リネン類は毎日交換し，周囲への飛散に注意して，ビニール袋や水溶性バッグに入れ運搬し，50℃以上の湯に10分以上浸漬後，洗濯する．室内はHEPAフィルター内蔵の掃除機で清掃する．隔離期間は，治療開始後1〜2週間とする．

　隔離することで患者の心身への影響が大きい．行動制限されるため高齢者は認知機能の低下が起こりやすい．気分転換活動ができるような看護計画を立案する．

　患者が退室した後は，2週間は使用しない．それが不可能な場合には，ピレスロイド殺虫剤などを散布してヒゼンダニを駆除する．布団やマットレスは熱処理を行う．施設内で発症者が出た場合，接触した医療従事者，家族，見舞い人など，リストを作成し，皮膚科医師と相談し，治療を要する人を選びだし，確実に治療を実行し疥癬の拡大を食い止めることが望ましい．潜伏期が1ヵ月程度あるので，この間は皮膚症状の観察を継続することが大切である．治療する際には，十分なインフォームドコンセントが必要である．

9-2 呼吸器系

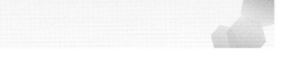

● 解剖・生理と感染症

気道は上気道(鼻腔, 咽頭, 喉頭蓋まで)と下気道(気管, 気管支, 肺胞まで)に分類され(**図9-2-1**), 前者は吸入した空気の加湿・加温, 後者はガス交換に重要な役割を果たす. 一方, 気道は外部と直接交通していることから微生物の侵入が容易であり, これを防ぐためにさまざまな感染防御機構を有している.

A 鼻腔内

黄色ブドウ球菌, 表皮ブドウ球菌, コリネバクテリウム属を主とした正常細菌叢が鼻腔内に存在することにより他の微生物の付着を防ぐほか, 鼻腔内の粘液・線毛, くしゃみ反射, 鼻毛など物理的な排除機構により微生物の侵入を阻止する. 鼻腔内は通常, 杯細胞より産生される粘液に覆われており, これを線毛円柱上皮が持つ線毛が1秒間に約15回程度の速さで運動することにより粘液に流れが生じ異物を外部に放出する(**図9-2-1**). さらに鼻腔や気道に存在する咳受容体(機械的受容器, 化学的受容器, 伸展受容器)が微生物により刺激を受けると, 主に三叉神経や迷走神経を通して延髄の咳中枢に信号が伝わり, くしゃみ, 咳が生じることによって感染防御に働く.

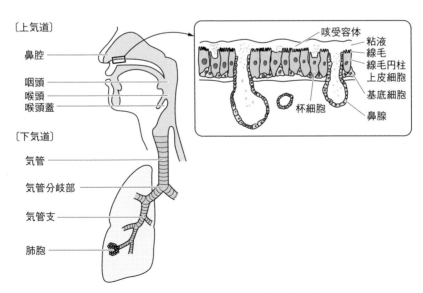

図9-2-1 上気道・下気道の解剖と鼻腔粘膜の構造

B 咽 頭 内

　ワルダイエル(Waldeyer)咽頭輪は咽頭後壁にみられる輪状のリンパ組織であり，咽頭扁桃，口蓋扁桃，耳管扁桃，舌扁桃により構成される．これらが外部から侵入する微生物に対し免疫学的に作用するとともに，α溶血性レンサ球菌，ナイセリア属を主とした常在菌が咽頭に存在することにより微生物の定着を防いでいる．

C 気 管 支

　分泌型IgAによる微生物の付着・増殖の抑制やリゾチームによる溶菌作用により感染防御を行うほか，気管支の粘液・線毛，咳嗽反射により物理的に微生物を排除する．

D 肺 胞

　主に肺胞マクロファージが肺胞内に侵入した細菌を貪食・殺菌する．一方，Ⅱ型肺胞上皮細胞より分泌される肺サーファクタントは，4種類の特異タンパク質(SP-A，SP-B，SP-C，SP-D)によってその機能が担われており，特にSP-A，SP-Dは，免疫グロブリン非依存性の生体防御やマクロファージの貪食促進などにより直接的・間接的に感染防御に働く(コラム参照)．

　気道の感染防御にはさまざまな感染防御機構が関与しているが，

Ⅰ：大量の微生物の侵入

Ⅱ：抗菌薬使用に伴う正常細菌叢の破壊

Ⅲ：インフルエンザ感染後あるいは気管支拡張症などのような物理的な排除機構の破綻

Ⅳ：頭蓋内疾患に伴う咳嗽反射の消失

Ⅴ：カルタゲナー(Kartagener)症候群や副鼻腔気管支症候群など粘液線毛機能が低下する病態(コラム参照)

 肺胞サーファクタント

　肺胞サーファクタント(SP-A，SP-B，SP-C，SP-D)は脂質とタンパク質で構成されるリポタンパク質であり，Ⅱ型肺胞上皮細胞から産出される．その主な役割は，肺胞内腔の表面張力を低下させることで肺胞の虚脱を防ぎ円滑な呼吸を維持することである．一方，SP-AとSP-Dは肺コレクチンとも呼ばれ，気道における生体防御の一部を担っている．その機序は，肺コレクチンが感染微生物と結合することにより補体の活性化や菌体凝集を惹起することや，マクロファージによる貪食を促進することにより感染微生物の増殖を抑制しているものと考えられている．

 粘膜線毛機能の低下

　カルタゲナー症候群は，慢性副鼻腔炎，気管支拡張症，内臓逆位を三徴とする症候群であり，常染色体劣性遺伝を呈する．先天性に線毛器官の構造異常・機能不全を有することから気道の感染防御機能が低下しており，幼少期より上下気道感染症を繰り返すことが特徴である．さらに男性では精子の運動機能不全から男性不妊の原因となることもある．

Ⅵ：ステロイド/免疫抑制薬の内服，担がん患者，糖尿病患者など免疫力の低下

などが生じた場合には，気道内に微生物が侵入・増殖し呼吸器感染症が生じることとなる．

● 感 染 症

A 細 菌

気道感染症を起こす細菌を**表9-2-1**に示す．

1. 鼻副鼻腔炎

急性鼻副鼻腔炎は肺炎球菌，インフルエンザ菌などの細菌感染により生じることもあるが，多くはウイルス感染が原因となる．したがって，急性鼻副鼻腔炎に対し不必要な抗菌薬投与を続けていると，薬剤耐性菌あるいはそれに伴う感染症の増加が懸念されることから，抗微生物薬適正使用の手引き 第二版（厚生労働省健康局結核感染症課：令和元年12月5日発行）では，成人の軽症急性鼻副鼻腔炎に対しては抗菌薬投与を行わないことを推奨している．また学童期以降の小児についても同様に，遷延性または重症の場合を除き抗菌薬投与を推奨していない．一方，慢性副鼻腔炎では，ウイルス感染や細菌感染のほか，真菌性，好酸球性，さらに副鼻腔気管支症候群に伴うものなど種々の原因が考えられるため，より慎重な診断が求められる．

2. 扁桃炎・咽頭炎

原因のほとんどがウイルス感染であるが，細菌感染を疑う場合には化膿レンサ球菌による感

表9-2-1 気道感染症を起こす主な細菌

鼻副鼻腔炎（急性）	肺炎球菌，インフルエンザ菌，黄色ブドウ球菌，モラクセラ・カタラーリス，嫌気性菌
鼻副鼻腔炎（慢性）	プレボテラ属，フソバクテリウム属，レンサ球菌属，インフルエンザ菌，緑膿菌，黄色ブドウ球菌，モラクセラ・カタラーリス
扁桃炎・咽頭炎	A，C，G群レンサ球菌，フソバクテリウム属，淋菌
喉頭蓋炎（成人）	A群レンサ球菌，インフルエンザ菌
感染性頸静脈炎（Lemierre症候群）	フソバクテリウム属
急性気管支炎	マイコプラズマ・ニューモニエ，クラミドフィラ・ニューモニエ
市中肺炎	肺炎球菌，インフルエンザ菌，モラクセラ・カタラーリス，マイコプラズマ・ニューモニエ，クラミドフィラ・ニューモニエ，レジオネラ
院内肺炎	黄色ブドウ球菌（メチシリン耐性黄色ブドウ球菌も考慮），大腸菌，肺炎桿菌，緑膿菌，セラチア属，アシネトバクター属，エンテロバクター属
医療・介護関連肺炎	肺炎球菌，黄色ブドウ球菌，インフルエンザ菌，大腸菌，肺炎桿菌，口腔内レンサ球菌，嫌気性菌，クラミドフィラ・ニューモニエ
誤嚥性肺炎・肺膿瘍	嫌気性菌，グラム陽性球菌，ストレプトコッカス・ミレリ群，肺炎桿菌，ノカルジア
膿胸（成人）	肺炎球菌，インフルエンザ菌，黄色ブドウ球菌，A群レンサ球菌

染か否かを適切に判断することが重要である．化膿レンサ球菌による扁桃炎・咽頭炎は若年者に多く，高熱，白苔を伴う扁桃腫大，疼痛を伴う前頸部リンパ節腫脹が特徴とされる．診断には咽頭培養のほか，咽頭ぬぐい液を用いた迅速診断キットを使用することが多い．通常はペニシリン系抗菌薬が著効するが，治療が不適切であれば感染数週間後にリウマチ熱や急性糸球体腎炎を発症するリスクがあるため，十分量の抗菌薬を適切な期間投与することが必要である．

3. 百　日　咳

　百日咳菌による急性気道感染症であり，これまでは青年・成人での発症頻度は低いとされてきた．しかし，近年その割合が急激に増加しており，2017年12月15日には5類感染症届出疾患（全数把握）に指定された．乳幼児では，典型的な痙咳発作を示す例が多いが，成人では典型例は少なく診断に苦慮することが多い．確定診断は，わが国では菌培養検査（ボルデー・ジャング（Bordet-Gengou）血液寒天培地や市販のボルデテラ CFDN 寒天培地などの特殊培地），血清学的検査（抗百日咳毒素抗体（抗PT IgG），百日咳菌のIgA/IgM抗体），遺伝子検査（百日咳菌LAMP（loop-mediated isothermal amplification）法）が健康保険適用となっており，発症日から受診日までの経過日数を勘案した上で，どの検査を実施すべきか判断する．百日咳では細菌が産生する毒素により強い気道傷害が生じ，咳嗽が遷延することから，治療に関してはマクロライド系抗菌薬のほか，鎮咳薬の処方も検討すべきである．

4. 気管支炎

　ウイルス感染により生じることが多く，通常抗菌薬の投与は必要ではないが，マイコプラズマ・ニューモニエ，クラミドフィラ・ニューモニエ，モラクセラ・カタラーリスなどが気管〜細気管支に限局的に感染し，肺炎を伴わない純粋な気管支炎として発症することもあるため注意が必要である．

5. 肺　　炎
a. 市中肺炎

　日常生活を送っていた人が病院外で感染・発症した肺炎であり，肺炎球菌，インフルエンザ菌のほかマイコプラズマ・ニューモニエ，クラミドフィラ・ニューモニエ，レジオネラなどが原因となる．

　肺炎球菌肺炎は市中肺炎の中でもっとも多くあらゆる年齢層で生じるが，老人介護施設では肺炎球菌ワクチンが肺炎球菌肺炎の罹患率・死亡率を減少させるという報告もあるため，高齢者に対しては肺炎球菌ワクチンの接種を検討すべきである．画像上，大葉性肺炎を呈することが多く，高熱，鉄さび色の膿性痰が特徴とされる．

　マイコプラズマ肺炎は若年層に多く，40歳未満の割合が90％以上と考えられている．比較的良好な経過を示すことから"walking pneumonia"とも呼ばれるが，気管〜細気管支の傷害が強いことから，抗菌薬治療による解熱後も3週間以上，咳嗽が遷延することもある．

　レジオネラ肺炎は，環境からのエアロゾル，土埃などを経気道的に吸引することにより感染が生じるため，診察時には旅行歴（特に温泉や循環式浴槽での曝露）や土木粉じん作業歴（ガー

デニング・家庭菜園など）の聴取が重要である．発熱，全身倦怠感，呼吸困難のほか筋肉痛，肝腎障害，意識障害を呈し，急速に進行する症例もあることから早期に適切な治療を行うことが必須である．しかしグラム染色での染色性が悪いことや，培養検査では特殊な培地が必要なことから通常実施される喀痰検査での診断は難しい．診断確定には，喀痰ヒメネス染色，BCYEα培地による分離培養，尿中抗原検査，特異的遺伝子検出法（PCR法，LAMP法など），抗体検査などが必要となる．なおレジオネラ肺炎は感染症法に定められた4類全数把握疾患に分類され，医師が診断した場合にはただちに届出を行わなければならない．

b. 院内肺炎

入院後48時間以降に新しく出現した肺炎で市中肺炎とは異なりマイコプラズマやレジオネラの関与する頻度は低く，各種グラム陰性桿菌（大腸菌，肺炎桿菌，緑膿菌，セラチア属，アシネトバクター属，シトロバクター属，エンテロバクター属）が主な起炎菌となる．近年では薬剤耐性菌の報告も増えていることから，初期治療を行う際には自施設の薬剤感受性率を考慮のうえ抗菌薬を選択することが望ましい．一方，下記のようなMRSA（methicillin-resistant *Staphylococcus aureus*）の保菌リスクを有する症例では抗MRSA薬の使用を，考慮すべきである．

① 長期（2週間程度）の抗菌薬投与
② 長期入院の既往
③ MRSA感染やコロニゼーションの既往

c. 医療・介護関連肺炎

① 長期療養型病床群もしくは介護施設に入所している
② 90日以内に病院を退院した
③ 介護を必要とする高齢者，身体障害者
④ 通院にて継続的に血管内治療（透析，抗菌薬，化学療法，免疫抑制薬などによる治療）を受けている

上記4項目のうちいずれかを満たす肺炎であり，市中肺炎と院内肺炎の間に位置する概念である．介護を受けている高齢者肺炎の要素が強いことから誤嚥の関与も考慮する必要があり，起炎菌としては肺炎球菌，インフルエンザ菌，各種グラム陰性桿菌のほか口腔内レンサ球菌，嫌気性菌の関与も考慮すべきである．

6. 抗酸菌感染症

抗酸菌は結核菌，らい菌，非結核性抗酸菌に分類され，さらに非結核性抗酸菌は現在約150種類以上の菌種が報告されている．

a. 肺 結 核

結核菌感染症は，マラリア，HIV感染症/エイズ（AIDS）とならび世界三大感染症の一つとされ，世界では毎年約1,000万人以上が発症し，170万人が死亡している．結核は空気感染（飛沫核感染）により伝播することから，呼吸器結核，特に肺結核の頻度が高いとされるが，その他にも脊椎カリエス，腸結核，腎結核などあらゆる臓器に感染が生じる可能性がある．また，結核菌が血流に乗って全身に広がり，さまざまな臓器に結核結節を形成した病態を粟粒結核といい，不明熱の原因の一つとして知られている．肺結核の診断には主に喀痰が用いられ，

市中感染型メチシリン耐性黄色ブドウ球菌（Community-associated Methicillin-resistant *Staphylococcus aureus*：CA-MRSA）

　1981年，米国疾病予防管理センター（Centers for Disease Control and Prevention：CDC）は，院内感染型メチシリン耐性黄色ブドウ球菌（Hospital-associated Methicillin-resistant *Staphylococcus aureus*：HA-MRSA）とは異なる特徴を持つMRSAについて世界で初めて報告し，現在ではCA-MRSAとして知られるようになった．HA-MRSAは通常，入院中の患者あるいは入院歴のある高齢者において主に菌血症，皮膚組織感染症，食中毒の原因となるのに対し，CA-MRSAは通院歴・既往歴のない幼児～若年層にも感染が広がっており，特に軍隊，レスリング選手，家庭内感染，刑務所内など市中での報告が多くなされている．またCA-MRSAは皮膚軟部組織感染のほか，空洞を伴う壊死性肺炎を合併する頻度がHA-MRSAに比べ高いことから，若年の肺炎患者において壊死性肺炎が疑われた場合には起炎菌として黄色ブドウ球菌，特にCA-MRSAを念頭におく必要がある（p33のコラム参照）．

表9-2-2　抗酸菌検査の主な特徴

	利点	欠点
塗抹検査	検査開始後数時間以内に結果が判明する．	検出感度が低い． 死菌でも陽性となる．
培養検査	検出感度が高い． 死菌は発育しない．	培養陽性まで時間がかかる．
遺伝子検査	検出感度が高い． 検査開始後1日以内に結果が判明する．	死菌でも陽性となる．

抗酸菌塗抹・培養・遺伝子検査を組み合わせて実施する（**表9-2-2**）．結核の発症（一次および二次結核）および看護などに関しては，それぞれp58，p220を参照のこと．

　b．非結核性抗酸菌症

　非結核性抗酸菌は水系，土壌などの自然界に広く存在し，飲料水をはじめ，噴水，浴室など身近な生活水からも検出される．これらを宿主が無意識のうちに吸入することにより感染が生じるものと考えられている．肺感染症の起炎菌は国や地域により大きく異なり，わが国では，*Mycobacterium avium*，*Mycobacterium intracellulare*（これら2菌種を合わせて*Mycobacterium avium-intracellulare* complex（MAC）と呼ぶ），*Mycobacterium kansasii*が大半を占める．肺MAC症は約90％が女性に発症し，特に中年以降に多いとされる．その要因としては，女性ホルモンとの関連や家事との関連（生活水に含む菌体の吸入）を指摘する報告もあるが，現時点では詳細な機序は分かっていない．画像的には主に肺の中葉舌区に小結節および気管支拡張像を呈し，慢性的な咳，痰（時に血痰）の原因となる．ヒト-ヒト感染は確認されておらず感染対策上の問題は乏しいものの，結核に比べ抗菌薬に対する反応が乏しいことから，肺MAC症に対する多剤併用療法では排菌量の減少はおよそ達成されるものの根治的な効果は期待できない．

　一方で，近年では抗酸菌の中でも迅速発育抗酸菌の報告数が増えており，*Mycobacteroides abscessus*，*Mycobacteroides chelonae*，*Mycolicibacterium fortuitum*などのグループが知ら

れている．呼吸器感染症のほか皮膚軟部組織感染症や角膜感染などの原因となるが，特徴的な点は固形培地(Lowenstein-Jensen培地，小川培地，Middlebrook培地)を使用した場合，MACでは発育までに通常2〜3週間を要するが，迅速発育抗酸菌の場合には1週間以内にコロニー形成が見られる．

B　ウイルス

　呼吸器に感染するウイルスには，主として上気道に限局するものと，下気道へも広がって重篤な症状を引き起こし得るものがある(**表9-2-3**)．種々の病原微生物による急性カタル性上気道炎を総称して，かぜ症候群と呼ぶ．かぜ症候群では鼻炎，咽頭炎(咽頭痛)などの局所症状が主で，一般に発熱，全身倦怠感などの全身症状は軽微である．しかし，特に小児や高齢者などでは，炎症が下気道に広がって気管支炎，細気管支炎，肺炎を起こしたり，また，細菌の二次感染や中耳炎を合併することがしばしばあるので，注意を要する．A型およびB型インフルエンザウイルス感染(インフルエンザ)においては，かぜ症候群と異なり呼吸器症状のほかに高熱，頭痛，関節痛，筋肉痛などがみられ，また，流行の規模も大きい．

　A型およびB型インフルエンザウイルス，RSウイルス，コロナウイルスによる感染症は冬から春にかけて，また，コクサッキーウイルス，エコーウイルス，エンテロウイルス感染症は夏から初秋にかけて流行する．パラインフルエンザウイルスは春と秋に多く，一方，C型インフルエンザウイルス，ライノウイルス，アデノウイルスによる感染症は1年中みられる．ただし，咽頭結膜熱を起こすタイプのアデノウイルス感染症は夏から初秋に多い．

　注目すべき新興感染症として，SARSコロナウイルスによる重症急性呼吸器症候群(severe acute respiratory syndrome：SARS)が出現した．その致死率は約10%で，高齢者ではさらに高くなる(次頁コラム参照)．

　2012年には，MERSコロナウイルスによる中東呼吸器症候群(Middle East respiratory syndrome：MERS)が出現した．その致死率は約40%である．

　さらに，2019年には新型コロナウイルス(SARS-CoV-2)が中華人民共和国湖北省武漢において確認され，新型コロナウイルス感染症(COVID-19)を全世界に大流行させた．

1．かぜ症候群

　普通感冒(common cold)とも呼ばれる．鼻炎および咽頭炎症状が主であるが，なかでもライノウイルス，ヒトコロナウイルス(SARSコロナウイルス，MERSコロナウイルス，新型コロナウイルスを除く)，C型インフルエンザウイルスによるものは，一般に発熱，倦怠感などの全身症状は少ない．ライノウイルスには100種類の血清型が存在し，異なる血清型のウイルスによる再感染が起こる．1年を通じてみられ，かぜ症候群の原因の30〜50%を占める．ヒトコロナウイルスは主に冬から春にかけて流行し，かぜ症候群の原因の15%を占めるといわれる．C型インフルエンザウイルスの感染は乳幼児に多く，同じウイルスによる再感染を起こす．

　RSウイルスやパラインフルエンザウイルスも乳幼児が必ず感染するウイルスであるが，上記三種のウイルスに比べて，下気道炎に進行することが多い．かぜ症候群の原因の20〜30%を占める．かぜ症候群を起こす他のウイルスと同様に，これらのウイルスも容易に再感染を起

表9-2-3　呼吸器感染症を起こすウイルス

ウイルス	ウイルス科	呼吸器系の症状	流行時期
Ⅰ. 主として，かぜ症候群のみを起こすもの			
ライノウイルス	ピコルナ	かぜ症候群（主に鼻炎）	1年中（春，秋に多い）
C型インフルエンザウイルス	オルソミクソ	かぜ症候群（主に鼻炎）	1年中
ヒトコロナウイルス（SARSコロナウイルス，MERSコロナウイルス，新型コロナウイルスは除く）	コロナ	かぜ症候群（主に鼻炎）	冬〜春
Ⅱ. 気管支炎，肺炎を起こすこともあるもの			
SARSコロナウイルス（SARS-CoV）	コロナ	重症急性呼吸器症候群（SARS）	
MERSコロナウイルス	コロナ	中東呼吸器症候群（MERS）	
新型コロナウイルス（SARS-CoV-2）	コロナ	新型コロナウイルス感染症（COVID-19）による軽症〜重症肺炎	
A型インフルエンザウイルス	オルソミクソ	インフルエンザ，気管支炎，肺炎	冬〜早春
B型インフルエンザウイルス	オルソミクソ	インフルエンザ，気管支炎，肺炎	冬〜春
RSウイルス	パラミクソ	細気管支炎，肺炎	冬〜春
メタニューモウイルス	パラミクソ	細気管支炎，肺炎	冬〜春
パラインフルエンザウイルス	パラミクソ	クループ，細気管支炎，肺炎	春，秋
麻疹ウイルス	パラミクソ	肺炎	1年中（冬〜初夏に多い）
コクサッキーウイルス	ピコルナ	気管支炎，肺炎，筋肉痛	夏〜初秋
エコーウイルス	ピコルナ	気管支炎，肺炎	夏〜初秋
エンテロウイルス	ピコルナ	気管支炎，肺炎	夏〜初秋
アデノウイルス	アデノ	咽頭結膜熱，気管支炎，肺炎	1年中（咽頭結膜熱は夏）
サイトメガロウイルス	ヘルペス	肺炎（免疫不全患者にみられる）	1年中
ハンタウイルス	ブニヤ	ハンタウイルス肺症候群	

 重症急性呼吸器症候群（SARS）

　2002年後半に中国広東省で起こった重症ウイルス性肺炎は，重症急性呼吸器症候群（severe acute respiratory syndrome：SARS）と呼ばれ，アジア地域を中心に流行し，世界中に飛び火した．2003年7月までに，全世界で約8,000名の患者（死者約800名）が報告された．

　病原体は既知のヒトおよび動物コロナウイルスとは異なる新型コロナウイルスで，SARSコロナウイルスと命名された．SARSの主な症状は，38℃以上の急な発熱と咳，呼吸困難感などの呼吸器症状である．全身倦怠感，頭痛，筋肉痛や，下痢，嘔吐などの消化器症状を伴うこともある．咳などに伴う排泄物を介した飛沫感染と接触感染が主な感染経路と考えられる．高齢者では，致死率が15%以上にも及ぶ．

　診断は，症状や所見から当該疾患が疑われ，かつ，病原体診断としてウイルス分離やPCRによるウイルス遺伝子の検出あるいは血清診断として特異抗体の検出により行う．治療は，SARSに特異的なものはなく，対症療法のみである．予防には，患者介護の際のバリアー・ナーシング（マスク，フェイスシールド，ゴム手袋，ガウンの着用など）を含めた標準予防策を徹底する．ワクチンはない．

こす．この理由として，上気道炎は，下気道炎と異なって症状はごく軽微であるので，生体はそれに対する強固な防御免疫を常時発現させているわけではなく，一方，上気道粘膜は外界と直に接しているので，ウイルスの侵入が起こりやすいためと考えられる．アデノウイルス，コクサッキーウイルス，エコーウイルス，エンテロウイルス，インフルエンザウイルスの感染では，咽頭炎症状（咽頭痛，嚥下痛など）が強く，咽頭粘膜の腫脹，発赤，灰白色滲出物やリンパ濾胞の腫脹も認め，全身症状も強くなる．コクサッキーウイルス感染において，軟口蓋に小水疱や粘膜びらんなどの特有の病変を起こすことがあり，ヘルパンギーナと呼ばれる．また，アデノウイルス3型や7型の感染は咽頭結膜熱と呼ばれる特有の病態を起こす．すなわち，頭痛，発熱で発病し，咽頭痛，咽頭発赤などの咽頭炎症状に加えて，眼痛，眼脂，結膜発赤などの結膜炎の症状をきたす．夏期に水泳などに際して幼児や学童に流行することがあり，プール熱とも呼ばれる．ほかに，喉頭病変が強く，嗄声，犬吠様咳嗽などの症状がみられるものをクループと呼ぶ．重症になると呼吸困難をきたし，チアノーゼを呈する．5歳未満の小児に多く，パラインフルエンザウイルス（主に1型と2型）によるものが多い．インフルエンザウイルス，RSウイルスやアデノウイルスによるものもある．

　原因ウイルスの確定診断には，うがい液または咽頭ぬぐい液からウイルスを分離する．気道分泌液中のウイルス抗原を検出する迅速検査法も開発されている（インフルエンザウイルス，RSウイルス，アデノウイルス）．HI試験やELISA法などで抗体を測定し，急性期と回復期の血清（ペア血清）における抗体価の上昇，あるいは急性期血清におけるウイルス特異的IgM値の上昇を知ることにより診断できる．近年，PCR法によってウイルス遺伝子を検出する方法も開発されている．

　治療としては，通常は対症療法で十分である．細菌による二次感染に対しては抗菌薬を投与する．

2. インフルエンザ

　A型およびB型インフルエンザウイルスは上気道のみならず下気道にも感染し，強い全身症状を引き起こす．1〜4日間の潜伏期の後，悪寒，高熱，全身倦怠感，頭痛，腰背部痛などの全身症状を伴って発症し，鼻汁，咽頭痛，咳嗽などの鼻咽頭炎症状が出現する．嘔気，嘔吐，下痢，腹痛などの消化器症状を伴うことも少なくない．通常は，約1週間の経過で軽快する．しかし，高齢者や慢性の呼吸器・循環器系疾患を持つ者ではインフルエンザウイルス肺炎で死亡することもしばしばあり，その数はわが国では年間数千人〜1万人以上にのぼる．また，小児（主に5歳以下）のインフルエンザ関連脳炎・脳症も毎年約100例が報告されており，その半数以上が死亡，または重篤な後遺症を残すことから，大きな社会問題になっている．

　毎年，初冬から春先にかけて流行する．同じ年に，A型インフルエンザとB型インフルエンザがそれぞれ別個の流行を起こすことが多い．流行の規模は年によって異なるが，最近数年間をみれば，数10万〜120万人程度の患者数が報告されている．一般に，低温，低湿度の年に多い．抗原不連続変異（大変異）により新しい亜型のA型インフルエンザウイルスが出現すれば，わが国だけでも1,000万人以上の患者が発生する世界的大流行が起こると予測される．

　診断は，インフルエンザ流行状況と症状から容易なことも多いが，確定診断はウイルス学的診断法に基づく．ベッドサイド検査として，鼻腔または咽頭ぬぐい液中のインフルエンザウイ

ルス抗原の検出を指標にして，10分程度で判定可能な迅速診断キット（イムノクロマト法）が用いられる．より正確には，上記検体からのインフルエンザウイルスの分離，ウイルス遺伝子の検出あるいは血清抗体価の測定などにより行う．ウイルス分離や抗体価測定には専門の検査技術と日時を要する．

治療は，かぜ症候群の場合と同様な対症療法と，抗インフルエンザウイルス薬を用いたウイルス特異的療法の2通りがある．後者には，A型およびB型の両方に有効なザナミビル（商品名：リレンザ），オセルタミビル（商品名：タミフル），ペラミビル（商品名：ラピアクタ），バロキサビル（商品名：ゾフルーザ）がある．ザナミビルは吸入投与，オセルタミビルは経口投与，ペラミビルは点滴静注，バロキサビルは経口投与する．発症後できるだけ早期（48時間以内）に投与開始しないと効果がみられない．

インフルエンザの予防にはワクチンが用いられる．その予防効果は必ずしも100％ではないが，仮に感染したとしても，重症化の予防に効果的である．特に，高齢者や慢性の呼吸器・循環器合併症を有するハイリスク患者に推奨される．他に，医療従事者やハイリスク患者の家族にも推奨される．ワクチンの効果がみられるようになるまでには2週間以上かかるので，流行が始まるまでに接種をすませておくのが望ましい．

インフルエンザ（鳥インフルエンザを除く）は，「感染症法」により5類感染症・定点把握対象疾患に定められ，全国約5,000ヵ所のインフルエンザ定点（指定届出機関）からの届出が義務付けられている．これらの情報は，インフルエンザの流行状況の把握と将来の予測に役立つ．

3. 細気管支炎および肺炎

ウイルス感染が細気管支や肺胞・肺実質に及んでくると，前述のかぜ症候群やインフルエンザの症状に加えて，気管支喘息様の呼吸困難やチアノーゼなど，呼吸機能不全の症状も出現し，全身症状も悪化する．

生後1年未満の乳児にRSウイルスやパラインフルエンザウイルス（主に3型）が感染すると，細気管支炎や肺炎になりやすい．小児の細気管支炎の75％が，また，肺炎の20％がRSウイルスによるといわれる．先天性心疾患を持つ乳児では，致死率が高くなるので注意を要する．RSウイルスやパラインフルエンザウイルスは，乳幼児の院内感染の原因ウイルスとしても重要である．RSウイルスは冬から春にかけて流行する．一方，パラインフルエンザウイルスは1年を通じてみられるが，なかでも春と秋に多い．乳幼児にはアデノウイルスによる細気管支炎，肺炎もしばしばみられる．乳幼児の肺炎の約10％がアデノウイルスによるといわれる．麻疹ウイルスも肺炎を起こすことがある．

成人では，乳幼児に比べてウイルス性肺炎の頻度は少ないが，ときにインフルエンザウイルス肺炎がみられる．高齢者や肺・心血管系に基礎疾患を持つ患者，糖尿病や免疫不全の患者は，インフルエンザウイルス肺炎で死亡する率が高くなる．

サイトメガロウイルスによる肺炎は，全身感染の一症状として，免疫機能の低下した易感染性宿主（compromised host）にしばしばみられる．

SARSコロナウイルスによる重症急性呼吸器症候群（SARS）は，肺炎による致死率が高く，10％にも及ぶ．致死的な新興感染症として，2003年初めから，世界的に流行し注目された

季節性インフルエンザ・H5N1鳥インフルエンザ・新型インフルエンザ

　毎冬，ヒトに流行を起こすインフルエンザを季節性インフルエンザと呼び，A型とB型がある．

　A型インフルエンザウイルスはヘマグルチニン（HA）とノイラミニターゼ（NA）の2種類のエンベロープタンパク質を持っている．HA，NAは抗原性の違いによって，それぞれ18種類（H1〜H18）と11種類（N1〜N11）の亜型に分類される．これまでヒトに流行したA型インフルエンザウイルスは，H1N1（1918年〜1957年のスペインかぜ，1977年以降のソ連かぜおよび2009年以降のH1N1pdm09），H2N2（1957年〜1968年のアジアかぜ）およびH3N2（1968年以降のホンコンかぜ）の3種類の亜型であり，それぞれはじめて出現したときにはほとんどのヒトが免疫を持っておらず，パンデミック（世界的大流行）を引き起こした．一方，鳥類（特に水禽類：水鳥のこと）では，H1〜H16およびN1〜N9のすべての組み合わせのインフルエンザウイルスが存在する．H17N10亜型とH18N11亜型はコウモリから検出された．

　鳥インフルエンザウイルスは水禽類の腸管で増殖するが，通常は病原性を示さない．しかしときには，H5N1鳥インフルエンザウイルスのように家禽類等に致死性全身感染を起こす高病原性のウイルスが出現する．現在，H5N1鳥インフルエンザウイルスは，インドネシアをはじめとして東南アジア諸国やエジプトなどで多数発生している．わが国でも，ニワトリや野鳥の感染は，2004年以来，北海道から九州まで全国各地で散発的にみられている．

　H5N1鳥インフルエンザウイルスはヒトには感染しにくいが，ときにはヒトに感染し，重篤な症状を引き起こす．2019年6月24日現在で，世界全体でヒトの感染者は861名，死亡者は455名で，致死率は53%である．

　また，2013年から中国を中心に流行が始まったH7N9鳥インフルエンザウイルスのヒトへの感染では，1,568名の感染者と616名の死亡者が確認されており，致死率は39%である．

　一方，H5N1鳥インフルエンザウイルスのようなヒト以外の動物のインフルエンザウイルスが，遺伝子変異により容易にヒトの体内で増殖し，ヒトからヒトへと効率よく感染できるようになったものを新型インフルエンザウイルスと呼ぶ．現在のH5N1およびH7N9鳥インフルエンザでは，ヒト-ヒト感染はないか，またはきわめて限定されており，この状態をフェーズ3と呼ぶ（下表参照）．ヒト-ヒト感染が増加すれば，フェーズ4，フェーズ5となり，効率よく持続したヒト-ヒト感染が確立するとフェーズ6となり，これがパンデミックである．新型インフルエンザウイルスの呼称はフェーズ4以降のウイルスに用いられる．

パンデミック間期 （動物間に新しい亜型ウイルスが存在するがヒト感染はない）	フェーズ1	ヒト感染のリスクは低い．
	フェーズ2	ヒト感染のリスクはより高い．
パンデミックアラート期 （新しい亜型ウイルスによるヒト-ヒト感染発生）	フェーズ3	ヒト-ヒトへの感染は無いか，きわめて限定されている．
	フェーズ4	ヒト-ヒト感染が増加しているとの証拠がある．
	フェーズ5	かなりの数のヒト-ヒト感染があることの証拠がある．
パンデミック期	フェーズ6	効率よく持続したヒト-ヒト感染が確立

が，2008年7月現在で，患者発生はほとんどみられなくなっている．一方，2012年以降，MERSコロナウイルスによる中東呼吸器症候群（MERS）が発生し，注目されている．さらに，2019年に中華人民共和国湖北省武漢において確認された新型コロナウイルス（SARS-CoV-2）は，新型コロナウイルス感染症（COVID-19）を全世界において大流行させた．

　細気管支炎や肺炎の診断（病変部位診断）は，患者の予後を左右するものであり，早期に的確になされなければならない．病原診断は，かぜ症候群やインフルエンザの場合に準ずる．

　治療は，呼吸状態や全身状態に応じた対症療法を十分に行う．インフルエンザウイルスに対してはオセルタミビル，ザナミビル，ペラミビルを早期に用いれば，ある程度有効である．サイトメガロウイルスに対しては抗ヘルペス薬であるガンシクロビルを用いる．

　RSウイルスやパラインフルエンザウイルスに対してワクチンの開発が検討されているが，これらのウイルス感染により重症化する者の多くは生後6ヵ月未満の乳児であるということもあり，まだ実用化されていない．一方，抗RSウイルスモノクローナル抗体（パリビズマブ）が発症抑制や重症化予防の目的で用いられている．

4．ハンタウイルス肺症候群

　ハンタウイルス科のある種（Sin Nombre virus など）による劇症型急性呼吸器疾患である．米国南西部での患者発生が報告されている．シカシロアシネズミが本ウイルスの自然宿主であり，それを介してヒトに感染する．突然の高熱，頭痛，筋肉痛，咳に引き続き，急激な呼吸不全が進行し，短時日のうちに死亡する．肺水腫と胸膜滲出液の貯留があり，組織学的にはびまん性の肺胞損傷が認められる．他のハンタウイルスによる腎症候性出血熱と異なり，腎障害や出血傾向は認めない．

⬢ 感染症患者の看護
（結核の感染予防）

　呼吸器感染症は，いわゆる風邪症候群といわれるものからインフルエンザ，肺炎，結核，非結核性抗酸菌症，肺真菌症，誤嚥性肺炎など多岐にわたる．

　その症状は発熱，咳嗽，痰，呼吸困難，胸部X線像の異常などがみられ，また，食欲不振や全身倦怠感なども出現し，全身管理が必要になってくる．呼吸器感染症の患者は咳嗽による飛沫が感染源となり，他者への感染を生じる．そのため患者自身にも咳エチケットを行い，マスクの着用，手指衛生できるように指導する必要がある．また，医療従事者は標準予防策に加え，インフルエンザウイルス，薬剤耐性菌が検出された場合などは，飛沫予防策や接触予防策を実施する．また，結核の場合は空気予防策を実施する必要がある．

　肺炎などの病気が進行すると，呼吸困難が増強し，患者は死の恐怖や不安を訴える．また，気道分泌物の除去のため吸入や吸引，酸素吸入などが行われる．呼吸不全になると人工呼吸器の適応となる場合がある．

　看護としては，患者の背景の情報収集，症状の観察，苦痛・不安の除去，隔離による療養上の制限や精神的苦痛の緩和，感染防止に努める必要がある．人工呼吸器に関連した肺炎の予防策についてはCDCガイドラインが参考になる．使用した器具の処理についてはスポルディングの分類に沿って処理を行う．

　ここでは，結核患者への看護について述べる．

　結核は結核菌を排菌している患者の飛沫核を吸い込むことでヒトに感染を起こす疾患であり，空気感染する代表的な疾患である．結核菌に曝露後，2～3ヵ月後に感染が判明すること

が多い．特に半年から2年以内の発病が多く，感染したヒトの10～20％が一生の間に発病するといわれている．

　近年，わが国で問題となっているのが，高齢者と外国人出生者の結核罹患率の増加である．高齢者においては第二次世界大戦前後に結核に罹患した人が80歳以上の高齢となり，免疫力の低下などで発病する症例が増加してきている．また，外国人出生者については東南アジアなどの結核高蔓延国からの入国者が増加していることに加え，早期発見ができていないことが要因の一つとなっている．結核対策は早期発見・早期診断・早期治療・治療完遂が重要となる．

A 早期発見と感染予防策

　外来受診時には結核の疑いのある患者を早期に発見する必要がある．

　問診で2週間以上続く咳嗽，喀痰，微熱などの症状があれば結核を疑うことが重要である．

　特に糖尿病，悪性腫瘍，HIV感染者などの免疫抑制宿主は結核発病のハイリスク集団とされている（表9-2-4）．咳嗽などがある場合には，咳エチケットとして患者はサージカルマスクを着用する．結核の疑いがあれば，医療従事者はN95マスクを着用し，空気予防策ができる陰圧の診察室あるいは他の患者と離れた換気のよい場所で診察できるようにトリアージをする．

　施設入居の高齢者においては，結核に罹患していても典型的な症状がない場合もあるため，入居時のリスクアセスメント以外にも，入居中の定期的な健康診断（胸部X線撮影）を行い早期発見に努める．

B 結核確定後の感染対策と看護

　結核は2類感染症のため，医師は診断した後，ただちに保健所に届け出を行う．保健所は感染症法19条・20条に基づき入院勧告を行う．

　入院患者は，換気回数が6回から12回の陰圧の空調管理ができる部屋に入室する．医療従事者はN95マスクを着用し，患者の診察や看護ケアを実施する．N95マスクを装着する際にはフィットテストを行い，マスクが顔に密着しているか，シールチェックでマスクが確実に装着できているかを確認する．また，感染防止のために患者が検査等で病室から外に出るときに

表9-2-4　結核発病のハイリスクグループ

既感染者	最近の結核菌曝露 結核治療歴のある人
免疫抑制宿主	管理不良の糖尿病患者 悪性腫瘍 HIV感染 副腎皮質ホルモン薬使用者 TNF-α阻害薬使用者
健康管理の機会に恵まれない者	路上生活者
職業的な感染曝露	医療従事者

（四元秀毅編：医療者のための結核の知識，第5版，医学書院，p.120，2019を参考に著者作成）

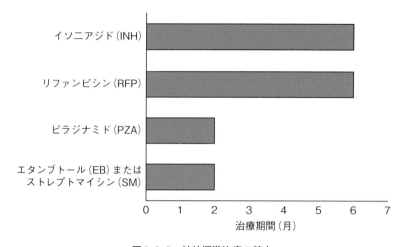

図9-2-2　結核標準治療の基本
（厚生労働省：結核医療の基準を参考に著者作成）

は飛沫を抑えるためにサージカルマスクを着用するように指導する．N95マスクは飛沫核の吸入を防御するマスクなので患者には装着しない．医療器具，リネン，食器の取り扱いについては特別な消毒は不要である．

　看護としては，結核の症状とともに抗結核薬を長期に服薬をするための副作用の観察を行う．また，患者と家族の感染に対する不安や隔離に対する苦痛，長期入院になるため社会復帰への焦りなどに対して傾聴し，精神的なケアを行う．

C 確実な治療と再発予防

　結核医療の中核をなす化学療法については**図9-2-2**の治療を行うのが一般的である．

　抗結核薬は複数の薬剤を長期に服用するため，肝障害，視力・聴覚障害などの副作用が出現する場合がある．患者が服薬を開始する前に薬理作用，副作用，服用方法や注意事項，検査の必要性などを十分に説明する．特に患者が自己判断で服薬を中止した場合，病状の悪化，薬剤耐性結核の発生などに進展するために規則正しい服薬を守るように指導する．

　なお，治療の成功率を高める直視監視下短期化学療法（DOTS：Directly observed treatment short-course）の推進により治療率の向上を目指してきた．わが国では日本版DOTS戦略として入院中の院内DOTS，通院中の地域DOTSを実施している．特に地域DOTSでは保健所と地域の医療機関・介護施設・薬局等と連携し，患者を地域全体で支援する体制を整備し，治療完遂を図っている．

D 医療・福祉施設等職員の感染予防

　IFN-γ放出試験（interferon-gamma release assay：IGRA）（QFTプラスまたはT-SPOT）を行い，陽性の場合には，発病の有無について精査する．発病が否定され，治療が必要な場合には，潜在性結核感染治療として，発病予防のため治療薬を内服する．

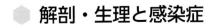

消化器系

解剖・生理と感染症

A 解剖・生理

消化管は口腔(歯，舌)，咽頭，食道，胃，小腸(十二指腸，空腸，回腸)，大腸(結腸，盲腸，直腸)，肛門へとつながる(**図9-3-1**)．消化管に消化液(唾液，胃液，膵液，胆汁，腸液)が分泌され，消化液中の消化酵素により食物が消化され，栄養分が吸収される．消化管へ導管により分泌物を出す臓器に耳下腺，顎下腺，舌下腺，肝臓，胆嚢，膵臓がある．

消化器の重要な生理的機能は食物を摂取し，栄養分を吸収することであり，上部消化管で食物を消化し，下部消化管の小腸で栄養分を吸収し，大腸で水分や電解質を吸収する．

消化管の運動は神経性調節と体液性調節を受け，神経性調節は壁内神経と自律神経により調節され，体液性調節は消化管ホルモンにより調節される．

B 感染症

消化器系の感染症で主なものに胃炎，腸炎，肝炎，肝膿瘍，胆嚢炎，胆管炎，膵炎などがある．さまざまな原因で炎症が起こりうるが，重要なものに食品由来の感染がある(**表9-3-1**)．食品由来の病原体には細菌，ウイルス，真菌，原虫，寄生虫，プリオン(proteinaceous in-

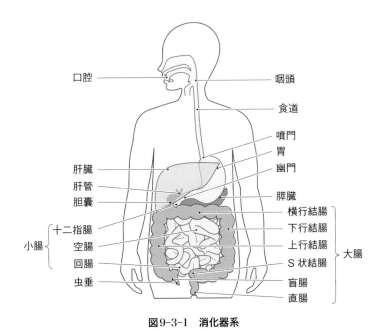

図9-3-1 消化器系

表9-3-1　食品由来の消化器系感染症

微生物の種類	病原体	原因食品・食材	疾患
細菌	黄色ブドウ球菌	にぎりめし，弁当	食中毒，腹痛，嘔気嘔吐，下痢症
	サルモネラ属菌	生卵，肉類，魚介類	食中毒
	カンピロバクター	鶏肉，牛肉，豚肉，生乳	食中毒，下痢症
	腸炎ビブリオ	生鮮魚介類，漬物，塩辛	食中毒，下痢症
	ウェルシュ菌	牛肉，豚肉，鶏肉，カレー，シチュー	食中毒，腹痛，下痢
	腸管出血性大腸菌	肉類，井戸水，飲料水	食中毒，出血性大腸炎，溶血性尿毒症症候群
	腸管病原性大腸菌	肉類，井戸水，飲料水	食中毒，下痢症
	腸管組織侵入性大腸菌	肉類，井戸水，飲料水	食中毒，粘血性下痢
	毒素原性大腸菌	肉類，井戸水，飲料水	食中毒，水様性下痢
	ボツリヌス菌	辛子れんこん，いずし，はちみつ	食中毒，食餌性ボツリヌス症，乳児ボツリヌス症
	チフス菌	汚染された食物，飲料水	腸チフス
	パラチフスA菌	汚染された食物，飲料水	パラチフス
	赤痢菌	汚染された食物，飲料水	細菌性赤痢
	コレラ	汚染された食物，飲料水	重症下痢症
ウイルス	ロタウイルス	汚染された食物，飲料水，二枚貝	重症下痢症，冬季乳幼児嘔吐下痢症
	ノロウイルス	汚染された食物，飲料水，二枚貝	食中毒，下痢症
	サポウイルス	汚染された食物，飲料水，二枚貝	食中毒，下痢症
	A型肝炎ウイルス	汚染された食物，飲料水	急性肝炎
	E型肝炎ウイルス	豚肉，イノシシ肉，シカ肉	急性肝炎
真菌	アスペルギルス	汚染された食物，ピーナツ，ピスタチオ	マイコトキシン中毒症，肝障害，脳症
原虫	赤痢アメーバ	汚染された食物，飲料水	アメーバ赤痢
寄生虫	アニサキス	サバの刺身，しめサバ，イカの刺身	食中毒，アニサキス症
プリオン	プリオン	牛肉，ハンバーグ，ソーセージ	クロイツフェルト−ヤコブ病

fectious particle, prion）などがある．食中毒は，食品に起因する胃腸炎や神経障害などの中毒症の総称であり，有害な微生物（細菌，ウイルス，寄生虫）や化学物質を含む飲食物を摂取した結果生じる．

1. 細 菌

　食中毒を起こす細菌として，黄色ブドウ球菌，サルモネラ，大腸菌，カンピロバクター，腸炎ビブリオ，ウェルシュ菌などが重要である．消化器症状をきたす輸入感染症として，細菌性赤痢，腸チフス，パラチフス，コレラなどが重要である．

　また，胃に感染して急性胃炎，胃潰瘍，慢性胃炎および胃がんを引き起こすヘリコバクター・ピロリ（ピロリ菌）が重要である．胃MALTリンパ腫発症とも関連性がある．

2. ウイルス

　消化器系におけるウイルス感染症により急性胃腸炎や下痢症を引き起こす．代表的なウイルスにロタウイルス，ノロウイルス，サポウイルス，アストロウイルス，アデノウイルスがある．糞便中にウイルス粒子が排出され，飛沫感染が起こることもある．

　肝臓に感染して増殖し，肝炎を引き起こすヒトの肝炎ウイルスにはA型からE型まで5種類ある．A型，E型は糞口感染し，B，C，D型は血液および体液を介して感染する．

3. 真 菌

　真菌による病態は3種類あり，真菌による感染症（真菌症），マイコトキシン中毒症，真菌抗原によるアレルギーがある．真菌症には深在性真菌症（全身性真菌症，易感染性宿主の日和見感染症），深部皮膚真菌症（外傷から皮下組織に膿瘍，肉芽腫を形成），表在性真菌症（皮膚や粘膜に限局，水虫，いんきん）がある．病原真菌としてカンジダ，クリプトコッカス，アスペルギルス，皮膚糸状菌が重要である．口腔カンジダ症，食道カンジダ症，クリプトコッカス症はエイズ（AIDS）によく合併する．マイコトキシン中毒症では，真菌によりマイコトキシンが産生され，肝毒性，腎毒性，神経毒性などをきたす．アスペルギルスなどの病原真菌が産生したマイコトキシンがピーナツやピスタチオなどの食物に付着し，それを摂取することにより肝障害，腎障害，脳症を起こしたり，肝がんの原因になることもある．

4. 原 虫

　アメーバ赤痢は赤痢アメーバ原虫が原因で，栄養型，囊子の二形態を有し，ヒトへは成熟囊子の経口摂取により感染する．通常2～3週間の潜伏期を経て，イチゴゼリー状粘血便，下痢，腹痛で発症する．細菌性赤痢に比べると症状は軽い．

5. 寄生虫

　アニサキスはサバやイカなどの魚介類に寄生しており，刺身などとともに生きた幼虫を経口摂取することでアニサキス症を発症させる．アニサキスの幼虫は胃壁や腸壁を刺入し，激しい腹痛を引き起こす．治療法として胃内視鏡で観察し，鉗子にて摘出する．

6. プリオン

　プリオンは他の病原体とは異なりDNAやRNAなどの核酸を持たないタンパク質性感染粒子で脳内に感染し，脳に海綿状変化をきたし，牛海綿状脳症（bovine spongiform encephalopathy：BSE）やヒトのクロイツフェルト-ヤコブ病（Creutzfeldt-Jacob disease：CJD）を発

症する．罹患した脳は著しく萎縮し，認知症，精神症状を呈する．

◆ 感 染 症

A 細 菌

1. 胃炎，胃潰瘍

ピロリ菌は胃炎，胃潰瘍の原因菌であり，これらの疾患の治療には抗菌薬によるピロリ菌の除菌が行われている．

2. 腸管感染症

2-1. 3類感染症（**参考資料表1**参照）

a. コレラ

コレラ菌で汚染された水や食品を摂取することにより経口感染する．通常1日以内，長くて5日の潜伏期の後，腸管内で増殖したコレラ菌が産生したコレラ毒素が腸管上皮細胞に作用して下痢を起こす．下痢便の性状は，典型的には「米のとぎ汁様」と形容される白色ないし灰白色の水様便であり，1日10リットルから数十リットルに及ぶ．嘔吐はみられるが通常発熱，腹痛は伴わない．脱水が高度な場合，目はくぼんで鼻と頬骨が突出し，いわゆる「コレラ顔貌」を呈する．死因は下痢，嘔吐に伴う脱水症である．

治療は大量に喪失した水分と電解質の補給が中心で，経静脈輸液と経口輸液を単独または併用して行う．抗菌薬の投与は病期をある程度短縮するが，治療のためには必ずしも必要ではない．

b. 細菌性赤痢

赤痢菌により起こる．かつてはA亜群赤痢菌による赤痢が多かったが，近年ではD亜群が多くなっている（D亜群は先進国で多いとされる）．国内の患者数はここ数年，年間数十人程度であり，海外からの輸入症例が多い．患者や保菌者の糞便で汚染された飲食物を介して経口感染する．感染菌量は10～100個と推察されており，食器を介して感染することもある．潜伏期は1～3日である．腸管内で増殖した赤痢菌が大腸粘膜の上皮細胞に侵入・破壊して血性下痢を起こす．主症状は，発熱，下痢，腹痛，膿粘血便，しぶり腹（テネスムス，排便してもすっきりせず，また排便したくなること）などである．現在では典型的症状を呈するものは少なく，D亜群による赤痢では症状が比較的軽く，軽い下痢や無症状の場合が多い．

近年，臨床から分離される株には薬剤耐性株が多く，抗菌薬の選択には薬剤感受性試験の情報が重要である．

c. 腸管出血性大腸菌感染症

腸管出血性大腸菌（EHEC）は，ベロ毒素を産生して腸管上皮細胞を壊死させ，血便と腹痛を主徴とする出血性大腸炎を起こす（**口絵13**参照）．代表的な血清型O（オー）157がある．感染菌量は100個程度であり，きわめて少量の菌でも食中毒を発症させる．そのため潜伏期は4～8日と長い．年間数千人もの患者が報告されている．夏に多い．ベロ毒素が血管内皮細胞を壊死させて，溶血性尿毒症症候群（hemolytic uremic syndrome：HUS），脳症，血栓性血小板減少性紫斑病を合併し重篤な経過をとる場合がある．治療は水分の補給と消化しやすい食事の

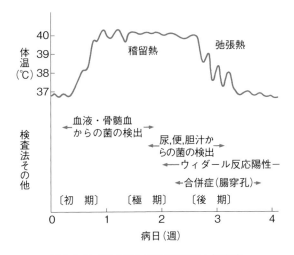

図9-3-2　腸チフスの定型的経過と検査法

摂取をすすめたうえで，わが国では抗菌薬としてホスホマイシンが投与されることが多い．

d. チフス症（腸チフスとパラチフス）

　患者または保菌者の糞便や尿中に含まれるチフス菌またはパラチフス菌Aが，経口感染して起こる全身性疾患であり，長期の経過をとる．潜伏期は経口摂取された菌量により異なるが，平均10日間前後である．腸管粘膜から侵入した菌は腸管のリンパ組織で増殖した後，血流に入り敗血症を起こす．高熱，バラ疹（皮疹），脾腫などが主症状である．熱型は特徴的である（**図9-3-2**）．発症後2〜3週間程で回復に向かう．この時期には抗体が作られ，ウィダール（Widal）反応陽性となる．菌が検出される部位は病期により異なる．チフス症から回復すると終生免疫が成立する．回復後も，数％は保菌者となり，感染源となる．保菌者の多くは胆石症を有し，胆嚢内にチフス菌を保有している．

　腸チフス，パラチフスはほぼ同じ経過をとるが，パラチフスの方が一般に軽症である．最近では年間数十人程度の患者がみられ，海外からの輸入症例が多い．

　チフス症には薬剤感受性検査を行った後，第三世代セフェムなどの感受性のある抗菌薬が用いられる．保菌者にはクロラムフェニコールを投与するが，無効な場合には胆嚢切除などを行う場合がある．

2-2. 食中毒

　細菌性食中毒は，病原菌あるいは病原菌が産生した毒素により汚染されている飲食物を摂取することにより起きる急性の胃腸炎である．発症に生菌の経口摂取が必要な感染型食中毒と，それが必要でない毒素型食中毒に大別される．感染型食中毒の原因菌の多くはそれほど感染力，伝染力は強くなく，発症には多量の菌（$10^7 \sim 10^8$個以上）の経口摂取を必要とし，原則としてヒトからヒトへ直接感染しない．

　食品衛生法には20種類の原因菌があげられている．わが国における細菌性食中毒の主要な原因菌は，カンピロバクター，サルモネラ，黄色ブドウ球菌，病原性大腸菌，腸炎ビブリオ，ウェルシュ菌である．これらの菌による食中毒の特徴を**表9-3-2**に，年次別件数を**図9-3-3**

表9-3-2　代表的な腸管感染症

病名（菌名）		潜伏期	症状など				
			嘔吐	腹痛	発熱	下痢	その他
3類感染症	腸チフス （チフス菌など）	2〜14日	＋	±	特徴的な熱型	悪臭のある泥状便	脾腫 皮疹など
	赤痢	1〜4日	±	＋ （下腹部）	＋	粘血便 （テネスムス）	A群は病原性が強い
	腸管出血性大腸菌	3〜5日	＋	＋＋	＋	水様→血便	溶血性尿毒症症候群（HUS）
	コレラ	1〜3日	＋＋	±	－	水様 （米のとぎ汁様）	
細菌性食中毒	感染型	病原性大腸菌	12〜48時間	症状などに関しては5種類の病原性大腸菌によって異なる. （表2-9参照）			
		腸炎ビブリオ	3〜48時間	＋＋	＋＋	＋ （高熱でない）	水様血便 （精液臭あり）	
		サルモネラ （腸炎菌など）	10〜70時間	＋	＋＋	＋＋ （高熱）	粘血便 （黒緑色）	
		カンピロバクター	2〜6日 （遅い）	±	＋	＋	水様〜粘血便	小児に多い
		エルシニア （エンテロコリチカ菌など）	不明 （早くはない）	＋	＋	＋	水様性〜粘血便	乳幼児に多い 菌は4℃でも増殖可→泉熱
		セレウス菌	下痢型8〜16時間 嘔吐型1〜5時間*	－ ＋＋	＋		水様性	
		ウェルシュ菌	8〜20時間	±	＋	±	水様便	
	毒素型	黄色ブドウ球菌	1〜6時間 （早い）	＋＋	＋	±	粘血便 （軽症では−）	
		ボツリヌス菌	6〜72時間	＋**	＋**	－	＋**→	便秘，眼症状，筋肉麻痺など

リステリア菌（4℃でも増殖可）も注目されている．病名（菌名）が太字のものは死に至ることもあるものである.
 ＊ わが国では嘔吐型がほとんどである（どちらの型も症状は軽い）．嘔吐毒は胃酸に耐性であり，毒素型の中毒を起こす.
＊＊ ボツリヌス毒素による症状ではなく，他の因子によるもので発症当初に認められる.

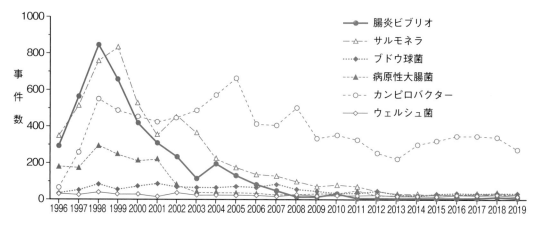

図9-3-3　主な細菌別にみた事件数の年次推移（1991〜2014）
（厚生労働省：食中毒統計）

にまとめた.

a. 腸炎ビブリオ感染症

腸炎ビブリオは海水と淡水が混じり合う汽水域に存在する. 海産魚介類およびその加工品を介した経口感染が主で, ヒトからヒトへの感染はまれである. 本菌の増殖は早く, 6〜24時間で下痢と腹痛を起こす. わが国では夏季に多発し, 冬季の発生は少ない. この理由は, 日本近海の水温が15℃以下では本菌はほとんど検出されないが, 15℃以上になると急に増殖を始め, 魚介類の汚染が急速にすすむことによる. 最近は, 収穫した海産魚介類をきれいな水で洗浄することにより, 腸炎ビブリオによる食中毒の発生が著しく減少している.

脱水症や循環器症状に十分な注意を払い, 必要に応じて適切な対症療法も行う. 抗菌薬を投与する場合には, ニューキノロンまたはホスホマイシンなど, 本菌に有効な抗菌薬を選択して用いる.

b. サルモネラ腸炎

チフス菌, パラチフス菌以外のほとんどのサルモネラ属菌は, 急性胃腸炎症状を伴う食中毒の原因菌となるが, ネズミチフス菌 (*Salmonella* Typhimurium), 腸炎菌 (*S.* Enteritidis) などが頻度の高い菌種である.

ニワトリ, ブタ, ウシなどの家畜, イヌ, ミドリガメ, ヒヨコなどのペット, 健康保菌者がサルモネラ属菌の感染源として重要である. 原因食品としては卵, 牛乳, 肉類などが多い. 腸炎菌では鶏卵内汚染がみられる.

サルモネラ腸炎には抗菌薬投与は必ずしも必要でないとの考えが多い.

c. ブドウ球菌食中毒

エンテロトキシン産生性黄色ブドウ球菌が食品中で増殖し, 食品中に産生されたエンテロトキシンを経口摂取することにより起きる. 短い潜伏期 (平均3時間) のあと急激に発症する. 主症状は悪心, 嘔吐であり, 腹痛や下痢を伴う. 一般に経過は良好で1〜3日で回復する.

エンテロトキシンは100℃ 30分間加熱しても失活しないので, 食べる前に食物を加熱することによっては予防できない. 黄色ブドウ球菌は化膿菌であり, 食品の加工時に手袋をつけること, 化膿巣のある手指で調理しないことが予防上大切である.

d. 大腸菌性腸炎

多くの大腸菌株はヒトに腸炎を起こすことはない. しかし, 一群の大腸菌 (病原性大腸菌) は, 下痢を主症状とする腸管感染症を引き起こす. これらは下痢発症機序の違いにより5種に分けられる (2章 **5** 参照).

腸管病原性大腸菌 (EPEC) はサルモネラ腸炎に, 腸管組織侵入性大腸菌 (EIEC) は赤痢に, 腸管毒素原性大腸菌 (ETEC) はコレラに, 腸管出血性大腸菌 (EHEC) は赤痢に類似した病態を示す (p226, 3類感染症参照). 腸管凝集付着性大腸菌 (EAEC) は, 発展途上国の持続性 (2週間以上) 乳幼児下痢症の病原体として重要である.

e. カンピロバクター感染症

カンピロバクター・ジェジュニ/コリによる食中毒は発生件数が多く, 小児の下痢症の起因菌としても重要である. これらの菌はウシ, ニワトリ, ブタなどが保菌しているので, これらの動物の排泄物によって汚染された肉類や飲料水などが感染源となる. 喫食歴に「トリ刺し」や「レバ刺し」,「バーベキュー」などがあがることが多い. 少量の菌 (500個程度) で発症し,

潜伏期は2～6日で他の細菌性下痢症より長い．カンピロバクター・ジェジュニ腸炎の後，ギラン-バレー(Guillain-Barré)症候群を合併することがある．

f. ウェルシュ菌中毒

エンテロトキシン産生性ウェルシュ菌によって起こる．食物とともに摂取された菌(10^9個以上)が腸管内で芽胞を形成するときに産生されるエンテロトキシンにより起こる．症状は一過性の下痢である．この中毒は深鍋で大量に調理した食品により起こりやすい(給食病とも呼ばれる)．そのため1件あたりの患者数が多い．これは鍋の中で嫌気条件と温度がよく保たれ，本菌の芽胞が発芽し，増殖が起こるためである．肉の料理，特にシチュー，スープなどが原因食である場合が多い．

特に治療を要しない．予防には調理後，食品の入った鍋を室温で放置せず，速やかに冷却することが重要である．

g. ボツリヌス中毒

ヒトに中毒を起こすのは，A，B，E，F型ボツリヌス菌である．

1) 食餌性ボツリヌス中毒　食品中に産生されたボツリヌス毒素(神経毒素)を摂取することにより起き，毒素により，めまい，複視，眼瞼下垂，嚥下困難，呼吸困難などの運動神経麻痺症状が現れる．ほとんどの場合，死因は呼吸筋麻痺である．

ボツリヌス菌は偏性嫌気性菌なので，食品内が嫌気状態になる瓶詰，缶詰，真空パック食品，発酵食品で起こる．わが国の中毒例のほとんどは魚の発酵食品である"いずし"を原因食とするE型中毒であったが，近年はまれとなった．最初の症例がみつかった1951年からこれまで120件以上発生し，患者数500名以上，致死率は約20％である．近年は診断・治療方法が周知され死者が出ていない．

2) 乳児ボツリヌス症　1976年に米国で発見された病型で，主に生後3週間から1歳ほどまでの乳児がかかる．経口摂取されたA，B型菌の芽胞が，腸管内で発芽，増殖して産生された毒素によって起こる(口絵17参照)．蜂蜜が芽胞の主な媒介原因食と考えられている．頑固な便秘，吸乳力の低下，弱い泣き声，その他の運動麻痺症状が現れる．致死率は3％以下である．わが国でも2017年までに36例が報告されている．2017年には蜂蜜が原因とされる初めての死亡例が報告された．

治療には早期に十分な抗毒素血清を投与する．乳児ボツリヌス症の予防には，1歳未満の乳児には蜂蜜を与えないことである．

2-3. 抗菌薬関連腸炎

a. ディフィシル菌腸炎

本疾患は抗菌薬投与により大腸細菌叢が乱され，ディフィシル菌が増殖し，産生された毒素によって起こる．抗菌薬投与後に起こる偽膜性大腸炎(pseudomembranous colitis；もっとも重症，口絵18参照)の100％，内視鏡所見で炎症像を認める下痢症の50～70％，炎症像のない下痢症(もっとも軽症)の15～25％はディフィシル菌が原因と考えられている．腹痛，下痢，発熱，白血球増加がみられる．ディフィシル菌はヒトの腸管内に常在しており，日本人成人では約10％に検出される．本疾患は老人に多く，一種の日和見感染症と考えられる．原因としてはクリンダマイシン，アンピシリン，セファロスポリン系薬剤が多いが，その他の抗菌

薬によっても起こる.

　CCFA寒天培地を用いてディフィシル菌を検出するとともに，毒素の証明を行うことにより診断する.化学療法中に下痢などの症状が現れたら，まず使用抗菌薬の投与を中止する.治療にはバンコマイシン，メトロニダゾールが有効である.

b. メチシリン耐性黄色ブドウ球菌(MRSA)腸炎

　消化器系の手術時に起こるMRSAの感染は，術後に激しいコレラ様の水様性下痢(MRSA腸炎)を発症し，突然死を起こすことがある.治療にはバンコマイシンの投与を行う.

2-4. 肝 膿 瘍

　起因菌としては大腸菌，バクテロイデスが重要であるが，複数菌の混合感染の頻度が高い.数日から数週にわたる悪寒，発熱が主症状で，上腹部の鈍痛がしばしばみられる.治療には適切な化学療法および外科的処置を必要とする.

2-5. 胆囊炎，胆管炎

　起因菌としては大腸菌，クレブシエラ，バクテロイデスが重要である.

　急性胆囊炎では，心窩部痛，悪心，嘔吐がみられる.また，発熱，黄疸が認められる場合が多い.急性胆管炎は，胆囊炎や総胆管の閉塞(胆石による場合が多い)などにより，胆管や総胆管に細菌感染が生じた場合にみられる.高熱，悪寒戦慄，右上腹部痛が認められ，黄疸が顕著である.抗菌薬の投与とともに，細菌感染の誘発因子の除去を行う.

2-6. 腹 膜 炎

　一次性腹膜炎：原因巣が不明.肺炎レンサ球菌，化膿レンサ球菌，大腸菌，ブドウ球菌によるものが多い.

　二次性腹膜炎：原因は消化管の穿孔，子宮，膀胱，消化管などの外傷破裂，潰瘍の穿孔，胆囊炎などきわめて多彩である.起因菌としては大腸菌，バクテロイデスが多い.かなり強い腹痛を有し，通常は発熱，食欲不振，悪心，嘔吐を伴う.

　一次性，二次性ともに病巣が限局している場合には，化学療法のみで奏効する場合が多い.

B ウイルス

1. ウイルス性胃腸炎

　急性胃腸炎や急性下痢症の原因となるウイルスにロタウイルス(Rotavirus)，ノロウイルス(Norovirus)，サポウイルス(Sapovirus)，アストロウイルス(Astrovirus)，アデノウイルス(Adenovirus)などがある(**表9-3-3**).

a. ロタウイルス

　ヒトに感染するロタウイルスはA群，B群，C群とあるが，A群の頻度と病原性が高く，ロタウイルスというと一般的にはA群ロタウイルスを指す.ロタウイルスは冬季乳幼児嘔吐下痢症の原因ウイルスであり，小児の下痢症の原因としてもっとも重要であり，ロタウイルス感染は小児下痢症の30〜50%を占める.ロタウイルス感染は特に6ヵ月から2歳までの罹患率が高く，5歳までにほとんどの小児が感染し，抗体を有する.

表9-3-3　ウイルス性胃腸炎の原因ウイルス

ウイルス名	ロタウイルス	ノロウイルス	サポウイルス	アデノウイルス	アストロウイルス
ウイルスゲノム	2本鎖RNA，11分節	1本鎖プラス（+）RNA	1本鎖プラス（+）RNA	2本鎖DNA	1本鎖プラス（+）RNA
ウイルス粒子の大きさ	80〜100 nm	35〜40 nm	35〜40 nm	70〜80 nm	28〜30 nm
ウイルス粒子の形	正二十面体	正二十面体	正二十面体	正二十面体	正二十面体

　ロタウイルスは経口的に感染し，小腸に達して小腸絨毛の上皮細胞で増殖する．上皮細胞の障害，脱落が起こり，水の吸収が阻害されることにより下痢が発症する．2〜4日の潜伏期間の後，嘔吐，水様便，白色便が5日間ほど持続する．糞便中にウイルス粒子が排出され，発病後1週間くらいウイルスの排出が継続するため，家族内感染に注意する必要がある．治療では，水様性下痢により脱水症状が起こらないように水分と栄養の補給が必要で，経口補液あるいは重症の場合は点滴で補液する．

　ロタウイルスの診断はイムノクロマト法による迅速診断が一般的であり，ラテックス凝集反応，酵素抗体法なども行われる．さらに詳細に解析する場合はRT-PCRや電子顕微鏡検査が行われる．

　2011〜2012年以降，ロタリックス®，ロタテック®の2種類のロタウイルスワクチン（経口弱毒生ワクチン）が実用化されている．ロタリックス®はヒトロタウイルスを親株にした単価ワクチンで，ロタテック®はウシロタウイルスを親株にした5価ワクチンである．ロタリックス®は2回接種で，ロタテック®は3回接種と投与回数が異なるが，いずれも有効性が高い．ワクチン導入により，わが国ではロタウイルス感染による入院症例が顕著に減少している．

b．ノロウイルス

　ノロウイルス感染症は小児から大人まで広い年齢層で発症する．ノロウイルスは糞口感染で感染し，潜伏期は1〜2日と短い．感染力がきわめて強く，微量のウイルス粒子で感染する．発熱，嘔気・嘔吐，下痢を発症し，通常は数日で回復する．治療は対症療法のみであるが，脱水を伴う場合は経口補液や経静脈的補液を行う．ノロウイルスの診断には便中のウイルスゲノムRNAをRT-PCR法で検出することで診断できる．また，イムノクロマト法，酵素抗体法などが使用されている．症状回復後も糞便中にウイルス粒子の排泄が3〜7日持続し，2週間に及ぶ場合もある．

　わが国では11月から2月の冬季に流行のピークがみられる．病院，学校，老人ホームなどの人が多く集まる施設で集団発生がみられる．冬季のカキなどの二枚貝の生食に注意し，加熱して食べるとリスクを軽減できるが，便中に排泄されたウイルス粒子からの経口感染によって感染することから，患者の吐瀉物，便の処理には注意が必要である．ノロウイルスはアルコール消毒では不活化できず，次亜塩素酸ナトリウムにて消毒する必要がある．

c．サポウイルス

　サポウイルスはノロウイルスと同じカリシウイルス科に属する．サポウイルスも小児から大人まで広い年齢層で発症する．ノロウイルスと同様に糞口感染により感染し，潜伏期1〜2日

で下痢症を発症する．症状はノロウイルス感染と似ており，糞便中のウイルスゲノムRNAを
RT-PCR法で検出することにより診断できる．

d．アストロウイルス

アストロウイルスは糞口感染により感染し，2〜3日の潜伏期の後，腹痛，下痢，嘔吐を発
症する．症状は比較的軽症であり，2〜3日で軽快する．乳幼児では嘔吐，下痢を発症し，大
人では比較的症状は軽い．冬季に多く発症し，ウイルス性下痢症の10％程度を占める．診断
は糞便中のウイルスRNAゲノムをRT-PCR法で検出する．

e．アデノウイルス

アデノウイルスは乳幼児の下痢症の原因となり，アデノウイルスFが関与する．糞便中のウ
イルス抗原をラテックス凝集反応やELISAなどで検出することで迅速診断できる．

2．ウイルス性肝炎

肝臓を主たる増殖の場所とし，肝炎を起こすウイルスを肝炎ウイルスといい，ヒトの肝炎ウ
イルスはA型〜E型まで5種類存在し，A型，E型は経口感染で感染し，B型，C型，D型は血
液や体液を介して感染する．詳細は肝炎の項を参照のこと．

◆ 感染症患者の看護
（急性ウイルス性肝炎患者の看護）

消化器系感染症患者は，腹痛，悪心・嘔吐，下痢，食欲不振などから，栄養障害を起こしや
すい．また，頻回な嘔吐，下痢に伴う脱水症から，全身倦怠感，血圧低下，尿量減少，皮膚粘
膜の乾燥などが生じる．脱水が進行すると，不穏，興奮，意識障害を引き起こし，死に至るこ
ともある．特に，小児や高齢者は要注意である．脱水に対する補液や，対症療法として，多く
の薬剤が処方されるので，正確に使用する．コレラ，腸チフスなど感染症法の対象となる疾患
患者は，隔離入院となるので，孤独感，拘束感，不安感などに対するケアが必要となる．患者
の排泄物は感染源となるので，接触予防策（p186参照）を厳守する．患者にも手指衛生の励行
など，衛生教育を行う．

ここでは感染症法（**参考資料表1**参照）の4類（A型・E型肝炎）および5類（B型・C型・D型
肝炎）の対象疾患となっているウイルス性肝炎のうち，急性期にある患者の看護について記す．

急性ウイルス性肝炎とは，肝細胞を主たる増殖の場とする肝炎ウイルスにより，肝細胞が障
害されて生じる急性炎症性疾患である．その病原体として，A，B，C，D，E型肝炎ウイルス
が同定されている．各病原体およびその臨床症状，予後などについては3章（p116〜118）を
参照のこと．

A 情報収集とアセスメント

出現している症状，つまり，全身倦怠感，発熱，筋肉痛，消化器症状（胃部不快感，悪心，
嘔吐，食欲不振，腹痛），黄疸，瘙痒感，褐色尿などを観察し，苦痛の程度と日常生活への影
響および疾病に対する患者・家族の認識の程度などを把握する．また，輸血歴，海外渡航歴，
集団発生の有無，家族内肝疾患の有無などを尋ね，感染経路を予測する．さらに血液検査結果

(ALT，AST，LDH，ビリルビン値，プロトロンビン時間，ヘパプラスチン時間など)や意識障害の有無などに注意し，重症化・劇症化傾向を早期に発見する.

B 重症化・劇症化予防と安静への援助

　患者の症状，検査データなどの変化に注意し，急性肝炎の悪化徴候(Aの症状に加え，尿量減少，浮腫，腹水，脱水，せん妄様症状など)を早期に発見する. 患者に対し，安静臥床の必要性を説明し，清拭，排泄などセルフケアの不足部分を援助する. 入院・治療，生活規制，疾病・予後に対する不安など心理的ストレスから安静保持が困難な場合の援助も大切となる.

C 瘙痒感軽減への援助

　患者は，黄疸がある場合胆汁酸の刺激による強い瘙痒感を訴えるので，毎日清拭を行い皮膚の清潔を保つ. 特に就寝前の清拭は，瘙痒による不眠を訴える患者には効果的である. 必要時医師の指示により保湿剤，かゆみ止めの薬剤を使用する.

D 栄養管理

　肝庇護食の食事療法となるが，患者は食欲不振，悪心，嘔吐，腹痛などのため，栄養状態の変調をきたす. 少しでも食事摂取ができるように工夫し，必要時補液を行う. 急性肝炎の症状が強い時期はタンパク摂取は肝臓に負担を与えるので低タンパク食とする. 糖類を主体にエネルギー補充する. 基本的には規則正しく栄養バランスのよいものを摂取するように指導する.

E 感染予防

　A型・E型肝炎：手洗い，飲食物の加熱，流行地渡航前のワクチン接種(A型肝炎ワクチン).

　B型肝炎：母子感染の予防策として，妊娠中に検査を行い，キャリア母からの新生児に高力価HBs抗体含有免疫グロブリン(HBIG)とB型肝炎ワクチンが接種される. 成人の感染では，性感染，医療行為などがあり，B型肝炎ワクチンが有効である. 2016年10月からすべての乳児を対象に，B型肝炎ワクチンが定期接種化されている.

　C型肝炎：医療行為などが原因となるが，ワクチンはない.

　D型肝炎：性感染症などに注意する. B型肝炎ワクチンが有効な場合もある.

　医療従事者の血液・体液曝露による職業感染(針刺し・切創，皮膚・粘膜汚染)事故を予防するために，標準予防策(スタンダードプリコーション；SP)(p186参照)を厳守する.

　医療従事者は自分自身を守るためにB型肝炎ワクチン接種を勧奨されている. 実施においては日本環境感染学会が発行している医療関係者のためのワクチンガイドライン(第3版)が参考になる. 患者教育としては日常生活の中で血液が付着しやすいもの(医療器具，歯ブラシ，カミソリなど)は共有しないように説明する.

　なお，2008年度からB型・C型肝炎の早期治療推進のため，インターフェロン治療に対する医療費助成が開始された.

ノロウイルス感染症患者の看護のポイント

　ノロウイルス感染症は，乳幼児から高齢者まですべての年齢層の人が罹患し，一般的に軽症に経過する．しかし最近，医療関連施設でノロウイルス集団感染により，入院中の高齢患者の死亡例が報告されている．また，ノロウイルスは下痢だけではなく嘔吐が多く，消毒薬による抵抗性も強い．また，ヒトからヒトへの感染力がきわめて強く，ウイルス量（患者の便1g中約1億個以上，嘔吐物1g中に100万個以上）が100個以下でも感染するため，感染対策が重要となる（ノロウイルスに関しては，p113，232を参照）．

1. 症　　状
・潜伏期は平均1〜2日で，主症状は嘔気・嘔吐，下痢，腹痛，微熱を呈する．
・通常2〜3日で回復するが，高齢者では誤嚥性肺炎や吐物を喉に詰まらせることがあり，重症化する場合もある．

2. 感染経路
1）経口感染（食中毒）
　食中毒は，生あるいは火が十分に通っていないカキやアサリなどの二枚貝や，食品取り扱い者を介して汚染した食品を摂取することにより起こる．
2）接触感染
　ノロウイルスを含む便や吐物に接触，あるいはそれに接触した媒介物を経由して微生物を経口摂取することによる（間接）接触感染
3）飛沫感染
　発症している患者の吐物や下痢便の一部が床などに飛散し，近傍の人が吸入，嚥下して感染する飛沫感染（ノロウイルスを含んだ直径5μm以上の飛沫は1〜2m飛散）
4）空気感染（エアゾル）
　嘔吐物や便の処理が適切に行われなかったために，それらが乾燥し小さな飛沫核（直径5μm以下）の中に生き残り，空中を浮遊しているノロウイルスを吸入して発症することもある．

3. 治療法
・特効薬はなく，水分補給により脱水を予防することが重要（特に小児・高齢者）である．
・抗菌薬は無効であり，通常は投与しない．制吐薬，整腸薬投与などの対症療法が一般的である．

4. 感染対策
1）標準予防策と接触予防策
　(1) 手指衛生：流水と石けんで確実に行う（擦式アルコール製剤に対する抵抗性が強い）．
　(2) 手袋の装着
　(3) 環境・物品の消毒（食器，衣類，ドアノブ，便座など）
2）嘔吐物の処理
　(1) 使い捨てのビニールエプロン（ガウン）・手袋・マスクやゴーグルを着用する．
　(2) 吐物を雑巾，ペーパータオルなどで包み込むようにして，しっかりふき取り大きなビニール袋に入れ，密封する．吐物を除いた後，塩素系消毒薬（0.1%次亜塩素酸ナトリウム）で広範囲に消毒後水拭きをする．使用後のビニールエプロン（ガウン）・手袋・マスクなどもビニール袋に入れ，密封し廃棄する．
　(3) 処置後は，流水と石けんで適切な手指衛生を行う．
　(4) 防護用品を着けていない人は，吐物から3m以上離れる．
3）食中毒の予防
　(1) 病原微生物を持ち込まない：食品取扱者の健康管理
　(2) 感染の拡大防止：適切な手指衛生
　(3) 食品の適切な加熱：カキやアサリなどの二枚貝には注意
　(4) 病原微生物を付着させない：環境，器具などの洗浄・消毒

9-4 泌尿生殖器系

解剖・生理と感染症

A はじめに

　泌尿生殖器系は，腎臓，尿管，膀胱，尿道からなる泌尿器，睾丸，副睾丸，陰茎などの男性生殖器，卵巣，子宮，腟，外陰などの女性生殖器を含む．この泌尿生殖器系の感染症は，膀胱炎，腎盂腎炎などの尿路感染症(urinary tract infection：UTI)と性感染症(sexually transmitted infection：STI)に分けて述べられることが多い．

　女性骨盤内臓器の解剖と感染症を**図9-4-1**に示した．

B 尿路感染症

　尿路はもっとも細菌感染症の頻度が高い部位の一つで，女性では特にその傾向が強く，反復例も多い．尿路の細菌感染では，外尿道口から，尿道，膀胱，さらには腎臓へと尿路を上行性に波及することがもっとも多い．また血行性に腎臓の組織が最初に侵される場合もある．

　上行性尿路感染では，グラム陰性桿菌の大腸菌が起炎菌となることがもっとも多い．また院

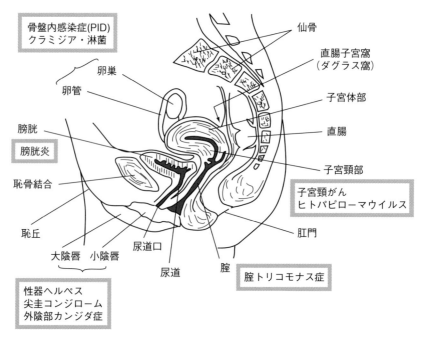

図9-4-1　女性骨盤内臓器の解剖と感染症

内で入院患者に発生する尿路感染では，クレブシエラ属と緑膿菌が頻繁に認められる．

　発症の宿主側の素因としては，器質的な要因が問題となる．男性に比べて尿道の短い女性では，上行性尿路感染が起こりやすく，特に性的活動期の女性には尿路感染症が多く認められる．妊娠，前立腺肥大，尿路結石，腫瘍による狭窄などにより尿の正常な排出が妨げられる場合，また神経障害による膀胱括約筋の機能不全のための残尿が尿路感染の素因となる．膀胱尿管逆流現象は，膀胱内の細菌の腎盂への侵入を許す．さらに尿道カテーテルなど，膀胱に細菌が持ち込まれる操作が問題となる．

C 性感染症

　かつては，主として性交によって伝染する特殊疾患は性病 (venereal diseases) と呼ばれ，梅毒，淋病，軟性下疳，鼠径リンパ肉芽腫 (第四性病) の四疾患について主に論じられた．今日では，疫学的観点から，性交および性交に準じた行為により感染する疾患群を性感染症 (STI) と呼ぶようになった．

　性感染症として頻度の高いものは，クラミジアによる尿路性器感染症 (尿道炎，子宮頸管炎など)，淋病，ヒトパピローマウイルスによる尖圭コンジローマ (性器疣贅)，性器ヘルペス，梅毒，腟トリコモナス症，外陰部カンジダ症などである．性感染症には局所の病巣を呈するものが多いが，エイズ，B型肝炎などでは，全身ウイルス感染の侵入門戸として重要である．これらの性感染症は世界的な規模で増加の傾向にあり，厳重な監視と警戒が必要である．性行為による感染が必ずしも感染症として発症しない場合もある．このように無症候性感染者が，次なる感染源として重要となる．2種類以上の病原体の感染が同時に認められ，相互に増悪因子となっている場合もある．女性生殖器系は，産道感染などを含め垂直感染の問題も含む．

● 感 染 症

A 細 　菌

　尿路感染症は尿路の基礎疾患 (尿路結石，前立腺肥大症など) の有無で，単純性 (基礎疾患なし) と複雑性 (基礎疾患あり) に分けられる．また，急性に発症し，発熱と側腹部痛などの症状 (腎盂腎炎) や，排尿時痛，残尿感，頻尿などの症状 (膀胱炎) を伴っているものを急性，細菌尿や膿尿のみでほとんど自覚症状を伴わないものを慢性と分類している．

1．下部尿路感染症

　本来，尿路は無菌であるが，尿道口から細菌が上行性に感染して尿道炎や膀胱炎を起こす．

a．膀 胱 炎

　起炎菌の約80％が大腸菌であり，その他クレブシエラ，プロテウス，コアグラーゼ陰性ブドウ球菌などが数％にみられる．頻尿，終末時排尿痛，尿混濁，残尿感，下腹部不快感などが主症状である．発熱は通常はみられない．尿中に白血球と起炎菌を認める．抗菌薬投与，十分な水分摂取が重要である．

b．尿 道 炎

　尿道へのカテーテル留置に伴って発症するもの以外は，ほとんどが性感染症 (STI；後述) で

あり，淋菌性尿道炎 (p239参照) と非淋菌性尿道炎 (p240参照) に分けられる.

2. 上部尿路感染症

　腎盂腎炎が含まれる．腎盂腎炎は，細菌の感染による腎実質および腎盂の炎症である．大部分は膀胱からの上行感染による．急性腎盂腎炎の起炎菌としては大腸菌(最多)，クレブシエラ，プロテウスなどのグラム陰性桿菌が圧倒的に多い.

　急性腎盂腎炎では，悪寒戦慄を伴った高熱(38℃以上)が突然出現する．多くの症例では患側(ときには両側)の腰部または側腹部に疼痛があり，腎部叩打痛が認められる．また，膀胱とは一連の臓器であるため膀胱炎症状が先行することも多い．尿所見では多数の白血球と細菌がみられる.

　急性期には安静にして，輸液や水分摂取により利尿を促し，抗菌薬を投与する．予後は良好である.

3. 複雑性尿路感染症

　結石，腫瘍，先天奇形などの基礎疾患および尿路カテーテルなどの異物が存在する場合に発生する(図9-4-2)．ほとんどの場合，無症状である.

　留置カテーテルの有無により起炎菌の頻度は異なるものの，緑膿菌などのブドウ糖非発酵グラム陰性桿菌，セラチア，腸球菌，大腸菌などがみられ，かつ2種以上の複数菌の混合感染の場合が多い.

　治療には基礎疾患の原因療法が重要である.

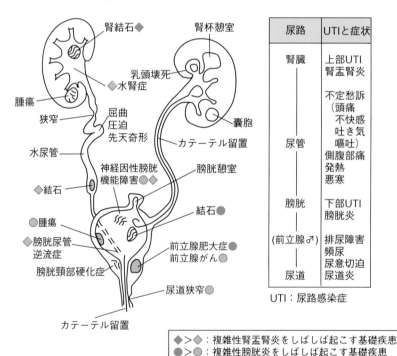

図9-4-2　複雑性尿路感染症の基礎疾患と症状

(市村ら，1998)

4．性感染症

　従来は性行為で感染が広がる病気の意味で性行為感染症 (sexually transmitted diseases：STD) と呼ばれたが，無症状のものを含め性感染症 (sexually transmitted infections：STI) と呼ぶようになった．

a．梅　　毒

　梅毒トレポネーマにより起きる．コロンブスがアメリカ大陸を発見したとき，ヨーロッパに持ち込まれ，その後世界中に広がったと考えられている．わが国での最古の梅毒患者は，遺骨の梅毒骨から1512年に見出されている．感染の拡がりに応じて，第1期～第3期に分けられる．

　第1期：感染後，平均3週間(1～10週間)の潜伏期の後，感染局所に病変が現れる．初期硬結に次いでこれが潰瘍化し硬性下疳を形成する．また，所属リンパ節の無痛性の腫脹(無痛性横痃)が現れる．潰瘍部，リンパ節で梅毒トレポネーマは増殖しており，感染源となる．

　第2期：感染後平均3ヵ月から3年の間で，この時期は梅毒トレポネーマは血流を介して全身に広がり，皮膚や粘膜にバラ疹，丘疹，膿疱などの発疹が現れる．粘膜には扁平コンジローマが生じる．梅毒性の乾癬，脱毛症，乳白斑などもみられる．発疹などの病巣で梅毒トレポネーマは増殖しており，感染源として危険である．

　第3期：感染後3年以上の期間で，特徴的な所見は皮膚の潰瘍とゴム腫である．感染後10～15年以上経過すると，内部臓器における病変が主となり，血管系疾患としては大動脈炎(大動脈瘤)，神経系疾患としては脊髄癆，進行性麻痺が出現する(変性梅毒あるいは第4期梅毒ともいわれる)．梅毒トレポネーマはほとんど検出されない．

　まったく治療しない場合，1/3は初期梅毒で自然治癒し，1/3は血清反応陽性のままで経過し，残り1/3は第3期まで進行すると考えられている．

　先天性梅毒：妊婦が梅毒トレポネーマに感染していると，胎盤を通して胎児に感染する．多くの場合流産や死産となるが，ときには先天性梅毒児として出生，あるいは出生後に先天性梅毒の症状を示す．

　診断には一般に血清抗体価の測定が利用されている．抗原としてウシの心臓から抽出したカルジオリピン(自己抗原の一種)を使用する非特異的なSTS法(緒方法(ワッセルマン反応)，ガラス板法，ラテックス凝集法など)と，梅毒トレポネーマ抗原を使用する特異的なTP抗原法(TPHA，FTA-ABS)がある．

　治療にはペニシリンを用いる．アレルギーの場合には，テトラサイクリン系の抗菌薬が有効である．

b．淋菌感染症

　起因菌は淋菌である．男性の場合，尿道炎が主であり，感染後3～7日の潜伏期の後，激しい排尿痛と膿性分泌物の排泄がある．精巣上体炎，前立腺炎，精嚢腺炎などがみられることもある．女性の場合，子宮頸管炎を伴った腟炎の頻度が高いが，罹患例の約半数が無症状あるいは異変に気付かないまま放置される．その結果，子宮内膜炎，卵管炎，骨盤腹膜炎に至ることもある．頻度は低いが男女共通して，咽頭炎や菌血症からの関節炎などがある．

　分娩時に母親から子に垂直感染して大量の眼脂(眼やに)を主徴とする膿漏眼になり，角膜穿孔により失明することがある．

分泌物の顕微鏡的観察（多形核白血球に貪食された双球菌が観察される．**口絵16参照**），培養，PCR法により診断する．

ペニシリン耐性菌は90％以上を占め，キノロン耐性菌も80％を超えていることを念頭におくべきである．セフトリアキソン，セフォジジムまたはスペクチノマイシンなどの注射薬の単回投与が勧められる．膿漏眼の予防にはクレーデの点眼（1％硝酸銀）が有名であるが，一般にはエリスロマイシンやテトラサイクリン系の点眼薬を用いる．グラム染色で菌が確認されれば，全身感染予防のため入院させてセフトリアキソンを注射する．

c. 軟性下疳

軟性下疳菌により起こる．2〜4日の潜伏期の後，感染局所（生殖器や口腔粘膜）に丘疹ができ，硬結がなく軟らかい潰瘍（軟性下疳）を生じる．痛みが著しい．わが国ではきわめて少ない．

d. 鼠径リンパ肉芽腫（第四性病）

クラミジア・トラコマチス（トラコーマ・クラミジア *Chlamydia trachomatis*）の生物型鼠径リンパ肉芽腫型により起こる．1〜2週間の潜伏期の後に，粟粒状のびらん性疱疹が出現する．わが国にはほとんどない．

e. 非淋菌性尿道炎

1）クラミジア　クラミジア・トラコマチス（*Chlamydia trachomatis*）の生物型トラコーマ型のうち血清型D〜Kは，尿道炎，子宮頸管炎，子宮内膜炎，卵管炎に加え，産道感染により新生児に封入体結膜炎や肺炎などを起こす．わが国でもっとも多い性感染症の起因菌であり，淋菌との重複感染も多い．

男性では尿道炎が多い．潜伏期は淋菌性尿道炎よりも長く2〜3週間であり，弱い排尿痛と尿道不快感がみられ，少量の漿液性尿道分泌物を認める．無症候性の場合も少なくない．炎症が後部尿道まで波及すると，前立腺炎，精巣上体炎を併発することもある．女性では子宮頸管炎が多く，粘液性の分泌液を認めるが，ほとんど自覚症状はない．子宮内膜炎，卵管炎，卵巣炎さらには腹膜炎に進行することもあり，不妊症の原因となる．

クラミジア・トラコマチス陽性の妊婦（既婚妊婦の陽性率は約5％）から新生児への垂直（産道）感染により新生児封入体結膜炎，肺炎などが起きることもある．

治療にはテトラサイクリン系，マクロライド系，ニューキノロン系抗菌薬投与を行うが，セックスパートナーの検査，治療を行うことが大切である．

2）ウレアプラズマ・ウレアリチクム　淋菌性尿道炎，非淋菌性尿道炎などでウレアプラズマが検出されるが，尿道炎の起因菌としては確立していない．

B　ウイルス

1．尿路感染症とウイルス

腎臓および膀胱に感染し症状を示すウイルスは，数少ない．アデノウイルスによる急性出血性膀胱炎は，肉眼的血尿を呈する．先天性サイトメガロウイルス感染症などでは，生後長期間尿中にウイルス排出が認められる．ヒトポリオーマウイルスのJCとBKウイルスは腎臓に潜伏感染し，妊娠や免疫不全状態の患者で再活性化し，尿中に無症候性排泄を認める．腎症候性出血熱は，げっ歯類により媒介されるハンタウイルス科のウイルスにより起こり，発熱，出血

傾向, ショックを伴う急性腎不全を特徴とする. わが国では, 実験施設のラットから研究者が感染する事例が報告された.

2. 性感染症とウイルス

性感染症は, 性交により感染し外性器, 陰部に病変を作るもの(性器ヘルペスなど)と, 性交により感染し他の臓器に至って発症するもの(エイズ, B型肝炎など)に大別して考えることができる.

a. 性器ヘルペス

びらん, 潰瘍を作りやすい水疱が女性の外陰部, 腟, 子宮頸部, 男性の陰茎にでき, 疼痛が激しく, 排尿困難, 鼠径リンパ節腫脹が認められ, 発熱を伴うこともある. 初感染の後, 仙骨部神経節に潜伏し, 回帰発症による再発も認められる. 小児期に口腔領域に単純ヘルペスウイルス1型(HSV-1)の感染を受けずに思春期を迎え, 免疫を持たずにHSVに感染すると, 性器ヘルペスは重症化することが多い. HSV-2のみならずHSV-1も性器ヘルペスの原因となるが, 再発を繰り返すのはHSV-2とされている. 妊娠末期の再発は, 産道感染により新生児ヘルペスを起こす.

b. 性器疣贅とヒトパピローマウイルス

尖圭コンジローマ(condyloma acuminatum)と呼ばれる性器疣贅(乳頭腫)の集簇が外陰部, 会陰部, 陰茎, 肛門などに認められる. ヒトパピローマウイルス(HPV)6型, 11型が一般に検出される.

c. 子宮頸がんとヒトパピローマウイルス

疫学的に, 子宮頸がんが性行為と関連があることが指摘され, 古くはHSV-2が病因として疑われていたが, 現在ではHPVとの関連が注目されている. 子宮頸がんやその前がん病変から, HPV16型や18型などのゲノムが検出され, これらウイルスと子宮頸がんの病因的関連が強く疑われ, HPVワクチンによる予防が実用化されている.

d. エイズと性感染症

ヒト免疫不全ウイルス(HIV)の感染しているTリンパ球あるいは遊離ウイルスが存在する精液, 腟分泌物, 血液を介して性行為時に感染し, 10年余を経てエイズ(AIDS)となる.

性感染症(STI)により, 外性器, 陰部に梅毒, 淋病などの病変が認められる場合, 性行為によるHIVの感染の危険性が10倍以上上昇することが示されている. コンドームの正しい使用が, 両者の予防に有効である.

e. 垂直感染

多くのウイルスが胎盤を通過して, 子宮内の胎児に感染し, あるものは流産を起こす. ヒトパルボウイルスB19は, 胎児水腫を起こし流産の原因となる. また先天性異常を起こすウイルスが知られている. 風疹ウイルスは, 妊娠初期の胎児に強い催奇形性を示し, 先天性風疹症候群(congenital rubella syndrome)を起こす. 白内障, 感音性難聴, 心奇形など複数の異常をもって生まれてくる. またサイトメガロウイルスは巨細胞性封入体症を起こす. 単純ヘルペスウイルスの産道感染により新生児ヘルペスが起こる. B型肝炎ウイルスやHIVでも周産期の垂直感染とその予防が重要である.

感染症患者の看護
（尿道留置カテーテル関連尿路感染症の予防）

　泌尿生殖器系は，羞恥心を伴う臓器であり，感染症患者の診療に際しては，十分な配慮が必要である．また，性感染症は個人のプライバシーに深く関わるため，慎重に対応する．泌尿生殖器系感染症患者の多くは，頻尿，排尿困難，排尿痛，残尿感などの排尿障害をきたしやすい．しかし，患者は羞恥心から主観的情報を正しく伝えにくい．そのため，看護者は環境を整え，患者の表情，態度などに配慮して正確な情報を収集する．

　尿路感染症は，もっとも頻度の高い感染症の一つであり，その既往歴のある人は，男性で約15％，女性約45％とされている．また，尿路感染症は，院内感染の30〜40％を占め，うち約80％は尿道カテーテル留置に関連して発症する尿路感染症（catheter-associated urinary tract infection：CAUTI）である．

　尿路への留置カテーテルは，尿路にとって異物であり，異物反応としての炎症に加え，挿入・抜去時に尿路粘膜の損傷を起こす．また，カテーテル挿入部などから細菌が侵入し（**図9-4-3**），尿路感染が起こる．ここでは，複雑性尿路感染症（p238参照）の基礎疾患の一つである，**尿道留置カテーテル関連尿路感染症の予防**を中心に述べる．

A カテーテル留置の必要性の評価

　カテーテル留置尿路感染症の最良の予防策は，カテーテルを留置しないことである．留置カテーテルの必要性を再検討し，可能な限り間欠導尿，失禁ケア，自然排尿を促すケアなどを試みる．留置期間もできるだけ短期間とする．尿道留置カテーテル挿入の適応例を**表9-4-1**に示す．尿失禁のある患者のケアの代わりにカテーテルを使用することは避ける．

B 尿道留置カテーテル挿入前と挿入時の感染予防

　カテーテル挿入は清潔操作で行う．カテーテル挿入時に消毒を行うが，患者の陰部が汚染さ

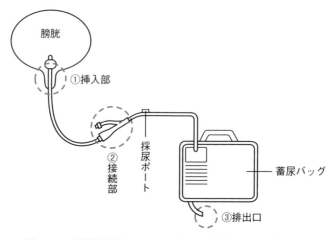

図9-4-3　尿道留置カテーテルにおける細菌侵入部位（①〜③）

表9-4-1 尿道留置カテーテルの適切な使用例

①尿路の閉塞の緩和
②神経因性の尿閉がある患者
③泌尿器・生殖器系手術や長時間となる手術が予測される場合
④尿量を正確に測定する必要がある重症患者
⑤尿失禁患者で仙骨や会陰部にある開放創への汚染防止
⑥体動によって病状の悪化や痛みを伴う場合
⑦終末期患者が望み，少しでも安楽に過ごすことができる場合

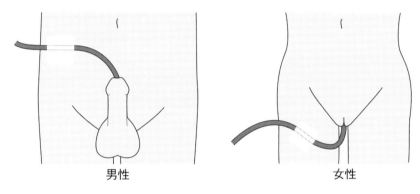

男性   女性

図9-4-4 カテーテル固定方法

れていると消毒効果が不十分となり感染しやすい．そのため，挿入前にシャワーや陰部洗浄を行い清潔にする．カテーテル挿入前に手指衛生を行い，滅菌手袋を装着する．尿道口を適切な消毒薬（10％ポピドンヨード，0.02～0.05％ベンザルコニウム塩化物）で消毒した後，無菌の潤滑油をカテーテルにつけ，尿道に挿入する．最近では準備物品が揃った閉鎖式尿道カテーテル挿入セットを用いる場合も多くなっている．カテーテルのサイズは臨床的に必要性がない限り，膀胱頸部および尿道の外傷を最小限にするため，十分な排尿を確保できる，可能な限り最小径のカテーテルを使用する．

　挿入後の固定はカテーテルの移動や尿道の牽引を予防するためにゆとりをもたせ適切に行う．女性は大腿内側で固定する．男性の場合は特に長期に留置する場合は尿道瘻の発生を予防するために陰茎を上にむけて腹部に固定する（**図9-4-4**）．テープによるかぶれなどに注意する．

C 挿入中の看護
1. 異常の早期発見のための観察
　カテーテル挿入中は尿路感染を起こしやすい．カテーテルによる違和感の有無，尿の性状（出血，浮遊物，混濁），尿量，発熱，尿の流出状態の観察を行う．また，カテーテルの折れ曲がりや体の下敷きになっていないかの確認をする．患者には可能な範囲で水分摂取を促しカテーテルの流れが維持され，十分な尿量が確保されるように留意する．

2．細菌の侵入防止のために膀胱留置カテーテルの閉鎖の保持

　カテーテルと蓄尿バッグのランニングチューブとの接続部を閉鎖し，細菌の侵入を防ぐ．採尿などでやむを得ず回路を開放する場合には，無菌操作を厳守する．閉鎖式セットでは専用の採尿ポートがあるので，回路を閉鎖したまま採取ができる．

　患者がシャワー，入浴する際にも閉鎖を保持したまま行う．その際には，蓄尿バッグはビニール袋で覆うなど濡れない工夫をする．

3．逆流性尿路感染防止のために尿の逆流防止

　逆流性尿路感染を防止するために，蓄尿バッグやチューブを患者の膀胱より低い位置に保持し，尿の膀胱内への逆流を防ぐようにする．特に車いすなどへの移動時には蓄尿バッグ内の尿を廃棄し，その位置には注意する．

　また，蓄尿バッグの排出口からの細菌侵入を防ぐために，蓄尿バッグや排出口が床面に接触しないようにする．尿を廃棄する際には排出口が廃棄容器に触れ汚染しないようにする．

　交差感染防止のために廃棄容器は患者ごとに準備し，複数の患者に使い回すことはしない．

4．清潔の保持

　日常的に石けんを用いて陰部洗浄を行い陰部の清潔を保つようにする．消毒薬を用いる必要はない．

9-5　神 経 系

● 解剖・生理と感染症

A はじめに

　中枢神経系(central nervous system：CNS)を構成する脳と脊髄は，それぞれ頭蓋骨と脊柱によって，機械的な衝撃と同様に感染の波及から守られている．これらを貫いて血管と末梢神経が出入りし，この両者が感染経路となることが多い(血行性と神経行性)．ごくまれに，中耳，副鼻腔から局所的に感染が波及することがある．**図9-5-1**に神経系の解剖・生理と感染症を示した．

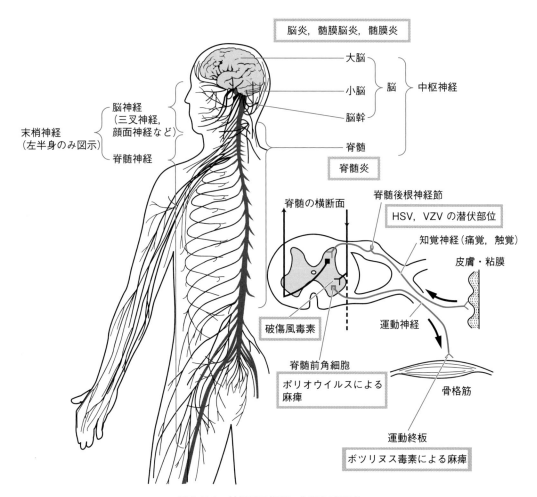

図9-5-1　神経系の解剖・生理と感染症

B 血行性感染

血行性感染はもっとも多く認められる(例:ポリオウイルス,髄膜炎菌).血行性感染は,血液-脳関門(blood-brain barrier)か血液-脳脊髄液関門(blood-cerebrospinal fluid barrier)を通して起こる.前者の破綻は,脳実質への微生物の侵入を許し,脳炎(encephalitis)の発症へつながり,後者の破綻は脳脊髄液(髄液;cerebrospinal fluid:CSF)中への微生物の侵入を許し,髄膜炎(meningitis)の発症へつながる.また髄液中の微生物が脳実質に侵入し,脳炎に進展する場合もある.

C 神経行性感染

末梢神経を介する感染の波及が,いくつかのウイルスで知られている.皮膚粘膜部の単純ヘルペスウイルスや水痘-帯状疱疹ウイルスは逆行性に知覚神経の軸索中を移動して,三叉神経節や脊髄後根神経節に至り,潜伏感染する.また狂犬病ウイルスは,病獣による咬傷から末梢神経を介して脳に至り,グリア細胞と神経細胞で増殖する.

D 宿主の反応と病理変化

中枢神経系での宿主の反応は,腰椎穿刺により得られる髄液(CSF)の所見に反映される.化膿細菌に対しては,多形核白血球の増多とタンパク質濃度の上昇,糖の消費(減少)を認め,髄液は混濁する(化膿性髄膜炎).一方,ウイルスに対しては,単核球,すなわちリンパ球と単球の優位の細胞増多が認められ,髄液は水様透明,ときにスリガラス様混濁を示し,細菌培養は陰性となる(無菌性髄膜炎).結核やリステリアなどの増殖の遅い細菌では,反応が弱く,ウイルス性髄膜炎と鑑別を要する.

細菌や原虫の場合,激しい炎症反応を伴い脳実質内で病巣が限局されて,脳膿瘍を形成することがある.ウイルス性脳炎では,血管周囲の単核球浸潤,いわゆるperivascular cuffが認められ,ポリオウイルスなどでは感染神経細胞の破壊像が認められる.中枢神経系は骨性組織の中にあるため,炎症や浮腫による脳圧亢進が重大な結果を招く.また,再生能力の乏しい組織なので,回復しても重篤な後遺症を残すことがある.

● 感 染 症

A 細 菌

1. 髄 膜 炎

細菌性髄膜炎の主な起因菌は,生後1ヵ月以内の新生児ではB群レンサ球菌,大腸菌を主とするグラム陰性桿菌,生後1ヵ月から15歳まではインフルエンザ菌,肺炎レンサ球菌,15歳以上では肺炎レンサ球菌,髄膜炎菌,老年者では肺炎レンサ球菌,大腸菌,髄膜炎菌である.リステリアによる髄膜炎は,まれではあるが,免疫力の低下した成人(高齢者,白血病患者,ステロイド使用患者など)に日和見感染症としてみられる.侵襲性髄膜炎菌感染症(髄膜炎菌性髄膜炎)と細菌性髄膜炎は5類感染症である.

発熱と頭蓋内圧亢進症状(頭痛,嘔吐)が主症状である.髄膜刺激症状(項部硬直,ケルニッヒKernig徴候)に診断的価値がある.また,髄液所見(多数の白血球による混濁,糖の減少,

タンパク質の増加)が重要である.

　治療には髄液への移行が良好な抗菌薬を用いる.インフルエンザ菌b型に対するHibワクチンは,乳幼児のインフルエンザ菌b型による髄膜炎の予防効果が期待できる.

　結核性髄膜炎は,結核菌が血行性に散布され髄膜にまで達することにより発症する.粟粒結核のうち最も重篤な病態である.発熱,倦怠感に続き,疼痛,悪心・嘔吐などの髄膜刺激症状が出現する.確定診断は髄液からの結核菌同定であるが,陽性率は低い.予後不良である.治療は結核の標準治療を行う.わが国では高齢者の患者数が増加し,未成年の患者数は減少しつつある.乳児の結核性髄膜炎に対してはBCGワクチンの高い予防効果が示されている.

2. 脳 膿 瘍

　主な起因菌は化膿レンサ球菌,ブドウ球菌,肺炎レンサ球菌,大腸菌をはじめとする各種の腸内細菌群,バクテロイデスなどである.

　発熱,頭蓋内圧亢進症状,脳局所症状が特徴である.しばしば痙攣(けいれん)がみられる.髄膜炎を併発すると髄膜刺激症状が現れる.

　診断にはCTスキャンが必須である.治療には髄液移行が良好な抗菌薬を投与する.また,穿刺・排膿を主とした外科的治療も行う.

3. そ の 他

a. 破 傷 風

　破傷風菌が産生する神経毒素(破傷風毒素,テタノスパスミン)により起こる(各論p56を参照).5類感染症の一つである.

　感染後発病まで潜伏期は普通は14日以内で,4日以内は致死率が高い.症状としては咬筋の強直による開口障害(牙関緊急(がかん))がまず出現する.次第に頭頸部,体幹,四肢の筋強直が起こり,弓そり緊張(opisthotonus)(**図9-5-2**)を起こし,ついには呼吸筋の痙攣によって死に至る.全経過中意識が明瞭で,筋収縮に伴う疼痛は激しく,悲惨な疾患である.現在わが国での報告例は年間100症例以下と少ないが,世界で毎年数十万人が破傷風で死亡していると推

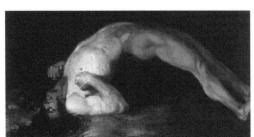

a. 弓そり緊張
スコットランドの外科医C. Bellが描いたもの.

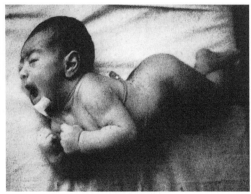

b. 新生児破傷風
(イラン Salimpour博士提供)

図9-5-2　破傷風

定されている.

　特徴ある臨床症状より診断し, できるだけ早期に治療することが重要である. 全身痙攣が起こる前に, 破傷風の治療経験のある集中治療室(ICU)を持った病院に転送する. 治療では, できるだけ早期に抗毒素(抗破傷風ヒト免疫グロブリン, TIG)を投与する. 神経細胞に毒素が結合した後では抗毒素で毒を中和できない. 種々の筋弛緩薬, 抗痙攣薬の対症療法が必須であるほかに, 気管切開, 人工呼吸はいつでも開始できるよう万全を期すことが必要である. 抗菌薬としてはペニシリン系抗菌薬を大量に投与する.

　破傷風トキソイドによる能動免疫は, 破傷風予防にきわめて有効である. 小児期にジフテリアトキソイド, 百日咳ワクチンを混ぜたDPTワクチンを接種することにより基礎免疫をつける. 基礎免疫後には10年に1回の追加免疫をすることが望ましい(p50のコラム参照). 災害ボランティアなどでも同様である.

　外傷で破傷風の危険のあるとき, 創傷部の十分なデブリドマンを行う. また受傷から発症までの時間経過が長いため, 受傷後のトキソイド免疫が有効である. 基礎免疫がされている場合にはトキソイドの追加免疫を, 未免疫の場合にはトキソイドの注射とともに抗破傷風ヒト免疫グロブリンを筋注する. また, 血圧が変動しやすいので, その管理も重要である.

b. 梅　　毒

泌尿生殖器系感染症(p237)を参照.

c. ボツリヌス中毒

消化器系感染症(p226)を参照.

B ウイルス

1. ウイルス性髄膜炎

　細菌性の化膿性髄膜炎に対して, 無菌性髄膜炎という言葉が一般的に用いられる. ウイルス性髄膜炎のほか, レプトスピラ, 真菌, 結核菌によるものも, 髄液の外見が清明で, 通常の細菌培養法で培養陰性という意味で無菌性髄膜炎に含めることもあるが, 無菌性髄膜炎はほとんどウイルス性髄膜炎と同義に用いられることも多い.

　多くのウイルスが髄膜炎を起こすことが知られているが, コクサッキーウイルス, エコーウイルスなどエンテロウイルス属のウイルス, ムンプスウイルスによるものが多い. 小児科領域では, 比較的よく遭遇する疾患であり, 髄膜炎の中ではもっともよく遭遇するのがウイルス性髄膜炎である. 細菌性髄膜炎に比べて軽症のことが多い. 嘔吐, 発熱, 頭痛を主症状とするが, 幼小児は頭痛を訴えることは少ない. 項部硬直やケルニッヒ徴候などの髄膜刺激症状は軽度で, 腰椎穿刺により脳脊髄圧のわずかな上昇を認める. 脳脊髄液の所見は, 細菌性のものと大きく異なり, 鑑別のよりどころとなる. 髄液の糖, タンパク質は正常値に近く, リンパ球優位の細胞増多を認める. 予後は一般に良好で, 2～3日で軽快し, 完全に回復することが多い. 髄液からのウイルス分離の効率は50％程度に止まる. エンテロウイルスの場合, 不顕性感染が多く, 咽頭ぬぐい液, 糞便からのウイルス分離は, 必ずしも病原の特定にはつながらない.

2. 麻　　痺

　ワクチンの普及によりわが国では発生がないが, 典型例はポリオウイルスによる急性灰白髄

炎である．ポリオウイルスの発症病理については，まず経口感染したウイルスが，腸管と腸管粘膜下リンパ節で増殖した後，ウイルス血症を起こし，血行性に中枢神経系に至り，脊髄前角細胞（運動ニューロン）に感染しこれを破壊するため，骨格筋の弛緩性麻痺を引き起こす．まれにその他のエンテロウイルス属でも認められる．

3. 脳炎, 髄膜脳炎

脳炎の原因はほとんどの場合，ウイルスによると考えてよい．散発性の脳炎の中でもっとも頻度が高いのは，ヘルペス脳炎である．例外的に，特に免疫不全状態では，トキソプラズマ，クリプトコッカスといった原虫や真菌が重篤な脳炎，髄膜脳炎を引き起こす．脳炎の典型例では，脳実質へのウイルス感染の波及により大脳機能が傷害されるため，異常行動，痙攣発作，せん妄などの意識障害が，悪心，嘔吐，頭痛，発熱といった髄膜炎の症状に加わる．髄膜炎に比べ重篤で，予後は一般に不良で，救命例も後遺症を残す．

また，亜急性あるいは慢性進行性の経過をとるウイルス性の脳炎，脳症も知られ，脱髄・変性疾患との境界領域となる．さらに亜急性海綿状脳症という特徴的な病像は，プリオンと呼ばれるタンパク質からなる感染性因子により引き起こされる．

a. ヘルペス脳炎

単純ヘルペスウイルスによる．二つの病型がある．一つは，新生児ヘルペスで脳炎を合併するものとして認められ，他方は，成人に散発的に認められる．成人例はおそらく三叉神経節に潜伏する単純ヘルペスウイルスの再活性化によるものと考えられ，側頭葉に病変を認めることが多い．成人例では，単純ヘルペスウイルス1型（HSV-1）によることが多い．皮疹は認められることもあるが，そうでない場合も多い．抗ウイルス薬を投与しなければ70％を超える致死率が，早期のアシクロビル投与により大幅に改善される．診断は，発熱，せん妄など意識障害，痙攣発作，CT・MRI像で側頭葉の低吸収・異常信号域，脳波異常による．PCRによる髄液中のHSVゲノムの検出は，迅速診断として有用である．

b. 日本脳炎

フラビウイルス科の日本脳炎ウイルスによる．このウイルスは，節足動物媒介性ウイルス（アルボウイルス）の一つで，コガタアカイエカが媒介し，蚊−ブタ−蚊の伝播サイクルが効率的にウイルスを増幅し，ヒトはこのウイルス保有蚊に刺されて感染する．東南アジアに広く分布する．わが国では西南日本を中心に毎年夏に流行を繰り返したが，最近は大流行はない．不顕性感染が大部分であるが，脳炎を発症すると予後は不良で，致死率は30％で，高齢者では重篤化する．生存しても約半数が後遺症（痙攣発作，麻痺，知能障害）を残す．予防には不活化ワクチンが利用できる．

c. 狂 犬 病

ラブドウイルス科の狂犬病ウイルスによる．人獣共通感染症の一つである．島国のわが国では，海外からの帰国者以外は過去40年以上発生がないが，東南アジア，ヨーロッパ，北米，中南米など大陸地域では，野犬，野生動物が感染源となり常在する．このウイルスは，病獣の咬傷から末梢神経を介して脳に至る．このため潜伏期が長い（平均4〜13週間）．海馬のグリア細胞と神経細胞で増殖し，ネグリ小体（細胞質内封入体）を認める．いったん脳炎を発症すると，致死率はほぼ100％である．曝露後ワクチン接種（および免疫グロブリン投与）により

救命できる.

d. 感染後脳脊髄炎 postinfectious encephalomyelitis

一般的な小児期の発疹症（麻疹，水痘，風疹）などに続発して，まれに発症する. 感染後脳脊髄炎は脳と脊髄の重篤な脱髄を主徴とする.

4. その他の中枢神経ウイルス感染症

a. 亜急性硬化性全脳炎 subacute sclerosing panencephalitis (SSPE)

Mタンパク質などを欠損する麻疹ウイルス変異株の中枢神経への持続感染による. 麻疹罹患後4〜7年経って知能低下や性格変化を初発症状として発症し，ミオクローヌス発作から，大脳皮質機能の完全荒廃に至る進行性の疾患である.

b. 進行性多巣性白質脳症 progressive multifocal leukoencephalopathy (PML)

慢性の脱髄性疾患である. 悪性腫瘍，エイズ，移植のための免疫抑制により，中枢神経細胞に持続感染しているJCポリオーマウイルスの再活性化による.

c. エイズ脳症（エイズ痴呆症候群：AIDS dementia complex）

エイズ患者の50％以上に認められ，脳症，脊髄症，知覚神経症が起こり，進行性痴呆に陥る.

d. HTLV-1関連脊髄症/熱帯性痙性対麻痺 HTLV-1 associated myelopathy (HAM) / tropical spastic paraparesis (TSP)

ヒトT細胞白血病ウイルス1型（HTLV-1）の感染後長期間の潜伏期の後，まれに胸部脊髄に亜急性脊髄炎が起こり，四肢の進行性麻痺に陥る.

5. プリオン病

ヒツジのスクレイピーを代表とする亜急性海綿状脳症の原因として，プリオン (prion) と呼ばれるタンパク質からなる感染性因子が注目されている（プリオン病）. ヒトでは，痴呆を主徴とするクロイツフェルト-ヤコブ病（Creutzfeldt-Jakob disease：CJD）などが知られる. 医原性感染の報告もある. ウシ海綿状脳症（狂牛病）に由来する変異型CJD (vCJD) が報告されている.

6. ウイルスが原因と考えられている神経疾患

a. ライ症候群 Reye's syndrome

インフルエンザウイルス（特にB型）あるいは水痘感染に続発する小児の原因不明の脳症と肝臓変性症で予後は不良である. アスピリンの投与が誘因とされている.

b. ギラン-バレー症候群 Guillain-Barré syndrome

ギラン-バレー症候群は，急性炎症性神経炎で脱髄を伴う. いくつかの細菌あるいはウイルス感染に続発することが知られている.

● 感染症患者の看護

（クロイツフェルト-ヤコブ病患者の看護）

　クロイツフェルト-ヤコブ病（Creutzfeldt-Jakob disease：CJD）は，異常プリオンと呼ばれるタンパク質によって伝達されるヒトのプリオン病で，感染症法において5類感染症・全数把握の対象疾患に定められている．脳組織の海綿状変性を特徴とする疾患であり，40〜70歳の100万人に1人の頻度で発症する．

　孤発性CJDは50〜60歳代に発症し，進行性認知症とミオクローヌスが主な症状である．発病より急激に症状が悪化し，無動性無言状態に陥り，1〜2年で全身衰弱，呼吸麻痺，肺炎などで死亡する．変異型CJDは平均29歳前後の若年での発症がみられ，感覚障害，ミオクローヌスを主症状とするが，進行が緩やかである．いずれも有効な治療法はなく対症療法が主体である（p119，120参照）．

Ａ　情報収集とアセスメント

　CJD患者に対し，以下の症状を観察する．

① 初期：精神症状（健忘症，不安，抑うつ，不眠，興奮性，異常行動など），小脳失調症状（視覚障害，歩行障害，転倒，運動失調など）の有無・程度

② 進行期：急速に進行する認知症，言葉がでない，会話ができない，痙攣，ミオクローヌス，筋硬直，腱反射亢進，嚥下障害，構音障害，誤嚥，拘縮，褥瘡などの有無・程度

③ 末期症状：無動性無言状態，除皮質硬直や屈曲拘縮などの有無・程度

Ｂ　患者・家族への精神的援助

　急な発症と急速な病状の悪化，有効な治療法がない疾患であることから，患者・家族は心理的危機状態に陥る．疾患に対する患者・家族の理解度，受け入れ状況を把握するとともに訴えを傾聴し，受容的・支持的態度で接し危機回避ができるよう援助する．末期には患者との意志疎通が不能となるので，家族に対する支援が大切となる．

Ｃ　安全・安楽に対する援助

　初期では転倒・転落に注意しながら日常生活動作（ADL）の援助を行う．病状が進行すると，痙攣，ミオクローヌス，筋硬直，腱反射亢進，嚥下障害などが生じ寝たきりとなるため，誤嚥，拘縮，褥瘡などに注意する．体圧分散マットなどを用いて除圧をすると同時に，定期的な体位変換を実施し褥瘡を予防する．また拘縮予防のためのリハビリを実施する．

　身体の清潔も重要であり，入浴や清拭を定期的に行う．特に指間，腋下，陰部などの清潔には留意する．食事は嚥下障害のため経管栄養となるが，口腔内の清潔にも留意する．また排尿障害のため，尿道留置カテーテルが必要となる（尿道留置カテーテルの管理についてはp242〜244参照）．喀痰の排出も困難となるため，口腔や鼻腔からの吸引が必要となる．また，体位ドレナージや吸入を行い呼吸障害に対する援助を行う．

D 感染予防

1. 標準予防策の実施

　日常的な接触，非侵襲的医療行為や検査では感染の危険性はないため，過度の不安や恐怖心を抱かないようにする．標準予防策を行う．個室隔離の必要はなく，入浴も一般患者と共用の浴室でよい．血液や体液を曝露する可能性がある場合は，曝露する部位に応じて個人防護具を使用する．

　変異型CJDでは，血液やリンパ組織においても感染性があるため，針刺し事故には十分注意する．また，脳脊髄液の採取時には，直接目に入らないようにゴーグルを着用し，眼の汚染を防ぐ．褥瘡処置，喀痰の吸引，口腔ケア時などに使用する物品は患者専用にし使い捨てとする．

2. 手術器械などに対する処理

　脳神経外科・眼科・整形外科手術などのハイリスク手技に使用された手術器械などは可能な限りディスポーザブル機器を使用する．再使用する場合は以下の方法が推奨されている．
　① 適切な洗剤による十分な洗浄後，3% SDS（ドデシル硫酸ナトリウム）煮沸処理3〜5分
　② アルカリ洗剤を用いたウォッシャーディスインフェクター洗浄（90〜93℃）後，真空脱気プリバキューム式高圧蒸気滅菌134℃，8〜10分（ウォッシャーディスインフェクターを使用しない場合は134℃，18分）
　③ アルカリ洗剤で洗浄後，過酸化水素低温ガスプラズマ滅菌2サイクルで処理する（p176参照）．
　④ 軟性内視鏡については，十分なアルカリ洗浄＋過酸化水素低温ガスプラズマ滅菌が二次感染予防に効果的とされている．

9–6　血液・リンパおよび全身感染症

解剖・生理と感染症

　血液は血漿と血球（赤血球，顆粒球，リンパ球，単球，血小板）から成る．心臓の左心室から大動脈に拍出された血液は，体循環系の動脈を通って全身の毛細血管に運ばれ，そこの組織・細胞に酸素と栄養を供給する．その後，静脈系を経て右心房に還流した血液は，右心室から肺動脈に拍出され，肺胞の毛細血管を通る間に酸素を取り込む．この血液は，肺静脈系を経て左心房に還流した後，再び左心室から全身に拍出される．一方，組織間隙にある血漿由来の体液の一部は，組織内のリンパ管に移行する．リンパ管は次第に集合して太くなり，中のリンパ液は胸管あるいは右リンパ本幹を経て鎖骨下静脈に還流する（**図9-6-1**）．リンパ管のところどころにリンパ球の集合したリンパ節があり，感染防御に役立っている．

　血液・リンパ系の感染症は，貧血，白血病，悪性リンパ腫などのような血液疾患の症状を呈する場合や，局所のリンパ節炎，リンパ管炎の形をとる場合のほか，全身感染症と同様の症状を呈することもある．

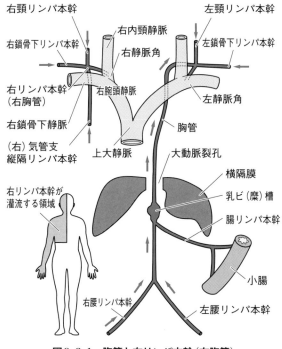

図9-6-1　胸管と右リンパ本幹（右胸管）
（寺島俊雄教授原図）

● 感 染 症

A 細　　菌

　病原体には感染症の病態の進行に伴い血液・全身感染を引き起こす場合と（**表9-6-1**），ヒトの免疫抵抗力減弱により血液・全身感染となる場合がある．菌が血中より分離される状態を菌血症といい，それによって全身性に炎症が起きている状態を敗血症という．まず，これについて説明し，次いで各疾患について説明する．

1. 一般細菌による血液・全身感染症

a. 敗血症 sepsis

　感染による敗血症はどこかの臓器に病原体の感染巣があり，ここから血液中に病原体および代謝産物・毒素などが侵入し，全身症状を呈するものである．治療が奏功しなければ最終的には血圧が低下し，敗血症性ショック（septic shock）となり死亡することも多い．この敗血症からショック，多臓器不全（multiple organ failure：MOF）に至る過程が全身炎症反応（systemic inflammatory response syndrome：SIRS）の典型的なものである．グラム陰性菌敗血症ではリポ多糖（LPS；内毒素）が病態に大きく関与している．

　症状の進行は患者の免疫抵抗力に影響されるが，病原体の毒力（virulence）によっても大きく異なる．

表9-6-1　血液・リンパを主たる感染部位としたり，血液・リンパ行性に全身感染を引き起こす病原体

> Ⅰ．細菌
> 　チフス菌 *Salmonella* Typhi
> 　パラチフス菌 *Salmonella* Paratyphi A
> 　ペスト菌 *Yersinia pestis*
> 　ビブリオ・バルニフィカス *Vibrio vulnificus*
> 　ビブリオ・アルギノリチカス *Vibrio alginolyticus*
> 　類鼻疽菌 *Pseudomonas pseudomallei*
> 　カンピロバクター・フィタス *Campylobacter fetus*
> 　ブルセラ菌 *Brucella*（*B. melitensis*, *B. abortus*, *B. suis* など）
> 　野兎病菌 *Francisella tularensis*
> 　炭疽菌 *Bacillus anthracis*
> 　リステリア *Listeria monocytogenes*
> 　結核菌 *Mycobacterium tuberculosis*
> 　らい菌 *Mycobacterium leprae*
> 　梅毒トレポネーマ *Treponema pallidum*
> 　レプトスピラ *Leptospira interrogans*（血清型各種）
> 　回帰熱ボレリア *Borrelia recurrentis*
> 　ライム病ボレリア *Borrelia burgdorferi* など
> 　リケッチア目すべて *Rickettsiales*
> Ⅱ．寄生虫
> 　マラリア原虫 *Plasmodium*（*P. falciparum, P. vivax, P. malariae, P. ovale*）
> 　トキソプラズマ *Toxoplasma gondii*
> 　トリパノソーマ *Trypanosoma*（*T. brucei, T. cruzi*）
> 　リーシュマニア *Leishmania donovani* など多種
> 　フィラリア（*Filaria*）*Wuchereria bancrofti* など多種

血液から分離される菌は，グラム陽性菌としては黄色ブドウ球菌，表皮ブドウ球菌 (coagulase-negative staphylococci：CNS)，口腔内レンサ球菌，グラム陰性菌としては大腸菌，肺炎桿菌，緑膿菌などが多く，カンジダを主とした真菌も少なくない．特に経中心静脈高カロリー輸液 (intravenous hyperalimentation：IVH) の際の敗血症では，黄色ブドウ球菌，表皮ブドウ球菌などのCNS，真菌が多い．

b. 感染性心内膜炎 infective endocarditis

心臓の心内膜もしくは弁膜に菌が疣贅 (vegetation) と呼ばれる感染巣を形成し，ここから菌が血液に散布されるため，血液中から病原体が間欠的もしくは持続的に検出されるものである．感染性心内膜炎患者は先天性心疾患や後天性心弁膜症を持つヒトがほとんどである．起因菌としては口腔内レンサ球菌 (oral streptococci) や黄色ブドウ球菌などのブドウ球菌属が多い．

c. 菌血症 bacteremia

菌血症も血液に生菌が存在することを意味するが，二つの意味で使用される．一つは血液から菌は検出されるが明確な臨床症状を欠くものである．抜歯や扁桃摘出後などには一過性に血液から菌は検出される．また，カテーテル設置患者で菌は検出されるが症状のない場合もある．もう一つは特定感染症の病態として血液に生菌が存在する場合である．たとえば腸チフスや梅毒では血液・リンパ行性に全身に菌が散布され，ある時期には血液から菌は検出されるが，この場合も敗血症といわず菌血症の状態と呼ぶ．ただし，この場合は患者の状態により敗血症と呼ぶこともある．

2. 特定細菌による血液・全身感染症

病原体には通常の社会生活をしているヒトにも感染し，血液・リンパを主たる感染・増殖の場とし全身症状を呈するものや，感染が成立したときの病態として血液・リンパや他の経路で全身に菌が散布され種々の臓器に感染するものがある．このような病態をとる病原体，感染症を**表9-6-1**にまとめた (ある程度の免疫抵抗力低下や基礎疾患があるヒトに感染が成立するものも含む).

2-1. 細 菌

a. 腸チフス，パラチフス

消化器系感染症 (p227) を参照.

b. ペスト

ペストは紀元前から知られており，14世紀には黒死病 (black death) と呼ばれヨーロッパでは2,500万人以上が死亡したといわれている．ペスト菌は本来ネズミをはじめ，げっ歯類の間で感染が成立し保菌されている．病態としては，保菌ネズミを吸血したノミがヒトを吸血することによって起こる腺ペストと，ネズミノミの糞を含む塵埃を吸い込むことで発症する肺ペストがある．また，肺ペスト患者の咳嗽飛沫，喀痰の吸入によりヒトからヒトへの感染も成立する．現在でも世界で毎年数百例の報告がある．わが国での発生はないが，東南アジアでは発生があり，1994年秋のインドでの集団発生は世界的な問題となった．特に肺ペストでは菌血症を起こし，脳神経症状，全身の出血傾向が出現し，死亡する例もある (かつての黒死病).

c. 劇症型溶血性レンサ球菌感染症

β溶血性レンサ球菌(主としてA群)(＝化膿レンサ球菌)による感染症である．一般的には咽頭炎などを起こす細菌である(p34参照)．劇症型溶血性レンサ球菌感染症は，突然に外傷などによる局部の腫脹・発熱・疼痛で始まり，速やかに壊死性筋膜炎・敗血症を経て，数十時間以内にショック状態に至る疾患である．菌侵入部は不明なこともある．本症は重度の免疫抵抗力低下が特にないヒトにもみられる．

病変部には多量の菌を認める．早急な抗菌薬(ペニシリン)大量投与と病変部切除が必要であるが，死亡例は多い．次項のビブリオ・バルニフィカスとともに「人食いバクテリア」と俗称されている(p41, コラム参照)．

d. ビブリオ・バルニフィカス, ビブリオ・アルギノリチカス感染症

ビブリオ・バルニフィカスは，腸炎ビブリオと同様に好塩性で沿岸海水に生息している菌で，肝硬変など肝臓機能の低下したヒトに経口・創傷感染から重症敗血症を引き起こす．ビブリオ・アルギノリチカスも海水の生息菌である．この菌は病原性は弱いが，ときに創傷感染，耳感染から敗血症を起こすことがある．経過はビブリオ・バルニフィカスより軽い．

e. ガス壊疽

芽胞産生偏性嫌気性菌であるクロストリジウム属細菌(主にウェルシュ菌)により起こる．外傷部に菌(芽胞)を含む土などが残存して，周辺が嫌気的になると，菌が増殖する．この菌は多種の毒素を産生し，急速に組織を分解し，ガスを産生する．感染部位ではガスにより腫脹が著しい．初期には菌は病変部に留まるが，その後外傷部から速やかに感染は拡大し，最終的には敗血症および菌産生毒素により死亡する．早急な病変部切除(片足切断など)が必要で，抗菌薬も投与される．嫌気性菌の増殖を止めるため，高圧酸素療法も適応がある．同様に外傷後に発症する破傷風では，菌は外傷部に留まり，産生毒素が全身に広がり，痙攣性症状を起こす．

f. 炭疽(肺炭疽)

人獣共通感染症であり，わが国でもまれにヒト，動物の発症例がある(p52参照)．2001年秋の米国での炭疽菌芽胞粉末を用いたバイオテロは世界に大きな衝撃を与えた(p52, コラム参照)．

g. 結　　核

結核菌はヒトに結核を起こす．その多くは肺結核であるが，ときに血液・リンパ行性に全身に散布される(p58参照)．菌の散布によって複数の臓器に病変が生じたものを粟粒結核といい，肺内に多数の粟粒大の病巣ができることに由来する．この病巣は胸部X線やCTで粟粒陰影として確認できる．

h. ハンセン病

ハンセン(Hansen)病は，世界で200万人以上の患者がおり，大きな問題である．ライ菌は培養不能のため，感染経路は確定していない．感染力は弱く，おそらく上気道および経皮的に感染すると思われる．本症は小児期に親から感染し，成人になってから発病する(p61参照)．従来，患者はらい予防法により隔離されていたが，薬物治療により治癒し，かつ感染力も弱いため，1995年にらい予防法は廃止され，通院治療となった．ただし，各地の施設は患者の生活，一般社会への復帰のため現在も存続している．

i. リケッチア症

リケッチア目の病原体は媒介節足動物によりヒトに感染し，血液・リンパ行性に広がり，全身症状を示すリケッチア症 (rickettsiosis) を引き起こす (p65参照)．

1) 発疹チフス かつては全世界で発生し，化学療法薬導入以前には致死率30％であったが，現在は限局的 (中部アフリカ，アメリカ大陸) となっている．

患者からの吸血によりリケッチアはコロモジラミの腸内に侵入し，腸管上皮細胞で増殖し，多量のリケッチアが糞中に排泄される．シラミは感染後2週間程度で死亡する．この糞が付着した皮膚を掻いたときの傷からヒト体内に侵入する．潜伏期は14日程度であり，この間，リケッチアは侵入部位近くのリンパ節で増殖し，血液・リンパ行性に全身に散布される．

初感染から回復して10～20年後に再発することがある．これをブリル病 (Brill disease) という．

2) 発疹熱 野生ネズミ (ラット) のノミ，シラミによりヒトが感染する．感染様式は発疹チフスと同じである．発疹，発熱が起こるが発疹チフスより軽く，致死率も低い．

3) つつが(恙)虫病 リケッチアを保有しているツツガムシ幼虫 (ダニの仲間) に刺され (吸血され)，ヒトが感染する．リケッチア保有ツツガムシの体内には多くの菌が認められるが，ツツガムシ自身はこれにより死なず，リケッチアは経卵的に子ツツガムシに伝播する．かつて1940年代までは新潟，秋田，山形の河川流域で真夏に発生し，致死率も高く (50％程度)，恐れられていた疾患であったが，ほとんど発生しなくなった．しかし，1975年以降に以前より比較的軽症のものが全国各地で発生するようになり，現在では毎年400人以上の発症が報告されている．発生は媒介ツツガムシ種の活動時期に関連しており，本州北部では早春から初夏，房総から九州では晩秋から冬に多い傾向がある．

10日前後の潜伏期の後，高熱，頭痛で発症する．ツツガムシの刺し口は陰部，臀部，腋窩などに多く，紅暈を伴った水疱・痂皮となる．発疹，リンパ節腫脹がみられる．発疹は顔面や体幹に多く四肢に少ない．肝機能異常を起こす．重症化すると鼻出血，間質性肺炎，脳炎，播種性血管内凝固症候群 (DIC) などを起こす．

4) 紅斑熱 (日本紅斑熱) 紅斑熱は多くのリケッチア種で起こり，世界各地で発生している．わが国では以前は認められなかったが，1984年以降各地で発生している．わが国での紅斑熱は *Rickettsia japonica* によって起こり，日本紅斑熱 (Japanese spotted fever) と呼ばれる．

ダニ (マダニ) に刺され，感染する．2～8日の潜伏期を経て，悪寒，高熱で発症する．ツツガムシと同様の刺し口が認められるが，小さい．発疹は手足から体幹に向かって広がる．肝機能異常，リンパ節腫脹が認められる．血管炎を起こし，DICを伴うこともある．

5) 腺熱 リンパ節腫脹を伴う急性熱性疾患である．わが国で古くから熊本の鏡熱，宮崎の日向熱として知られてきた．発熱は朝に低く，午後から高くなる．2週間程度発熱が続くが自然に治癒する．

j. その他

類鼻疽菌，カンピロバクター・フィタス，ブルセラ菌，野兎病菌，リステリア，レプトスピラ，回帰熱ボレリア，ライム病ボレリア，梅毒トレポネーマなどがある．

2-2. 寄 生 虫

マラリア原虫，トリパノソーマ，リーシュマニア，フィラリアによる感染症などがある．これらの寄生虫感染症は現在のわが国では発生していないが，海外で感染した輸入感染例はあり，特にマラリア原虫に多い．またマラリアは地球温暖化の影響でわが国での将来の発生が危惧されている．わが国で感染の多いトキソプラズマについては，先天性感染症の項（p265）を参照されたい．

a. マラリア

5章，寄生虫の項を参照されたい．

b. トリパノソーマ症

*Trypanosoma brucei*はアフリカ睡眠病の病原体で，吸血昆虫ツェツェバエにより媒介される．心筋炎や髄膜脳炎を起こし，嗜眠，昏睡に至る．

*Trypanosoma cruzi*は南米のシャーガス（Chagas）病の病原体で，吸血昆虫サシガメ（カメムシの一種）により媒介される．原虫はサシガメの糞に排出され，ヒトが刺し口の痒みにより掻いた傷より感染する．眼結膜からも感染する．発熱が1～2ヵ月続き，びまん性リンパ節症，脾腫が起きる．その後，長期間多彩な症状を呈するが，心筋症が進行し心不全，脳梗塞などで死亡することもある．

c. リーシュマニア症

リーシュマニアは小型吸血昆虫サシチョウバエにより媒介される．内臓リーシュマニア症，皮膚リーシュマニア症，皮膚・粘膜リーシュマニア症がある．

内臓リーシュマニア症はインドに多く，世界各地で発生している．カラ・アザールと呼ばれる．初期には発熱（無定型）があり，肝脾腫大が起きる．皮膚に種々の色素斑・沈着が起こり，結節形成もある．放置すると数ヵ月から数年で，悪液質，出血性症候群，他の感染の合併で死亡する．

皮膚リーシュマニア症は地中海地域，中近東，アフリカ，インドなどで発生しており，病変は皮膚に限られる．刺し口が丘疹から潰瘍になるが，その後の進展は原虫種，地域により差がある．

皮膚・粘膜リーシュマニア症は中南米，北アフリカで発生している．口腔，鼻腔，咽頭，ときには食道に病変を形成する．気管支肺炎や栄養不良で死亡することも多い．

d. フィラリア症

フィラリアには多種があり，疾患としてはリンパ管のフィラリア症と皮膚・皮下のフィラリア症とがある．わが国ではリンパ管のフィラリア症が認められていたが現在の発生はない．

リンパ管のフィラリア症は*Wuchereria bancrofti*（バンクロフト糸状虫）を代表とする数種のフィラリアが病原体である．熱帯・亜熱帯地域に広範囲で発生しており，蚊によって媒介される．フィラリアはリンパ管内で増殖し，各所のリンパ管炎，リンパ腺炎を起こす．その結果，皮膚や皮下組織の結合組織が異常増殖したものが象皮症である．

表9-6-2　血液および全身感染症を起こすウイルス

ウイルス	ウイルス科	疾　　患
Ⅰ．血液，リンパ系感染症を起こすもの		
ヒトパルボウイルスB19	パルボ	無形成発作，貧血
		伝染性紅斑（全身感染症）
EBウイルス	ヘルペス	伝染性単核症
		バーキットリンパ腫，上咽頭がん
ヒトT細胞白血病ウイルス1型（HTLV-1）	レトロ	成人T細胞白血病
ヒト免疫不全ウイルス（HIV）	レトロ	エイズ（AIDS）
Ⅱ．全身感染を起こすもの		
麻疹ウイルス	パラミクソ	麻疹
風疹ウイルス	トガ	風疹，先天性風疹症候群
ムンプスウイルス	パラミクソ	流行性耳下腺炎
水痘-帯状疱疹ウイルス	ヘルペス	水痘（初感染），帯状疱疹（回帰感染）
ヒトヘルペスウイルス6（HHV-6）	ヘルペス	突発性発疹
ヒトヘルペスウイルス7（HHV-7）	ヘルペス	突発性発疹
ヒトパルボウイルスB19	パルボ	伝染性紅斑
エボラウイルス	フィロ	エボラ出血熱
マールブルグウイルス	フィロ	マールブルグ病
ラッサウイルス	アレナ	ラッサ熱
クリミア・コンゴ出血熱ウイルス	ブニヤ	クリミア・コンゴ出血熱
デングウイルス	フラビ	デング熱，デング出血熱/デングショック症候群
ジカウイルス	フラビ	ジカ熱，小頭症（胎児）
チクングニアウイルス	トガ	チクングニア熱
痘瘡ウイルス	ポックス	痘瘡（天然痘）

B ウイルス

1. 血液・リンパ系疾患類似の病態を示すもの（表9-6-2）

a. 無形成発作および貧血

　ヒトパルボウイルスB19による．遺伝性球状赤血球症などの溶血性貧血の背景を持つ患者では，感染に伴ってウイルスの標的細胞である赤芽球が破壊され，急速に高度な貧血を引き起こす（無形成発作）．また，免疫不全などのため本ウイルスを排除できずに持続感染状態にある患者は，赤芽球の破壊が持続し貧血を起こす．

b. 伝染性単核症

　EBウイルスによる．思春期以降の初感染例の約半数に，発熱，リンパ節腫脹，末梢血異型リンパ球の出現を主徴とする本症が起こる．異型リンパ球は幼若Tリンパ球が主体であり，EBウイルス感染Bリンパ球を排除しようとする免疫応答の結果，産生される．

　EBウイルスは乳幼児期に感染した場合には不顕性感染で終わるが，一部の者は無症状のままウイルスを唾液中に排出し続ける．わが国では大多数の者が乳幼児期に感染を受けるが，欧米では乳幼児期の感染は少なく，思春期に接吻などによって初感染を受けることが多い．本症をキッス病（kissing disease）と呼ぶこともある．

　なお，サイトメガロウイルスの初感染によっても，本症と類似の病像を呈することがある（サイトメガロウイルス単核症）．

c. バーキットリンパ腫，上咽頭がん

　バーキットリンパ腫は赤道アフリカ地域の小児の顔部に好発するリンパ腫であり，上咽頭が

んは中国東南部の成人の後鼻腔に好発するリンパ上皮腫である．いずれもEBウイルスによって起こる．

　EBウイルス感染そのものは世界中に普遍的にみられるのに，バーキットリンパ腫や上咽頭がんが特定の地域にのみ局在する理由として，宿主の遺伝的背景（HLAなど）のほか，種々の環境要因が指摘されている．たとえば，赤道アフリカや中国東南部に自生するある種の植物に含まれる物質が，EBウイルスの増殖を促進することによって発がんを促進する可能性が指摘されている．また，赤道アフリカ地域はマラリア多発地域であり，マラリア感染に伴う免疫機能の低下のため，リンパ腫の発生，進展が高頻度に起こるともいわれている．

d. 成人T細胞白血病

　ヒトT細胞白血病ウイルス（HTLV-1）によって起こる．母乳中あるいは精液中の感染Tリンパ球を介して母子（垂直）感染あるいは夫婦間（水平）感染を起こすため，家族内集積がみられる．以前は輸血による感染もあったが，現在はHTLV-1抗体のスクリーニングにより予防できる．感染者（キャリア）はわが国の全人口の約1％を占めており，なかでも九州，沖縄に多い．キャリアの多くは生涯無症状で経過するが，一部の者が成人T細胞白血病を発症する．白血病発症までの期間は40年以上で，1人のキャリアが一生の間に発症する確率は2～6％といわれる．白血病以外に，HTLV-1関連症候群としてHTLV-1関連脊髄症（HTLV-1 associated myelopathy：HAM），ブドウ膜炎，関節炎，肺炎などがある．

e. 後天性免疫不全症候群（エイズ，AIDS）

　ヒト免疫不全ウイルス（HIV）によって起こる．性行為あるいは汚染血液との接触により感染する．本ウイルスは主としてCD4$^+$Tリンパ球に感染し，細胞変性を起こす．数日～数週間の潜伏期の後，約半数の症例で一過性に発熱，全身倦怠感，リンパ節腫脹，筋肉痛などがみられる．感染後6～8週間で血中抗体が陽性となり，以後無症候性キャリアの状態になる．その後，数年から10年の潜伏期を経て，CD4$^+$Tリンパ球が徐々に減少し，全身のリンパ節腫脹，発熱，全身倦怠感，体重減少がみられるようになる．さらに進行すると，重篤な日和見感染（ニューモシスチス肺炎，カンジダ症など），悪性腫瘍（カポジ肉腫など），エイズ脳症などを合併するようになる．この状態がエイズ（AIDS）である．なお，エイズに伴う疾患をAIDS指標疾患と呼ぶ．

　診断には血中HIV抗体の測定を行う．PCRによりHIV遺伝子を検出する方法も有用である．感染初期には，HIV遺伝子陽性でもHIV抗体の検出されない時期（window period）がある．

　治療は抗HIV療法と日和見感染症に対する化学療法が主体となる．抗HIV薬には逆転写酵素阻害薬とプロテアーゼ阻害薬があり，両者の併用で強力に治療（highly active anti-retroviral therapy：HAART）することにより，エイズの発症を阻止することができる．しかし，ウイルスを体内から完全に排除することはできないので，感染の再燃を防ぐため，生涯にわたって服薬を続ける必要がある．ワクチンは実用化されていない．

2. 全身感染症（表9-6-2）
2-1. 主に小児科領域の感染症
a. 麻　疹

　麻疹ウイルスによって起こる．俗称"はしか"．わが国ではワクチン接種のおかげで患者数

は減ってはいるものの，小流行や散発例は引き続きみられる．近年，成人麻疹（p101，コラム参照）の増加が問題になっている．ワクチンの普及していない発展途上国では，麻疹とその合併症は乳幼児における重要な死亡原因の一つになっている．

麻疹ウイルスは感染力が強く，未罹患児には容易に感染し，顕性感染を起こす．10〜14日の潜伏期の後，発熱，上気道炎，結膜炎などのカタル症状で発症し，いったん解熱した後，高熱とともに発疹が出現する．カタル期の後半から発疹期の初期にかけて口腔頬部粘膜に出現するコプリック斑は麻疹特有のものであり，診断の目安になる．麻疹罹患により一時的に免疫機能が低下するので，細菌や他のウイルスによる中耳炎，肺炎，脳炎など二次感染を起こしやすい．また，感染者10万人に数人の割合で，亜急性硬化性全脳炎（SSPE）を発症する．

麻疹の予防には弱毒生ワクチンが有効である．麻疹生ワクチンと風疹生ワクチンの混合ワクチンを2回（生後1歳からの1年間と小学校入学前の1年間）接種する．

b. 風　疹

風疹ウイルスによって起こる．"三日はしか"とも呼ばれるように，一般に軽い疾患で，予後はよい．しかし，妊婦が感染すると経胎盤性に胎児にも感染し，死・流産を起こしたり，奇形（p265，先天性風疹症候群参照）を起こす．

風疹の予防に弱毒生ワクチンが用いられる．接種時期は上記「麻疹」の項参照．

c. 流行性耳下腺炎

ムンプスウイルスによって起こる．俗称"おたふくかぜ"．冬から春にかけて多くみられる．2〜3週間の潜伏期の後，発熱，耳下腺の腫脹・疼痛で発症する．しばしば無菌性髄膜炎を起こし，睾丸炎，膵炎などもみられる．一方，不顕性感染も約30%にみられる．

予防には弱毒生ワクチンが有効であるが，まれにワクチンによる無菌性髄膜炎を起こすことがある．

d. 水　痘

水痘-帯状疱疹ウイルスの初感染によって起こる．俗称"みずぼうそう"．2〜3週間の潜伏期の後，発熱と全身皮膚（体幹から顔面，頭部，四肢に広がる）の発疹を生じる．発疹ははじめ発赤を伴う丘疹で，やがて水疱となり，最後に痂皮を形成する．このような発疹が次々と新たに発生し，さまざまな時期の発疹が混在してみられる．2〜3週間で痂皮が脱落して治癒するが，ウイルスは神経節に潜伏感染し，帯状疱疹（p204参照）のもととなる．

水痘の予防には弱毒生ワクチンが有効である．2014年から定期接種となり，1歳から3歳の間に2回接種する．細胞性免疫の低下している小児（白血病患者など）はハイリスク患者であり，予防に弱毒生ワクチンを用いる．重症例の治療にはアシクロビルなどの抗ヘルペス薬を用いる．

e. 突発性発疹

ヒトヘルペスウイルス6（HHV-6）によって起こる．生後6ヵ月から2歳までの乳幼児が突然発熱し，3〜4日後に解熱すると同時に発疹を生じる．一般に予後は良好である．

ヒトヘルペスウイルス7（HHV-7）によっても同様の症状が起こる．HHV-6より罹患年齢が若干高い．

f. 伝染性紅斑

ヒトパルボウイルスB19によって起こる．1〜2週間の潜伏期の後，発熱，頭痛，上気道炎

の症状で発症し，全身に発疹が出現する．両頬部の紅斑は特徴的で，"リンゴ病"とも呼ばれる．学童期に感染することが多いが，成人になって感染すると関節炎症状が強くみられる．妊婦が感染すると胎児水腫，流産，死産を起こす．

2-2. ウイルス性出血熱

　全身感染を起こしてしばしば重症化し，出血傾向とショックをきたすウイルス性疾患をウイルス性出血熱と総称する．「感染症法」により，エボラ出血熱，マールブルグ病，ラッサ熱，クリミア・コンゴ出血熱，痘瘡，南米出血熱(p106～109参照)は1類感染症に，デング熱，黄熱などは4類感染症に分類される．熱帯地域を中心に発展途上国にみられるが，航空輸送網の発達により，世界中どこにでも輸入感染症として持ち込まれる可能性がある．血管内皮細胞障害と血液凝固系異常に基づく全身の出血傾向，ならびに毛細血管透過性亢進に基づく血漿の血管外漏出によるショック症状が本症の基本的病態である．

　それぞれの疾患については，第3章「ウイルス」の各ウイルスの項を参照のこと．

● 感染症患者の看護
(血管内留置カテーテル由来感染症の予防)

　血管内留置カテーテルは点滴輸液や薬剤投与などを目的に広く用いられ，現代では，必要不可欠な医療処置となっている．しかし，カテーテルが皮膚を刺入し血管内へ挿入されるため，皮膚常在菌などの病原体が血液中へ侵入し，カテーテル由来血流感染(catheter-related bloodstream infection：CRBSI)が発生しやすい．また場合によっては，敗血症(p254参照)のような重篤な感染症の原因となる．なかでも中心静脈カテーテルは，末梢静脈内留置カテーテルより感染リスクが高いため，ここでは中心静脈カテーテル由来感染症の予防について述べる．

A 微生物の侵入経路と要因およびCRBSIの起因菌

1. 血管内カテーテル留置時の微生物の侵入経路と要因(図9-6-2)

① カテーテル挿入部位からの侵入：挿入部位の汚染(皮膚細菌叢)，汚染された医療従事者の手指，皮膚消毒液の汚染

② ルート接続部位からの侵入：ルート接続部位の汚染，不適切なルート管理(交換時期・方法など)

③ 薬液からの侵入：薬液の汚染，不適切な薬液管理(輸液調製，交換時期)，高カロリー輸液や脂肪乳剤は，細菌や真菌(カンジダ)の増殖を起こしやすい．

上記①～③以外に

④ 発生頻度は不明だが他の感染病巣からカテーテルに血行性の播種が起こることがある．

2. 起因菌

　CRBSIの起因菌は，CNS(コアグラーゼ陰性ブドウ球菌)，黄色ブドウ球菌，グラム陰性桿菌，腸球菌，カンジダなどである．

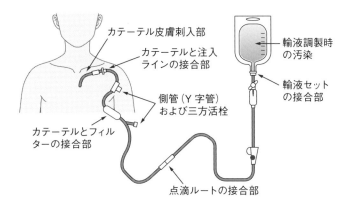

図9-6-2　血管内カテーテル留置時の微生物の侵入経路と要因
(神谷貴樹：静脈栄養法の合併症，メディカルスタッフのための栄養療法ハンドブック，第2版，佐々木雅也編，南江堂，p99，2019より許諾を得て転載)

B 感染予防

1. 中心静脈カテーテル挿入時の留意事項

a. 挿入部位の決定

感染率は大腿静脈，内頸静脈，鎖骨下静脈の順で高いことが明らかになっており，一般的には鎖骨下部位の選択が推奨されている．機械的合併症（気胸，血胸，血栓，空気塞栓など）と感染リスクを考慮して決定する．成人においては大腿静脈の使用は避けることが望ましい．

b. 手指衛生

挿入前には，流水と抗菌性石けんおよびアルコール擦り込み式消毒薬を用いて，適切な手指衛生を行う．

c. 挿入部の皮膚消毒とマキシマル・バリアプリコーション

挿入前に患者はシャワー浴または清拭により，皮膚を清潔にしておく．皮膚消毒は，0.5%以上のクロルヘキシジングルコン酸塩含有アルコール製剤を使用し広範囲に消毒する．カテーテル挿入時は，マキシマル・バリアプリコーション（高度無菌遮断予防策）を遵守する．つまりカテーテルを挿入する医師は，キャップ，マスク，滅菌ガウン，滅菌手袋を着用する．挿入部の皮膚消毒後，全身用滅菌ドレープで患者の身体全体を覆う（マキシマル・バリアプリコーションを実施することでCRBSIの発生率が約6倍低くなるとの報告もある）．

d. カテーテルの選択

カテーテルの選択はシングルルーメンの方が他のマルチルーメンより感染率が低いとされている．患者管理に必要な最小限度のルーメン数を用いる．

2. 挿入中の管理

a. カテーテル挿入部位と全身状態の観察

挿入部位の発赤，圧痛，腫脹，浸出液の有無，ドレッシング材の貼付状況など定期的に観察する．また，全身状態として，発熱，血圧低下，尿量減少などの有無にも注意する．また，カンジダ血症による真菌性眼内炎を生じることがあるので，目の痛み，かすみ，飛蚊症の有無に注意する．患者に対し，カテーテル挿入中の不快感，苦痛など自覚症状があれば，医療関係者

表9-6-3　点滴セットの交換頻度

一般輸液	血液製剤 脂肪乳剤	プロポフォール
96時間を超えない 少なくとも7日ごと	点滴開始後 24時間以内	点滴開始後 6時間または12時間ごと

に報告するよう説明する.

b. 挿入部のドレッシング材

　挿入部位は滅菌の透明フィルムドレッシング材で覆い，ドレッシングの交換は原則として週1回行うが，汚染などあればその都度交換する．挿入部に発汗や出血などがある場合には滅菌ガーゼを用い，汚染時以外は2日ごとに交換する.

3. 輸液剤の調製および輸液ラインの管理

① 輸液剤の調製は，清潔操作専用の場所で，標準予防策に基づいた手指衛生を行い，マスクや手袋を着用して行う．薬剤部での無菌環境下がのぞましい.

② 輸液ラインは96時間間隔を超えない頻度で交換する．少なくとも7日ごとに交換する．血液や血液製剤，脂肪乳剤に使用したラインは細菌が増殖しやすいため，点滴開始後24時間以内に交換する．プロポフォールの投与に使用した点滴セットは6時間または12時間ごとに交換する（**表9-6-3**）．三方活栓や注射ポートは，病原体の侵入口となるので，接続する際には，アルコールなどでゴシゴシ消毒したのち接続する．また針刺し事故防止のため，ニードルレスシステムが推奨されている.

③ 不要になったカテーテルは速やかに抜去する.

その他の感染症

A 先天性感染症

　母親が妊娠中に感染し，菌血症あるいはウイルス血症を起こすと胎盤感染を起こし，最終的に胎児が感染することがある．このような子宮内での感染(*in utero* infection)を先天性感染(congenital infection)という．この先天性感染が厳密な意味での垂直感染(vertical infection)あるいは垂直伝播(vertical transmission)であるが，この子宮内での感染に加えて後述する産道での感染，さらに出生後早期の母乳などを介する感染も広義に垂直感染として扱うことがある．この場合，垂直感染は母子感染とほぼ同義に用いられていることになる．

　先天性感染の結果，胎児が死亡すると自然流産となる．しかし，微生物による障害が胎児を死に至らしめるほどでない場合，奇形をはじめとする種々の病理学的障害を持った形で児が出生することがある．先天性感染をきたす代表的なものとしては，リステリア，梅毒トレポネーマ，トキソプラズマ，風疹ウイルス，サイトメガロウイルスおよびヒト免疫不全ウイルス(HIV)などがある．

1. 周産期および新生児リステリア症

　妊婦はリステリア菌に感染しやすく，汚染された食品(乳製品など)を介して妊婦が感染したものを**周産期リステリア症**という(周産期とは妊娠22週から出生後7日未満の期間である)．妊婦自身の症状は軽いことが多いが，胎盤を介して胎児に感染し，流産・死産となる．出生しても髄膜炎や敗血症を発症する．これを**新生児リステリア症**という．

2. 先天性梅毒

　妊婦が梅毒トレポネーマに感染していると，胎盤を介して胎児に感染し，流産・死産となる．出生しても先天性梅毒となり，皮疹，鼻炎，骨軟骨炎，肝脾腫，ゴム腫などを呈する．神経症状を起こすこともある．

3. 先天性トキソプラズマ症

　妊娠中期までにネコなどから妊婦がトキソプラズマ原虫に初感染することにより起きる．あるいは慢性感染の妊婦から胎児が感染することによっても起きる．通常，流産・死産となるが，出生しても中枢神経障害などをきたす．

4. 先天性風疹症候群

　母体が妊娠3ヵ月までの時期に風疹ウイルスに感染すると胎児に障害を起こすことが多く，発生率は妊娠初期ほど高い．この時期は胎児の心臓，脳，目および耳などの重要な内臓器官の形成時期であり，ウイルス感染の結果，これらの臓器形成が阻害され，出生後に先天性心疾患，先天性白内障，先天性難聴および精神発達障害などの症状として現れてくる．

　先天性風疹症候群は母体が風疹ウイルスに対して免疫があれば完全に防ぐことができる病気であり，この目的のため風疹ワクチンの接種（2回．生後1歳からの1年間と小学校入学前の1年間）が行われている．風疹それ自体は重症な病気ではないので，風疹ワクチンはいまだ生まれてこない胎児を先天性風疹症候群から守るという，他のワクチンとは違った独特の目的で使われている．

5. 先天性サイトメガロウイルス感染症

　母親が妊娠中にサイトメガロウイルスに初めて感染すると，約半数の例で胎児への感染が成立し，約5%に巨細胞封入体症という重篤な病気が起こる．この病名は，感染した胎児の脳，胆道，肝臓の組織標本中に封入体を持った巨細胞がみられることによる．

6. 先天性ヒト免疫不全ウイルス（HIV）感染症

　母親がHIVに感染していると，約20%に母子感染が起こることが知られており，この中には子宮内で胎児が感染した例も相当数含まれていると考えられる．感染児には発育遅延や易感染性がみられ，生後1年ほどでエイズになる例もある．

B 産道感染と母乳感染

　子宮内での先天性感染とは別に，出生時に産道内で感染したり，出生後早期に母乳などを介して母親から子供に感染することがある．子宮内での先天性感染，産道内での感染，さらに出生後早期の感染などがほぼ同一の帰結をもたらし，臨床的に区別しがたい母子感染症（例：HIV感染症）もある一方，子宮内での先天性感染か出生時の産道での感染かによりその臨床的帰結が著しく異なる母子感染症（例：サイトメガロウイルス感染症）もある．

1. 細菌による産道感染

　産道感染を起こす代表的な細菌に淋菌とB群レンサ球菌（*S. agalactiae*）がある．淋菌は産道感染により新生児に結膜炎（膿漏眼）を起こすため，出生後ただちに抗菌薬を点眼する．B群レンサ球菌は腟の常在菌であり，産道感染により新生児に髄膜炎，肺炎，敗血症を起こす．

2. サイトメガロウイルスの産道感染

　サイトメガロウイルス感染症は前項で記したように子宮内で感染すると重篤な巨細胞封入体症になることがあるが，産道で感染した場合，そのほとんどが不顕性感染に終わることが知られている．事実，サイトメガロウイルスに感染既往のある妊婦は妊娠後期になると免疫の低下のために，潜伏感染していたサイトメガロウイルスが再活性化し，腟や子宮頸管部にウイルスが出てくることが知られている．このような産道感染の様式による母子感染の結果，不顕性感染の形でサイトメガロウイルスの感染が世代から世代へと伝播してきているのである．

3. ヘルペスウイルスの産道感染

　産道感染を起こすウイルスの中でもっとも臨床上注意しなければならないのは，単純ヘルペスウイルス（HSV）によるものである．特に母親が産道を含め性器ヘルペスの初感染である場

合，約50％に新生児ヘルペス感染症が起こる．新生児ヘルペス感染症では非常に高率に中枢神経障害(ヘルペス脳炎)を伴い，重篤な後遺症を残すので注意が必要である．

4. その他のウイルスによる産道感染・母乳感染

血液を介して感染するB型肝炎ウイルス(HBV)やHIVも産道感染をきたす．現在，HBVの場合には，新生児に抗体とワクチンを投与することにより発症を予防している．

ヒトT細胞白血病ウイルス1型(HTLV-1)は母乳を介して母子感染を起こすが，母乳の代わりに人工乳を用いることで予防できる．

C　人獣共通感染症

人獣共通感染症(zoonosis)とは，ヒトとヒト以外の脊椎動物との間でお互いに伝播する病気であり，微生物の自然界での存続様式に依存している(p90，**表3-4**参照)．しかしヒトへの感染がその微生物の自然界での存続にとって決定的な意義を持っているとは限らず，日本脳炎のようにヒトには偶発的に感染し，発病したとしても，その先の感染の拡大には何の意義もない終末感染(terminal infection)であることもある．感染様式からは，① 感染動物との密な接触，咬傷，便，尿などの排泄物あるいはそれに汚染されたものを介して直接伝播されるもの(直接伝播型)と，② 微生物を保有する動物よりノミ，シラミ，ダニなどのベクターを介して伝播されるもの(間接伝播型)に分けられる．

1. 一般細菌による人獣共通感染症

わが国で多い細菌性疾患としては，汚染された食品や水を摂取することにより発症するサルモネラ症，カンピロバクター症，リステリア症，エルシニア症がある(**表9-7-1**)．サルモネラ症は汚染された卵，肉などのほか，ペットから直接感染することもある．カンピロバクター症は，少数の菌でも感染可能である．リステリア症やエルシニア症の原因菌は4℃でも増殖が可能であり，このため食品などによる感染の機会が増えるものと推察されている．

2. リケッチア，クラミジアによる人獣共通感染症

リケッチアはすべて間接伝播型であるが，わが国で多いものとしては，つつが虫病と日本紅斑熱がある．またQ熱やネコひっかき病もときに認められる．前者は菌を含むダニの糞を吸入，あるいは経口摂取(特に低温殺菌処理のミルクなどを介して)することにより感染する．後者の菌も培養は困難であるが，抗菌抗体価の測定によると，わが国のネコの5％ほどが汚染されていると報告されており，ネコとの接触(ひっかかれなくても)により感染する(現在，Q熱やネコひっかき病の病原体はリケッチアではなく，それぞれレジオネラ，ブルセラに類似の菌であるとされている)．クラミジアによるものではトリより直接感染するオウム病があるが，これもペットブームにより増えている．

3. スピロヘータによる人獣共通感染症

スピロヘータによるものとしては，従来のレプトスピラ症や回帰熱のほか，近年，野鳥などよりダニを介して伝播される疾患(ライム病)が存在することが判明した．

表9-7-1　主要な人獣共通感染症（ウイルス以外）

疾　病	病原体	主たる病原保有動物	感染経路	備　考
一般細菌				
サルモネラ症	*Salmonella* spp.	ニワトリ，ウシ，ブタ，カメ	経口	
エルシニア症	*Yersinia enterocolitica*	イヌ，ブタ，ネズミ	経口	4℃で増殖可
リステリア症	*Listeria monocytogenes*	ウシ，ヤギ，ヒツジ	経口，経皮，経気道？	4℃で増殖可（先天性感染）
カンピロバクター症	*Campylobacter jejuni/coli*	ニワトリ，ウシ，イヌ，ヒツジ	経口	少数で感染可能
	Campylobacter fetus	ヒツジ，ウシ	経口？	全身感染が主流産（動物）
ペスト	*Yersinia pestis*	ネズミ	経皮（経気道）	ノミにより伝播（肺ペストの場合はヒトからヒトへ）
炭　疽	*Bacillus anthracis*	ヒツジ，ウシ，ヤギ，ウマ，ブタ	経皮，経口，経気道	
ブルセラ症	*Brucella abortus*	ウシ，ヤギ，ヒツジ，ブタ，イヌ	経皮，経口	流産（動物）波状熱（ヒト）
野兎病	*Francisella tularensis*	ウサギ，ネズミ，リス	経皮，経気道，経口	ダニ，ノミによって媒介されることもある
パスツレラ症	*Pasteurella multocida*	イヌ，ネコ，トリ	経皮（咬傷）	
鼠咬症	*Spirillum minus*（その他 *Streptobacillus moniliformis*）	ネズミ	経皮（咬傷）	
Q　熱	*Coxiella burnetii*	イヌ，ネコ，ウシ，トリ	経皮，経口	ダニの糞
ネコひっかき病	*Bartonella henselae*	ネコ，（イヌ）	経皮	
リケッチア				
つつが虫病	*Orientia tsutsugamushi*	ネズミ	経皮	ダニにより伝播
日本紅斑熱	*Rickettsia japonica*	げっ歯類，シカ	経皮	ダニにより伝播
クラミジア				
オウム病	*Chlamydophila psittaci*	オウム，インコ	経気道	
スピロヘータ				
レプトスピラ症	*Leptospira interrogans*	ネズミ，イヌ	経皮，経口	ワイル病，秋疫
回帰熱	*Borrelia recurrentis* など	げっ歯類	経皮	ダニ，シラミにより伝播
ライム病	*Borrelia burgdorferi*	野鳥，シカ	経皮	ダニにより伝播
真　菌				
クリプトコッカス症	*Cryptococcus neoformans*	トリ	経気道	ハトが媒介，（莢膜形成）日和見感染
ニューモシスチス肺炎	*Pneumocystis jirovecii*	げっ歯類	経気道	日和見感染
原　虫				
トキソプラズマ症	*Toxoplasma gondii*	ネコ，ブタ	経皮，経口	（先天性感染）

　腸管出血性大腸菌（O157など）の場合も，家畜（特にウシ）が汚染源と考えられている．その他，わが国には存在しないか，非常にまれなものとして，鼻疽，類鼻疽，ブタ丹毒，発疹熱などがある．

4. 真菌・原虫による人獣共通感染症

　真菌，原虫などによるものではそれぞれクリプトコッカス症やトキソプラズマ症があげられる．前者はハト（の糞），後者はネコやブタ肉が感染源となる．

表9-7-2　ウイルス性人獣共通感染症

伝播形式	病　名	ウイルス（科名）	病原保有動物	媒介節足動物
直接伝播	狂犬病	狂犬病ウイルス （ラブドウイルス）	イヌ，ネコ，野生温血動物 げっ歯類	
	腎症候性出血熱	ハンタウイルス （ブニヤウイルス）	げっ歯類	
	ラッサ熱	ラッサウイルス （アレナウイルス）	げっ歯類（マストミス）	
	マールブルグ病	マールブルグウイルス （フィロウイルス）	コウモリ（？）	
	エボラ出血熱	エボラウイルス （フィロウイルス）	コウモリ（？）	
	重症急性呼吸器症候群	SARSコロナウイルス （コロナウイルス）	コウモリ（？）	
	中東呼吸器症候群	MERSコロナウイルス （コロナウイルス）	ラクダ	
間接伝播	日本脳炎	日本脳炎ウイルス （フラビウイルス）	ブタ，トリ	コガタアカイエカ
	ウエストナイル熱・ ウエストナイル脳炎	ウエストナイルウイルス （フラビウイルス）	トリ	イエカ
	黄熱	黄熱ウイルス （フラビウイルス）	サル，ヒト	ネッタイシマカ
	クリミア・コンゴ出 血熱	クリミア・コンゴ出血熱ウイルス （ブニヤウイルス）	家畜，野生動物	マダニ
	重症熱性血小板減少 症候群	SFTSウイルス （ブニヤウイルス）	不明	マダニ

5. ウイルスによる直接伝播型人獣共通感染症

　ウイルスの直接伝播型の代表的なものは，すべての温血動物に感染する狂犬病ウイルスである（**表9-7-2**）．狂犬病ウイルスはわが国，英国などの島国では根絶されたが，今なお世界中に広く分布しており，自然界では吸血性コウモリ，オオカミ，キツネ，スカンク，ラクーン，リスなどを宿主としている．ヒトはこれらの感染動物との接触により感染する．この他，ハンタウイルスやラッサウイルスはげっ歯類を自然宿主とするウイルスであるが，感染動物の尿中に排泄されるため，これに汚染されたものとの接触により直接ヒトに伝播し，腎症候性出血熱（hemorrhagic fever with renal syndrome：HFRS）やラッサ熱（Lassa fever）などを発症する．

6. ウイルスによる間接伝播型人獣共通感染症

　間接伝播型の場合は，感染動物を吸血した蚊やダニなどの吸血性節足動物の体内でウイルスが増殖し，さらにこれらの節足動物がヒトを吸血することによりウイルスが伝播される．この中に入るウイルスはその感染環形成上の特徴的様式からアルボウイルス（arthropod-borne virus：arbovirus）と総称される．ブタと蚊の間で感染環が維持される日本脳炎ウイルスは，ウイルス血症になっているブタを吸血した蚊がその体内でウイルスを増殖させた後，ヒトを吸血する際にウイルスを伝播する．ヒトでは高度のウイルス血症にならないため，蚊を介してヒトからヒトへと伝播することはない．したがって，日本脳炎ウイルスからみると，ヒトへの感

染は，自然界での存続上での意義のない終末感染であり，ヒトは終末宿主である．

D 輸入感染症

　伝染性は強いが，国内ではすでに根絶されているか，またはその発生はきわめてまれである疾患が，ヒト，動物，食品などを介しわが国に持ち込まれるものが(狭義の)輸入感染症である．交通・輸送手段の発展により，ヒト，物品の交流が盛んになるにつれ，わが国にすでに存在している微生物が持ち込まれることも多い．これらによる疾患も輸入感染症に加えると，その数は相当数になる．

1. 検疫感染症

　現在，わが国では1類感染症(エボラ出血熱，クリミア・コンゴ出血熱，痘瘡，ペスト，マールブルグ病，ラッサ熱，南米出血熱)に加えて，新型インフルエンザ等感染症，鳥インフルエンザ(H5N1)，鳥インフルエンザ(H7N9)，中東呼吸器症候群(MERS)，ジカウイルス感染症，チクングニア熱，デング熱，マラリアが検疫感染症に指定されている．さらに，2020年2月に新型コロナウイルス感染症(COVID-19)が検疫感染症に加えられた．

2. 国際的に脅威となる感染症

　ペストはわが国では1926年以後発生していなかったが，1997年インドで大きな流行が起こったこともあり，輸入感染症として注視する必要がある．黄熱も毎年特定の地域で発生している．接触感染によりヒトからヒトへと伝播し，予防法や治療法が確立していないために致死率が特に高いラッサ熱，マールブルグ病，エボラ出血熱，クリミア・コンゴ出血熱，南米出血熱などウイルス性出血熱のほか，マラリア，デング熱，ポリオ，発疹チフス，回帰熱なども国際的に監視されている．

3. 旅行者下痢症と食品由来感染症

　旅行者下痢症の原因菌としては，コレラ菌のほか，病原性大腸菌(特に毒素原性大腸菌)，腸炎ビブリオ，ナグ(NAG)ビブリオ，サルモネラ，赤痢菌などがある．まれに赤痢アメーバ，ランブル鞭毛虫なども認められる．コレラ菌は旅行者や食品(特に冷凍エビ)などにより持ち込まれる．食品を介するものとしては，コレラ菌，サルモネラ菌，リステリア菌，ボツリヌス菌，病原性大腸菌，真菌(アスペルギルス，ペニシリウムなど)など多くのものがあげられる．

4. 指定感染症

　感染症には国境がないという認識のもとに，感染症の動向を把握し，事前に適切な行政的対応ができるように，「感染症の予防及び感染症の患者に対する医療に関する法律(感染症法)」が1998年に制定され1999年から施行されている．感染症法により新たな輸入感染症を想定して，病原体が不明の場合には「新感染症」，病原体が確定した後に(既知の感染症という取り扱いになるので)「指定感染症」として指定することにより適切な行政対応がとられるようになった．2020年2月に新型コロナウイルス感染症(COVID-19)が指定感染症となった．

5. 新しい感染症に対して

新しい感染症の出現に対しては，臨床的特徴などに基づいて症例定義を定め，疫学的な解析によって伝播経路を明らかにするとともに，病原体の分離同定が重要である．病原体を見つけることで，血清診断 (ELISA や蛍光抗体法など) や遺伝子診断 (PCR など) といった検査診断が可能となる．検査診断の導入によって，まぎらわしい症例の正確な診断や不顕性感染の発見が可能となり，より有効な防疫活動を行うことができるようになる．

近年，新型のコロナウイルスによる感染症が大きな問題となっている．2002年に中国で発生した重症急性呼吸器症候群 (severe acute respiratory syndrome：SARS) および2012年に初めて確認された中東呼吸器症候群 (Middle East respiratory syndrome：MERS) は，いずれも新型のコロナウイルスによる感染症である．これらの疾患に対しては，世界保健機関 (WHO) が中心となって，米国疾病予防管理センター (CDC) をはじめとする世界主要国の研究機関が協力し合い，SARS の病原体である SARS コロナウイルス (SARS-CoV) および MERS の病原体である MERS コロナウイルス (MERS-CoV) を同定した．さらに，2019年に中国の武漢で発生し，世界中に広まった新型コロナウイルス感染症 (COVID-19) の病原体が SARS コロナウイルス2 (SARS-CoV-2) であり，これも新型のコロナウイルスである．現在，本症は世界の保健における最大の問題となっている．

ウエストナイルウイルスなど鳥類を保有動物として蚊が媒介する間接伝播様式をとる新たな感染症も問題になってきている．本来アフリカや中近東に生息するウエストナイルウイルスが1999年になって北米ではじめてウエストナイル脳炎の患者を出した背景には，検疫の壁をかいくぐって搬入された鳥類や感染蚊の航空機による運搬が疑われている．わが国にはウエストナイル熱・ウエストナイル脳炎の患者発生はないが，ウエストナイルウイルスを媒介しうるヒトスジシマカが存在するため，鳥類の検疫や航空機などで運ばれてくる感染蚊のモニタリングなど適切な防疫手段を講じる必要がある．

◆ 感染症患者の看護
(輸入感染症患者の看護)

交通機関や流通機構の発達した現在，感染症を取り巻く状況は地球的規模で変化しつつある．わが国も国際化してきており，2018年にはわが国からの海外渡航者は約1,900万人，訪日外国人数が約3,200万人であり，外国人労働者数も増加している．2014年にはわが国で70年ぶりにデング熱の流行があった．また，国際的なイベントが開催される機会が多くなると，予期せぬ感染症の持ち込みにより集団感染が危惧される．

輸入感染症にはわが国に存在しない，あるいは稀な感染症，わが国に存在する感染症，輸入される食品や動植物による感染症，薬剤耐性菌感染症がある．ここでは，「すべてが，あるいは主に海外で感染して国内に持ち込まれる感染症」である輸入感染症患者の看護について述べる．

A 情報収集とアセスメント

発熱，嘔吐，下痢，発疹，咳などの症状がある患者には海外渡航歴を確認する．続いて滞在

地，滞在期間，症状出現日を聴取する．さらに生もの摂取の有無，食事場所や内容，媒介動物（蚊，シラミ，ノミ，ダニ，ネズミ，イヌ，ニワトリ，野生動物，野鳥など）との接触の可能性を尋ねる．

バイタルサイン（呼吸，脈拍，体温，血圧など），発熱（熱型，持続時間，随伴症状の有無など），咳嗽の有無，全身倦怠感，食欲，頭痛，筋肉痛，関節痛，嘔気・嘔吐，腹痛，下痢（回数・量・性状・色，随伴症状の有無など），尿の回数・量・性状，発疹（部位，大きさ，範囲，色，かゆみ，疼痛の有無など），意識レベル，出血傾向などを観察する．さらに検査結果（血液・便の培養など）など感染に伴って生じる問題のアセスメントを注意深く行い，その予防，早期発見および早期対処につとめる．

海外で流行している感染症情報を事前に収集しておくことは疾患を予測するためにも有用である．主な輸入感染症とその感染源・媒介物・潜伏期・主症状・多発地域・予防対策を**表9-7-3**に示す．

B 対症看護

表9-7-3に示すように患者は発熱，下痢，全身倦怠感，頭痛，筋肉痛，関節痛，嘔気，嘔吐，腹痛など各種の臨床症状により，多くの苦痛を体験しており，患者の安全・安楽を確保するための対症看護が必要となる．ここでは，発熱，嘔気，嘔吐，下痢，発疹に対する看護のポイントについて記す．

1. 発　熱
a. 苦痛の緩和
安楽な体位の保持と体位変換，冷罨法（頸動脈，腋窩動脈，鼠径動脈部）を行う．ただし悪寒時には保温する．心理的苦痛の軽減につとめる．

b. 栄養・電解質バランスの維持
脱水予防のため，水分や電解質の補給をする．経口摂取が可能ならお茶や消化吸収のよい食品をすすめる．経口摂取が困難な場合は，輸液療法が行われるため，その管理が必要となる．

c. 清潔の維持
発汗時の清拭と寝衣交換，口腔内の保清を行う．

2. 嘔気・嘔吐
a. 苦痛の緩和
体位の工夫（腹部を軽く曲げた頭低位側臥位など），吐物の誤嚥を防ぐ．胃部の冷罨法や安静臥床のための環境整備（吐物の処理，観察と換気）．

b. 栄養・電解質バランスの維持
嘔気・嘔吐がおさまり，経口摂取が可能ならお茶や消化吸収のよい食品をすすめる．経口摂取が困難な場合は，輸液療法が行われるため，その管理が必要となる．

c. 清潔の維持
氷片を口に含んだり，冷水などで含嗽して口腔内を清潔にする．

表9-7-3　主な輸入感染症とその感染源・媒介物・潜伏期・主症状・多発地域・予防対策

感染症	病原体	媒介物	潜伏期	主症状	多発地域	予防対策
腸チフス・パラチフス	チフス菌・パラチフス菌	飲食物	7～14日	稽留熱，比較的徐脈，下痢，腸出血，皮疹，脾腫など	東南アジア，インドなど	生もの(生水，氷，生野菜，カットフルーツ，魚介類，肉，ヨーグルトなどの乳製品など)を摂取しない．調理後長時間経った食品を食べない．ワクチン接種(A型肝炎ワクチン)
コレラ	コレラ菌		1～5日	水様性下痢(白色，灰白色)，嘔吐，脱水症状など(通常発熱，腹痛は少ない)	インド，東南アジア，アフリカなど	
細菌性赤痢	赤痢菌		1～5日	血性下痢，テネスムス，発熱，腹痛など	インドネシア，東南アジアなど	
A型肝炎	A型肝炎ウイルス		15～50日	発熱，全身倦怠感，食欲不振，悪心・嘔吐，黄疸など	世界各地	
マラリア	マラリア原虫	蚊	7～40日	間欠熱，悪寒・戦慄，頭痛，嘔吐，貧血，脾腫など	亜熱帯・熱帯地域など	蚊に刺されないようにする(長袖，長ズボンを着用し皮膚の露出をしない)．忌避剤，殺虫剤，蚊帳，網戸の使用ワクチン接種(黄熱ワクチン)
黄熱	黄熱ウイルス		3～6日	悪寒・高熱，出血傾向(皮下出血，吐血，下血)，黄疸，タンパク尿，乏尿など	赤道下アフリカ，中南米	
デング熱	デングウイルス		2～15日	悪寒・発熱，頭痛・眼窩痛，発疹，全身の関節および筋肉痛など	東南アジア，中南米，アフリカ，オセアニア	
ウエストナイル熱	ウエストナイルウイルス		3～14日	発熱，頭痛，全身倦怠感，筋肉痛など	熱帯，温熱帯地方	
ジカウイルス感染症	ジカウイルス		3～14日	無症状　一部で発熱・発疹，結膜炎，筋肉痛，関節痛，倦怠感，頭痛，催奇形性(小頭症)	アフリカ，中南米，アジア太平洋地域	
狂犬病	狂犬病ウイルス	犬や野生動物など	1～3ヵ月	全身倦怠感，食欲不振，嚥下障害，発熱，頭痛，不安，不穏，痙攣，恐水発作，幻覚，麻痺など	世界各地	ワクチン接種動物にむやみに近寄らない．

3. 下　痢

a. 心身の安静と保温

体力の消耗を最小限にし，保温につとめ不安や羞恥心を緩和する．

b. 皮膚・粘膜の清潔保持

排便後の肛門周囲は温湯で清拭し，皮膚・粘膜のびらんを防ぐ．また，脱水により口腔内が乾燥するため，含嗽により口腔内の湿潤・清潔を保つ．

c. 栄養・電解質バランスの維持

　下痢により体液バランスがくずれることから，水・電解質補正を目的に輸液療法が実施されるため，その管理が必要となる．経口摂取が可能となれば消化吸収のよい食品を少量ずつすすめる．

4. 発　　疹

a. 全身症状の緩和

　発熱，疼痛，瘙痒感などを緩和する．

b. 皮膚の清潔

　発疹部位およびその周辺部位の皮膚を清潔に保つ．

c. ボディイメージの変化に対する心理的支援

　発疹やその治療に伴うボディイメージの変化によるストレス対処への援助を行う．

C 医療関連感染の予防

　輸入感染症患者および医療従事者を，院内感染から予防するため，疾患非特異的な感染予防対策である標準予防策（スタンダードプリコーション；SP）（p186参照）および，病原微生物の感染経路を想定し，それに応じた感染経路別予防策（p186参照）を実施する．感染拡大防止のために隔離を行う場合には，十分な説明を行い，患者の不安やストレスを軽減できるよう援助する．また，医療従事者の予防接種や，病原微生物に曝露された可能性が高いと考えられた場合の予防的治療も必要である．

参考資料

表1 感染症法における類型の対象疾患（2020年10月14日），性格，主な対応・措置

類型	対象疾患	性格	主な対応・措置
1類感染症 （7疾患）	エボラ出血熱，クリミア・コンゴ出血熱，痘瘡，南米出血熱（アレナウイルス感染症），ペスト，マールブルグ病，ラッサ熱	危険性がきわめて高い 国内に常在しない	全ての人に入院勧告
2類感染症 （7疾患）	急性灰白髄炎，結核，ジフテリア，重症急性呼吸器症候群（SARS），中東呼吸器症候群（MERS），鳥インフルエンザ（H5N1），鳥インフルエンザ（H7N9）（注1）	危険性が高い 社会に拡散する可能性がある	患者は入院勧告．疾患によって，疑似症にも入院勧告
3類感染症 （5疾患）	コレラ，細菌性赤痢，腸管出血性大腸菌感染症，腸チフス，パラチフス	集団発生の可能性がある	入院は求めないが特定業務への就業制限
4類感染症 （44疾患）	**参考資料表2**に記載	動物や物を介して感染	動物の措置を含む消毒等の対物措置が必要
5類感染症 （49疾患）	**参考資料表3**に記載	1〜4類以外で国民生活に影響を与えるもの	届け出により情報収集を行うこと
新型インフルエンザ等感染症	新型インフルエンザ	新たにヒトからヒトに伝染する能力を有することとなったウイルスを病原体とするインフルエンザ	1類感染症に準じる
	再興型インフルエンザ	かつて世界的規模で流行し，その後長期間流行していないインフルエンザ（厚生労働大臣が定める）が再興したもので，全国的かつ急速なまん延により国民の生命および健康に重大な影響を与えるおそれがあるもの	
指定感染症	新型コロナウイルス感染症（注2） 感染症法6条8項 1年間に限定して指定	すでに知られている感染性の疾病（上記を除く．）で，当該疾病のまん延により国民の生命および健康に重大な影響を与えるおそれがあるもの	1〜3類感染症に準じた入院対応や対物措置（政令で定める）
新感染症	都道府県知事が厚生労働大臣の指導・助言を得て個別に応急対応する感染症	ヒトからヒトに伝染する疾病で，すでに知られている感染性の疾病とその病状または治療の結果が明らかに異なるもので，当該疾病にかかった場合の病状の程度が重篤で，かつ，当該疾病のまん延により国民の生命および健康に重大な影響を与えるおそれがあるもの	1類感染症に準じる

注1：インフルエンザAウイルスで新型インフルエンザ等感染症の病原体に変異するおそれが高いものの血清亜型として政令で定める．

注2：2020年2月1日に指定感染症に分類された．

表2　4類感染症の種類（2020年10月14日）

E型肝炎，ウエストナイル熱，A型肝炎，エキノコックス症，黄熱，オウム病，オムスク出血熱，回帰熱，キャサヌル森林病，Q熱，狂犬病，コクシジオイデス症，サル痘，ジカウイルス感染症，重症熱性血小板減少症候群（病原体がSFTSウイルスであるものに限る.），腎症候性出血熱，西部ウマ脳炎，ダニ媒介脳炎，炭疽，チクングニア熱，つつが虫病，デング熱，東部ウマ脳炎，鳥インフルエンザ（鳥インフルエンザ[H5N1およびH7N9]を除く），ニパウイルス感染症，日本紅斑熱，日本脳炎，ハンタウイルス肺症候群，Bウイルス病，鼻疽，ブルセラ症，ベネズエラウマ脳炎，ヘンドラウイルス感染症，発しんチフス，ボツリヌス症，マラリア，野兎病，ライム病，リッサウイルス感染症，リフトバレー熱，類鼻疽，レジオネラ症，レプトスピラ症，ロッキー山紅斑熱

すでに知られている感染性の疾病であって，動物またはその死体，飲食物，衣類，寝具その他の物件を介してヒトに感染し，前各号に掲げるものと同程度に国民の健康に影響を与えるおそれがあるものとして政令で定めるもの.

表3　5類感染症の種類と全数・定点把握対象疾患（2020年10月14日）

全数把握の対象疾患（24疾患）（注）	アメーバ赤痢，ウイルス性肝炎（E型肝炎およびA型肝炎を除く），カルバペネム耐性腸内細菌科細菌感染症，急性弛緩性麻痺（急性灰白髄炎を除く），急性脳炎（ウエストナイル脳炎，西部ウマ脳炎，ダニ媒介脳炎，東部ウマ脳炎，日本脳炎，ベネズエラウマ脳炎およびリフトバレー熱を除く），クリプトスポリジウム症，クロイツフェルト・ヤコブ病，劇症型溶血性レンサ球菌感染症，後天性免疫不全症候群，ジアルジア症，侵襲性インフルエンザ菌感染症，侵襲性髄膜炎菌感染症，侵襲性肺炎球菌感染症，水痘（入院例に限る），先天性風しん症候群，梅毒，播種性クリプトコックス症，破傷風，バンコマイシン耐性黄色ブドウ球菌感染症，バンコマイシン耐性腸球菌感染症，百日咳，風しん，麻しん，薬剤耐性アシネトバクター感染症
定点把握の対象疾患（25疾患）	RSウイルス感染症，咽頭結膜熱，A群溶血性レンサ球菌咽頭炎，感染性胃腸炎，水痘，手足口病，伝染性紅斑，突発性発疹，ヘルパンギーナ，流行性耳下腺炎，インフルエンザ（鳥インフルエンザおよび新型インフルエンザ等感染症を除く），急性出血性結膜炎，流行性角結膜炎，性器クラミジア感染症，性器ヘルペスウイルス感染症，尖圭コンジローマ，淋菌感染症，感染性胃腸炎（病原体がロタウイルスであるものに限る），クラミジア肺炎（オウム病を除く），細菌性髄膜炎（髄膜炎菌，肺炎球菌，インフルエンザ菌を原因として同定された場合を除く），マイコプラズマ肺炎，無菌性髄膜炎，ペニシリン耐性肺炎球菌感染症，メチシリン耐性黄色ブドウ球菌感染症，薬剤耐性緑膿菌感染症

注：侵襲性髄膜炎菌感染症，風しんおよび麻しんはただちに，その他の感染症は7日以内に届出をする.

表4　病原体等の管理

(2015年4月)

〔所持等の禁止〕《一種病原体等》	〔所持等の許可〕《二種病原体等》	〔所持等の届出〕《三種病原体等》	〔基準の遵守〕《四種病原体等》
・エボラウイルス ・クリミア・コンゴ出血熱ウイルス ・痘瘡ウイルス ・南米出血熱ウイルス ・マールブルグウイルス ・ラッサウイルス （以上6）	・SARSコロナウイルス ・炭疽菌 ・野兎病菌 ・ペスト菌 ・ボツリヌス菌 ・ボツリヌス毒素 （以上6）	・MERSコロナウイルス ・SFTSウイルス ・Q熱コクシエラ ・狂犬病ウイルス ・多剤耐性結核菌 ・コクシジオイデス真菌 ・サル痘ウイルス ・腎症候性出血熱ウイルス ・西部ウマ脳炎ウイルス ・ダニ媒介脳炎ウイルス ・オムスク出血熱ウイルス ・キャサヌル森林病ウイルス ・東部ウマ脳炎ウイルス ・ニパウイルス ・日本紅斑熱リケッチア ・発疹チフスリケッチア ・ハンタウイルス肺症候群ウイルス ・Bウイルス ・鼻疽菌 ・ブルセラ属菌 ・ベネズエラウマ脳炎ウイルス ・ヘンドラウイルス ・リフトバレーウイルス ・類鼻疽菌 ・ロッキー山紅斑熱リケッチア （以上25）	・インフルエンザウイルス（H2N2, H5N1, H7N7, H7N9） ・新型インフルエンザ感染症等の病原体 ・黄熱ウイルス ・クリプトスポリジウム ・結核菌（多剤耐性結核菌を除く） ・コレラ菌 ・志賀毒素 ・赤痢菌 ・チフス菌 ・腸管出血性大腸菌 ・パラチフスA菌 ・ポリオウイルス ・ウエストナイルウイルス ・オウム病クラミジア ・デングウイルス ・日本脳炎ウイルス ・新型コロナウイルス（注） （以上17）

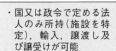
・国又は政令で定める法人のみ所持（施設を特定），輸入，譲渡し及び譲受けが可能
・運搬の届出（公安委）
・発散行為の処罰

・試験研究等の目的で厚生労働大臣の許可を受けた場合に，所持，輸入，譲渡し及び譲受けが可能
・運搬の届出（公安委）

・病原体等の種類等について厚生労働大臣へ事後届出（7日以内）
・運搬の届出（公安委）

+　　　　+　　　　+

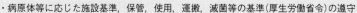
・病原体等に応じた施設基準，保管，使用，運搬，滅菌等の基準（厚生労働省令）の遵守
・厚生労働大臣等による報告徴収，立入検査　・厚生労働大臣による改善命令　・改善命令違反等に対する罰則

注：2020年3月27日に四種病原体等に追加された．

表5　定期予防接種の種類 　　　　　　　　　　　　　　　　　　　　　　　　　(2016年10月)

	対象疾患	微生物	ワクチン	接種時期	その他
定期A類疾病予防接種	(DPT-IPV四種混合，もしくはDT二種混合で接種される.)				
	ジフテリア(D) 百日咳(P) 破傷風(T)	細菌 細菌 細菌	トキソイド 成分 トキソイド	DPT　Ⅰ期初回	生後3〜12ヵ月の間に，3〜8週間隔で3回接種する.
				DPT　Ⅰ期追加	初回接種終了後6ヵ月以上の間隔をあけて(通常は12〜18ヵ月)，追加接種を行う.
				DT　Ⅱ期	11〜12歳の間に接種する.
					破傷風は基礎免疫終了後，10年ごとに追加接種をすることが望ましい.破傷風が危惧される創傷受傷時にも追加接種を行う.
	ポリオ(IPV)	ウイルス	不活化ワクチン	IPV初回	生後3〜12ヵ月の間に，3〜8週間隔で3回接種する.
				IPV追加	初回接種終了後6ヵ月以上の間隔をあけて(通常は12〜18ヵ月)追加接種を行う.
	結核	細菌	BCG株(生菌:弱毒牛型結核菌)	生後1歳に至るまでの間	BCG接種前のツベルクリン反応検査は廃止された.
	麻疹(M)・風疹(R)の混合(MR)	ウイルス	生ワクチン	Ⅰ期 生後12〜24ヵ月1回 Ⅱ期 5〜7歳で1回	Ⅱ期の接種は，MRワクチン未接種でこれらの疾患に未罹患の者は必須である.
	水痘	ウイルス	生ワクチン	水痘初回　生後12〜15ヵ月の間に1回 水痘追加　初回接種後6〜12ヵ月の間隔をあけて追加接種を行う.	
	日本脳炎	ウイルス	不活化ワクチン	Ⅰ期 生後6〜90ヵ月3回 Ⅱ期 9〜13歳1回	
	侵襲性インフルエンザ菌感染症(インフルエンザ菌b型(Hib)による)	細菌	成分(多糖体をキャリア・タンパク質と結合)	Hib初回	標準的には生後2〜7ヵ月の間に27〜56日の間隔で3回接種する.
				Hib追加	初回接種終了後7〜13ヵ月の間隔をあけて追加接種を行う.
	侵襲性肺炎球菌感染症	細菌	成分(莢膜多糖体をキャリア・タンパク質と結合)	小児肺炎球菌初回	標準的には生後2〜7ヵ月の間に27日以上の間隔で3回接種する.
				小児肺炎球菌追加	初回接種終了後60日以上の間隔をあけて追加接種を行う.
	子宮頸がん(ヒトパピローマウイルスによる)	ウイルス	成分	12〜13歳の間に3回接種する.	副反応の懸念から積極的推奨はされず必要に応じ接種される.
	B型肝炎	ウイルス	成分	1回目　生後2月 2回目　生後3月 3回目　生後7〜8月	母子感染予防のためのB型肝炎を含む治療を受けた者は対象者とならない.
	ロタウイルス	ウイルス		生後6週から 4週間隔で2回または3回接種	

(つづく)

表5（つづき）

	対象疾患	微生物	ワクチン	接種時期	その他
定期B類	インフルエンザ	ウイルス	成分	65歳以上の者，および60歳以上65歳未満で心臓，腎臓，または呼吸器の機能障害およびヒト免疫不全ウイルスによる免疫の機能障害を有する者	毎年1回
	肺炎球菌感染症	細菌	成分（莢膜多糖体をそのまま混合したもの）	65，70，75，80，85，90，95，100歳の者，および60歳以上65歳未満で心臓，腎臓，または呼吸器の機能障害およびヒト免疫不全ウイルスによる免疫の機能障害を有する者	該当時1回

表6　任意予防接種の種類（代表的なもの）　　（2020年10月）

対象疾病	微生物	ワクチン	接種対象者，接種時期，接種回数など
インフルエンザ	ウイルス	サブユニットワクチン	定期接種（B類疾病）の対象者以外の者
A型肝炎	ウイルス	不活化ワクチン	発展途上国に中・長期（1ヵ月以上）滞在する者．特に40歳以下の者．2〜4週間隔で2回接種し，24週後に3回目を接種する．
おたふくかぜ	ウイルス	生ワクチン	1歳以上の未罹患者．1回接種する．
黄熱	ウイルス	生ワクチン	感染リスクのある地域（中央アフリカ，中南米）に渡航する者，動物研究者，海外の動物に接触することが多い者
狂犬病	ウイルス	不活化ワクチン	イヌやキツネ，コウモリなどの多い地域へ渡航する者．奥地・秘境などへの渡航で，すぐに医療機関にかかることができない者．4週間隔で2回接種し，さらに6〜12ヵ月後に3回目を接種する．3回のワクチン接種後，6ヵ月以内に咬まれた場合には0日（咬まれた日），3日の2回の接種が必要．6ヵ月経過後に咬まれた場合には0日，3日，7日，14日，30日，90日の6回のワクチン接種が必要である．
帯状疱疹	ウイルス	生ワクチン（水痘ワクチン）	50歳以上，1回皮下接種
		不活性化ワクチン	0.5 mlを2ヵ月間隔で2回筋肉内に接種

表7　学校において予防すべき感染症

	感染症の種類	出席停止の期間の基準	考え方
第一種 1)	エボラ出血熱，クリミア・コンゴ出血熱，痘そう，南米出血熱，ペスト，マールブルグ病，ラッサ熱，急性灰白髄炎，ジフテリア，重症急性呼吸器症候群（病原体がベータコロナウイルス属SARSコロナウイルスであるものに限る），中東呼吸器症候群（病原体がベータコロナウイルス属MERSコロナウイルスであるものに限る）および特定鳥インフルエンザ（感染症の予防及び感染症の患者に対する医療に関する法律6条3項6号に規定する特定鳥インフルエンザをいう．なお，現時点で病原体の血清亜型はH5N1およびH7N9）新型コロナウイルス感染症2)	治癒するまで	感染症法の1類感染症および2類感染症（結核を除く）
第二種	インフルエンザ（特定鳥インフルエンザおよび新型インフルエンザ等感染症を除く）	発症した後5日を経過し，かつ解熱した後2日（幼児にあっては，3日）を経過するまで	空気感染または飛沫感染する感染症で児童生徒のり患が多く，学校において流行を広げる可能性が高いもの
	百日咳	特有の咳が消失するまでまたは5日間の適正な抗菌性物質製剤による治療が終了するまで	
	麻しん	解熱した後3日を経過するまで	
	流行性耳下腺炎	耳下腺，顎下腺または舌下腺の腫脹が発現した後5日を経過し，かつ全身状態が良好になるまで	
	風しん	発しんが消失するまで	
	水痘	すべての発しんが痂皮化するまで	
	咽頭結膜熱	主要症状が消退した後2日を経過するまで	
	結核 髄膜炎菌性髄膜炎	病状により学校医その他の医師において感染のおそれがないと認めるまで	
第三種	コレラ，細菌性赤痢，腸管出血性大腸菌感染症，腸チフス，パラチフス，流行性角結膜炎，急性出血性結膜炎，その他の感染症	病状により学校医その他の医師において感染のおそれがないと認めるまで	学校教育活動を通じ，学校において流行を広げる可能性があるもの

注1）感染症の予防及び感染症の患者に対する医療に関する法律6条7項から9項までに規定する新型インフルエンザ等感染症，指定感染症および新感染症は，第一種の感染症とみなす．
注2）新型コロナウイルス感染症は2020年2月1日に指定感染症として定められたので，学校保健安全法に定める第一種感染症とみなされる．
資料　学校保健安全法施行規則など

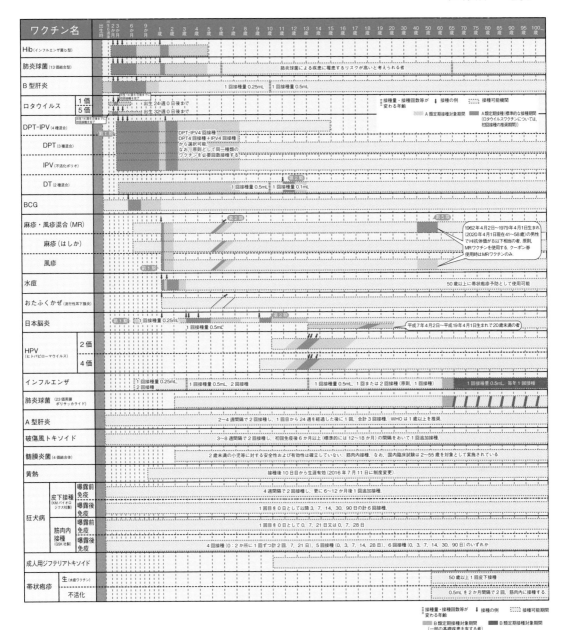

図1　日本の予防接種のスケジュール（2020年10月1日現在）

（国立感染症研究所ホームページ，日本の予防接種スケジュール．https://www.niid.go.jp/niid/images/vaccine/schedule/2020/JP20201001_01.pdfより引用）

索　引

和　文

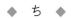

欧　文

コンパクト微生物学（改訂第5版）

1999 年 6 月 10 日　　第 1 版第 1 刷発行	監修者 小熊惠二，堀田　博
2009 年 4 月 1 日　　第 3 版第 1 刷発行	編集者 林　俊治，石戸　聡
2015 年 9 月 5 日　　第 4 版第 1 刷発行	発行者 小立健太
2020 年 2 月 20 日　　第 4 版第 5 刷発行	発行所 株式会社 南 江 堂
2021 年 3 月 31 日　　改訂 第 5 版 発行	

☎113-8410 東京都文京区本郷三丁目 42 番 6 号
☎（出版）03-3811-7236 （営業）03-3811-7239
ホームページ https://www.nankodo.co.jp/
印刷 真興社／製本 ブックアート

装丁　星子卓也

Compact Textbook of Microbiology
© Nankodo Co., Ltd., 2021

定価は表紙に表示してあります.
落丁・乱丁の場合はお取り替えいたします.

Printed and Bound in Japan
ISBN978-4-524-22636-8

代表的な消毒薬一覧

Ⅰ．アルコール系 　エタノール 　ethanol (C$_2$H$_5$OH)	a. 76.9〜81.4 vol%. b. タンパク質変性，膜脂質抽出，など． c. 一般細菌，抗酸菌，真菌（芽胞には無効）． 　エンベロープを有するウイルス（ただし，B型肝炎ウイルスに対しては未確定） d. 手指・皮膚（手術野を含む），一部の器材，一部の環境． e. 殺菌スペクトルが広い．毒性は低く，残留性がない．耐性菌がない． 　他の消毒薬との混合で相加作用がある． f. 長期使用にて脱脂による手荒れを起こす．
イソプロパノール 　isopropanol 　(C$_3$H$_2$OH)	a. 50〜70 vol%. 　他の項目はエタノールに同じ． 　エタノールと殺菌力は同等で，脱脂力は強い．
Ⅱ．フェノール系 *フェノール系は排出規制があるため，病院での大量使用はほとんどできない． 　クレゾール石けん 　（クレゾールと石けんの 　1：1の混合物） 　cresol	a. クレゾール石けんとして1〜3%. b. タンパク質変性． c. 手指，一部の器材，有機物（排泄物）． d. 一般細菌，抗酸菌，真菌（弱）（芽胞，大部分のウイルスには無効）． e. 抗酸菌に有効．有機物の混入による効力低下が少ない． f. 皮膚刺激性があり，特に原液・濃厚液で注意．特異な臭いがある． 　ゴム，合成樹脂が変質することがある．
Ⅲ．ビグアナイド系 　クロルヘキシジン 　chlorhexidine	a. 0.1〜0.5%（水に溶けにくいため，多くはグルコン酸 gluconate を配合）． b. 膜障害． c. 手指・皮膚（手術野を含む），一部器材，一部環境． d. 一般細菌のみ（一部の真菌には有効）． e. 刺激性・毒性が少ない．エタノールとの混合で効果上昇． f. 殺菌スペクトルが狭い． 　有機物，石けん（陰イオン界面活性剤）により効果が低下（ただし，非イオン界面活性剤との合剤はある．この場合は原液のまま使用）．水道水中の陰イオンと結合し，不溶化（このため，希釈には脱イオン水を使用することが望ましい）． 　ショックの例があるため，眼科以外では粘膜面への使用は不可．耐性菌を生ずる．
Ⅳ．第四級アンモニウム塩系（陽イオン界面活性剤，逆性石けんの代表） 　塩化ベンザルコニウム 　benzalkonium chloride 　塩化ベンゼトニウム 　benzethonium chloride	a. 0.01〜0.2%（通常は0.1%程度）． b. 膜吸着とそれに引き続くタンパク質変性． c. 手指・皮膚（手術野を含む），粘膜，器材，環境． d. 一般細菌，真菌（抗酸菌には無効）． e. （使用濃度では）刺激性・毒性が少ない． 　エタノールとの混合で効果上昇． f. 有機物，石けん（陰イオン界面活性剤）により効果が低下． 　合成樹脂，ゴムの材質劣化．耐性菌を生ずる．
Ⅴ．グリシン系（両性界面活性剤の代表） 　塩酸アルキルジアミノエチルグリシン，塩酸アルキルポリアミノエチルグリシン	a. 0.01〜0.5%（環境・器材には0.05〜0.2%，結核領域では0.2〜0.5%）． 　他の項目は，ほぼ，第四級アンモニウム塩と同様である．ただ，抗酸菌にもある程度の効力があり，使用される．この場合は上記高濃度で1時間以上の処理が望ましい．また，脱脂作用が強いため，手荒れを生ずる．このため，床面などの環境に多く使用される．
Ⅵ．ヨウ素 (I$_2$) 系 　ヨードホール iodophor（ヨウ素とそのキャリアの複合体の総称） 　（キャリアがポリビニルピロリドンのものがポビドンヨード，ポロクサマーのものはポロクサマーヨード）	a. 有効ヨウ素濃度が1%になるように調整された製剤を原液で使用． b. 菌体物質の酸化． c. 手指・皮膚（手術野を含む），粘膜． d. 一般細菌，真菌，ウイルス（ただし，B型肝炎ウイルスに対しては未確定） 　トリコモナスに有効．